用語・現象の原理を知って、検査にいかす!

へぇ〜!!

腹部超音波検査の
これそうなんだ!

日本大学病院 消化器内科／超音波室 小川眞広 著

日本大学医学部附属 板橋病院 臨床検査部 超音波室 荏澤澄恵 著

MC メディカ出版

はじめに

皆さんは、超音波検査を施行していて、何か疑問に思いながら検査を施行していることはないでしょうか？

この本の発刊の前に、『超音波検査のあっ!?　あれ何だっけ？』という本を執筆しました。その書籍では、腹部超音波検査を施行するにあたっての最低限の必要な知識と、基準断面の意義、各断面での撮影のポイントや評価方法などが確認できるようにまとめました。いうなれば腹部超音波検査を引き受けて施行する場合、共通の認識を持って読影ができるための、最低限の記録を残すための指南書としました。

実際に検査をしている際にモニターに映っている現象（画像）や、超音波診断で使用する用語に対して疑問は無いでしょうか？　すべてが解決されているとは限りませんが、その意味（原因）を知ることでもっと超音波検査が楽しくなることは間違いありません。また、正しい用語の意味の修得は、第三者に正しく情報を伝える上でも重要なこととなります。

今回は、消化器領域の超音波専門医目線に偏ることを避けるために、日本大学医学部附属板橋病院臨床検査部の韮澤澄恵さんと共同執筆し、作成をいたしました。

『これって、こんな意味があったんだ！』という感覚で、『へぇ、これそうなんだ！』と軽く読破し、活用していただき、日々施行している超音波検査がもう一段階上のレベルに達するためのお手伝いとなれば幸いです。

2019年４月吉日

日本大学病院　消化器内科　超音波室　小川眞広

Contents

Contents

第4章 他臓器にまつわる そうなんだ！

第5章 腫瘤性病変にまつわる そうなんだ！

執筆協力（順不同）

山本敏樹、中河原浩史、三浦隆生、平山みどり、
渡邊幸信、金子真大、松本直樹、熊川まり子、
中田直美、杉本朝子、渡邉憲子、深沢愛子

第1章

検査を行う前の そうなんだ！

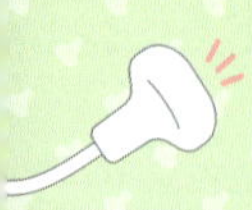

客観性のある超音波検査とは

今、時代は“eco（ecology）”です！　人や環境にやさしいものが積極的に取り入れられています。このことは、医療の世界も同じと考えます。

超音波検査（通称 echo（エコー））は、簡便かつ非侵襲的な検査法です。まさに“eco”の時代にマッチした検査法であるといえるでしょう。しかしその反面、客観性の欠如という最大の弱点のために、本来の機能を十分に理解されていないのが現状です。客観性の欠如には、超音波検査の一度に表示される範囲が少ないことをはじめとする諸因子がありますが、現代の驚くほど速い技術革新により、位置情報も含めた画像表示や診断補助などが可能になる時代がすぐにやってくるでしょう。

超音波検査は、CT 検査などと異なり生理機能検査に属するため、画像保存の義務が異なります。その結果、画像管理を含めた精度管理が遅れている検査になってしまっているといっても過言ではありません。このことは教育にも影響を及ぼしています。

これを解決する良い方法があります。それは非専門の技師・医師であっても、どこを撮影しているかが分かるようにすることです。つまり多施設で基準断面を決め、それを遵守することで最も簡単で客観性の高い診断法になります。この方法では、被検者や検者の移動があっても、超音波画像の画像比較による経過観察が確実に可能となります。以前からの思想（腹部スクリーニング検査での、検査手順を決めた、25 断面撮影法）を 2014 年末の自施設の病院移転を契機にしたシステム変更の際にとりいれたところ、検査施行時の基準断面の遵守で飛躍的に客観性が向上したことを実証しました。

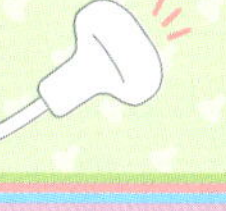

25 断面撮影前の確認事項

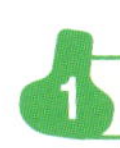

1 撮影条件を必ず一定にして開始！

腫大や拡張の計測は必要です。しかし同じ条件で検査を施行していると、腫大の有無などは画面に収まるか否かで瞬時に体感的に把握可能です。

2 フォーカスポイント（focus point）やゲイン（gain）も最初は一緒！

精度管理では、画面をきれいに調整して検査が施行されているかも評価のポイントです。しかし、①で説明したように同じ状態からはじめることが大切になります。何故なら、皮下脂肪が多い症例や脂肪肝などで描出不良の際にも、被検者の見た目ではなく、画面（画像）から超音波の透過性が悪い症例であることに気づきます。その後に調節を行うことで、健常者と異なりどこに注意をする必要があるのかがおのずと分かってくるのです。

3 記録は静止画だがボリュームイメージ（volume image）を大切に！

25 断面の静止画保存を提唱していますが、任意断面の 1 枚を取得することが重要なのではなく、その断面の近傍に異常がなかったか否かをみることが重要となります。周辺機器の進歩が全国的に行き届けば、将来的にはこの断面を中心として一定のボリュームデータ（volume data）保存となることが予想されます。したがって常に臓器全体のボリュームイメージを意識してプローブを大きく振って観察をします。ちなみに私がスクリーニング検査を行う場合には、プローブがほとんど被検者から離れることなく 25 断面を取得しています。

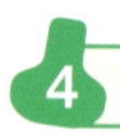

臓器摘出後・描出不良でも静止画記録は行う！

描出不良も被検者の状態を表す重要な医療情報です。したがって、どんな状況下でも基準断面の静止画撮影は必須としています。また臓器摘出後（胆嚢摘出後、腎臓摘出後など）の撮影は、描出不良と摘出後を見分けることが困難なため、プローブを離しブランクの画像を保存することで摘出後の"表現型"としています。

5 右側臥位から開始！

超音波検査は、これまで臓器ごとに撮影をしたり、走査部位ごとにその部位で観察される臓器を一気に撮影したり、さまざまでした。我々の施設では高齢者や種々の治療中の患者も多いため、体位変換を必須とはしていません。しかし体位変換の有効性はもちろん認識しています。そこで被検者の動きを最小限にしてその効果も得られるようにしています。右側臥位⇒背臥位⇒オプションで左側臥位⇒座位⇒その他となっています。背臥位で終わっている理由としては、ベッドの端に寝てもらう、またはその部分が外れる特殊ベッドなどを使用しているために背部からの観察を背臥位のまま行っているからです。しかし右側臥位の同等の意味合いが右の腎臓においてはあるため十分に観察ができないときには躊躇することなく左側臥位になってスキャンを行いその後に座位⇒退出としています。

6 左肋間走査でモニターの右を頭側としている理由

当科では次の 4 点の理由により、脾臓をモニターの右に表示しています。

①日本超音波医学会では、縦走査はモニターの左側が頭側としているが斜走査までは限定をしていない。肋間走査は主に斜走査になっている。

②膵尾部の範囲が『膵癌取扱い規約』により 2016 年に変わり、膵尾部が腹部大動脈の左縁となっている。超音波検査では膵尾部の観察を正中横走査〜斜走査さらには脾臓越しの観察で行っている。図 1 に提示するように膵尾部の観察が左右逆表示で評価することは好ましくない。

③なじみのある CT の水平断面に近い画像とすることで客観性が向上する。

④正中から脾臓越しの観察にプローブを移動する際、プローブを持ち替えずに観察が可能。

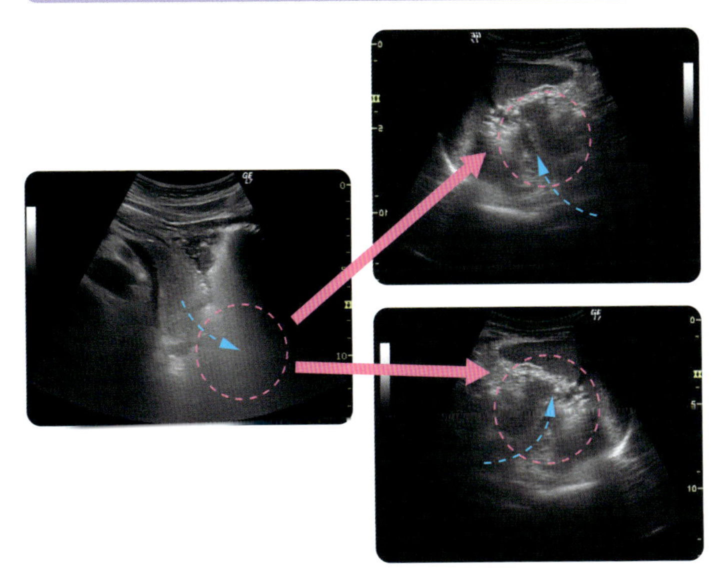

図 1 ● 正中斜走査による膵体尾部の描出

図2にCTとの磁気センサーを用いた統合画像を呈示します。以上の理由が分かっていただけると思います。実際の臨床においてはこれまでの慣例により、施行しにくい場合もあるかと思います。その場合は、プローブを持ちかえることなく表示方法を反転する“リバース”という機能のボタンがあるので、それを利用することで「すべて解決！」となります（➡p.127）。

超音波検査を施行する際、腹部にゼリーを塗ってどのような状態の患者であるか、装置の条件や被検者の消化管ガス、皮下・内臓脂肪の状態を観察してから検査に臨んでいないでしょうか？　気づいたらその間、数分の時間浪費をしている可能性もあります。この時間に基準断面を撮影するのです。同じ撮り方で記録することで、まず被検者の状態把握と最低限の記録が同時にできます。もちろんこれで終わりではなく、26枚目以降、気になるところや異常所見の撮影をします。その撮影がより精度の高いものになるように、日頃より爪を研いでおくことで、医療画像として有用なものとなるわけです。

MEMO

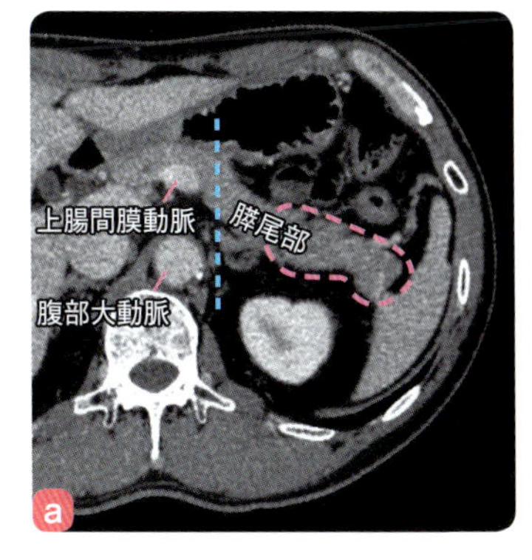

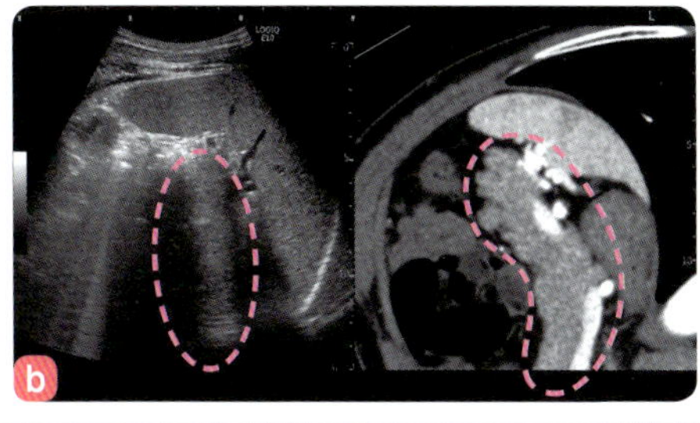

図2 ● 統合画像システムによる造影 CT と超音波画像の膵体尾部の描出

MEMO

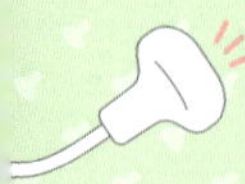

25断面一覧（基準断面①～㉕）

①左肋間走査＜左腎＞

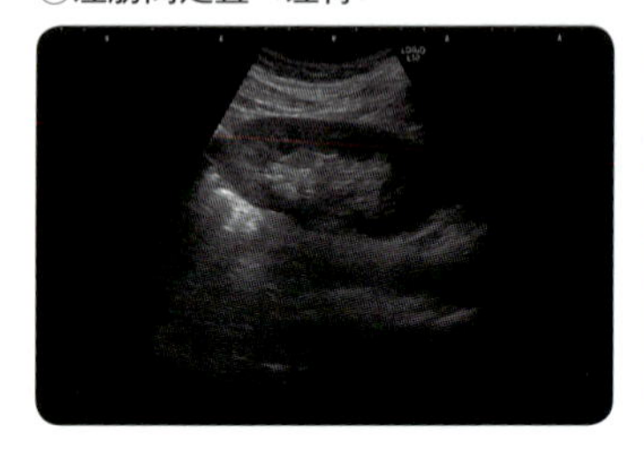

②左肋間走査＜脾臓＞

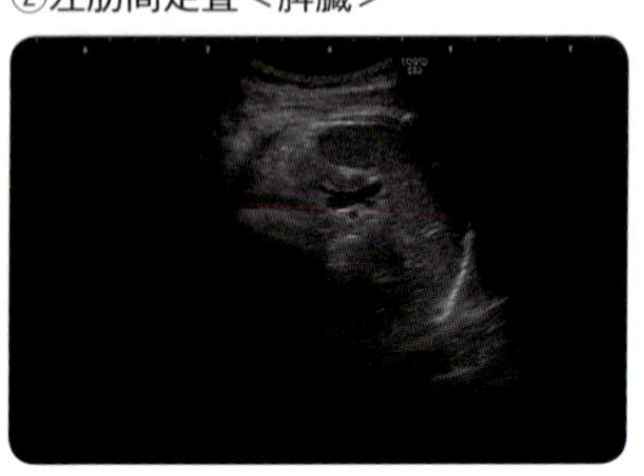

③左肋間走査＜膵尾部＞

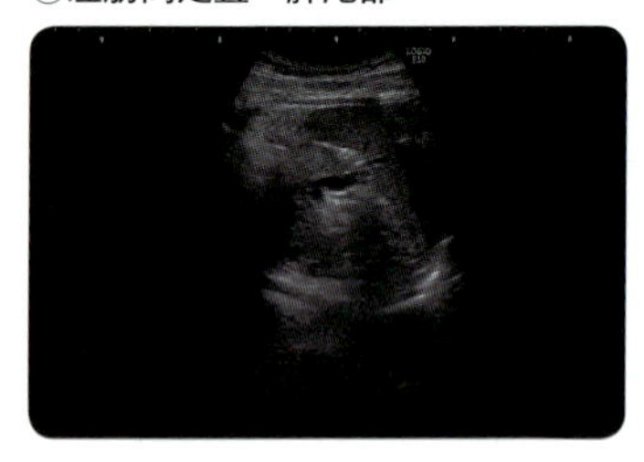

④正中縦走査＜腹部大動脈＞

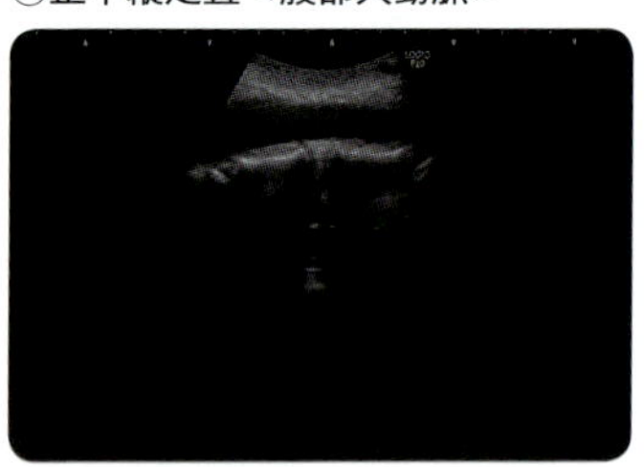

⑤正中縦走査＜肝左葉、腹部大動脈、膵体部、胃＞

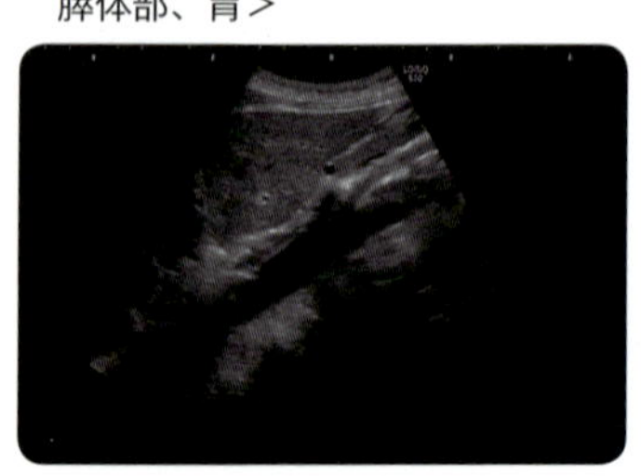

⑥正中縦走査＜肝左葉（下大静脈面）、下大静脈、S1＞

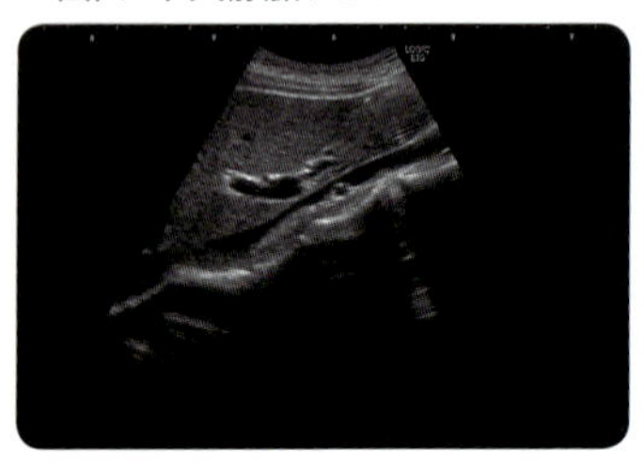

⑦正中縦走査＜膵頭部～膵鉤部＞

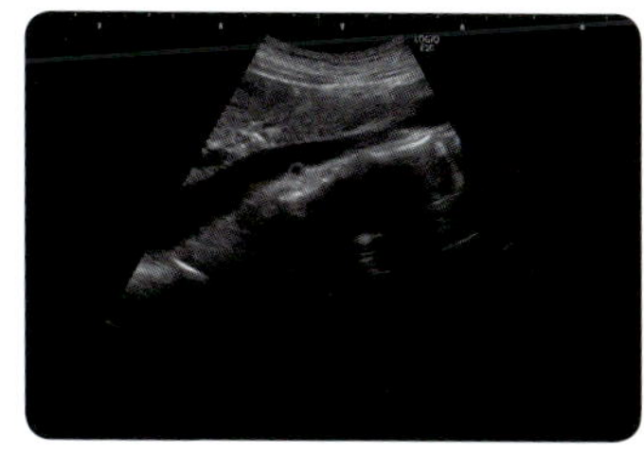

⑧正中横走査＜膵体部＞

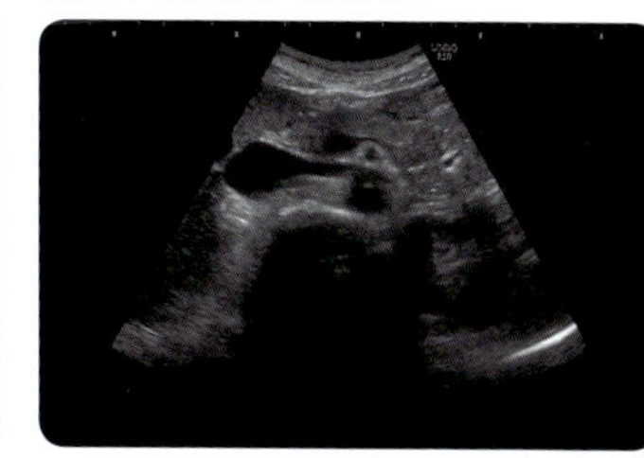

⑨正中横走査＜膵体部、膵管計測＞

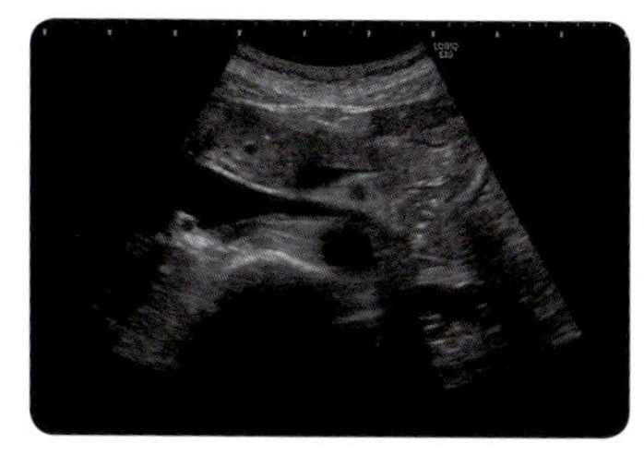

⑩正中斜走査＜膵尾部＞

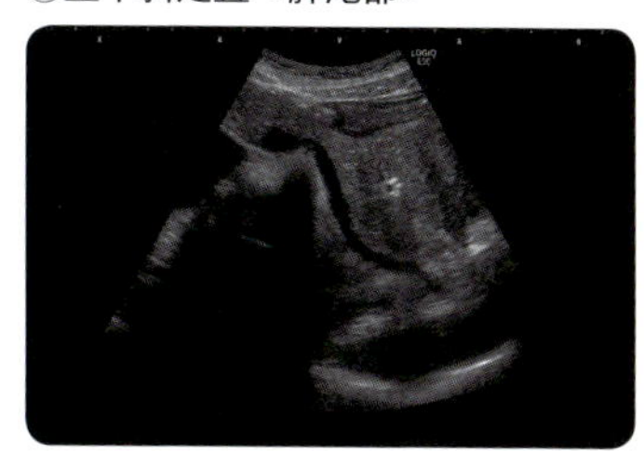

⑪正中斜走査＜膵頭部～膵鉤部＞

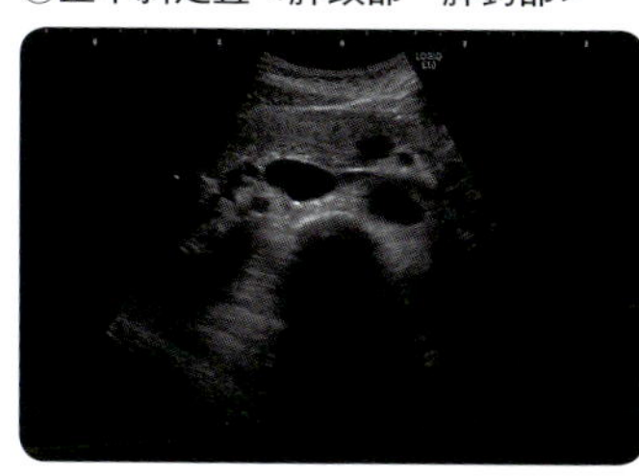

⑫右肋骨弓下斜走査＜胆嚢体部＞

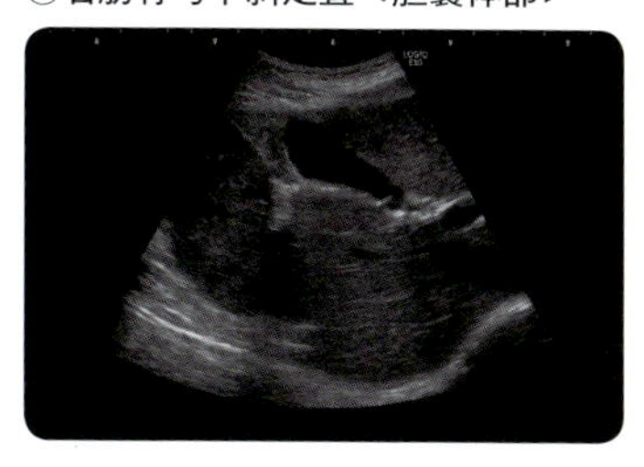

⑬右肋骨弓下縦走査＜胆嚢底部～頸部＞

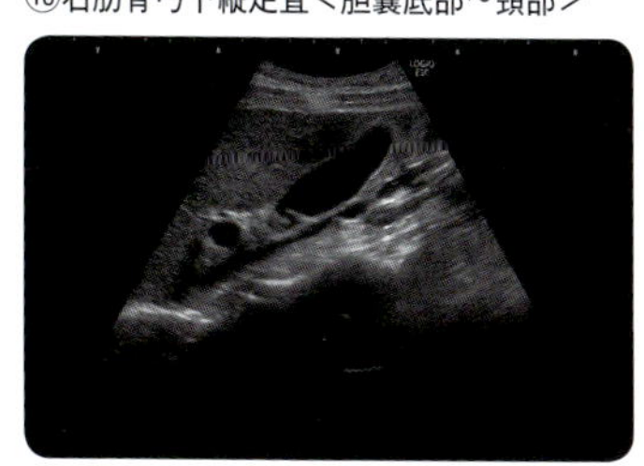

⑭右肋骨弓下斜走査＜肝外胆管＞

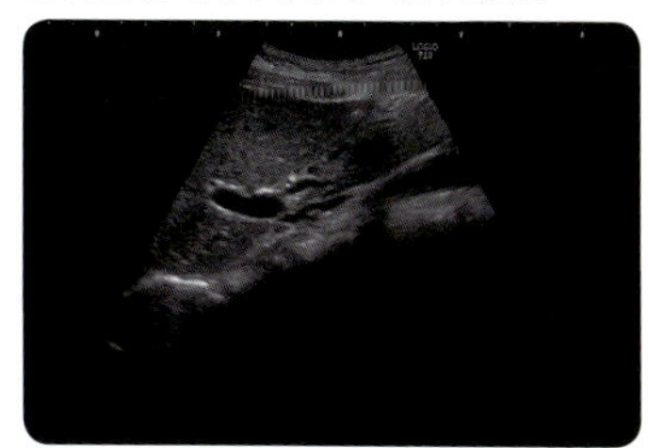

⑮右肋間走査＜胆嚢体部＞

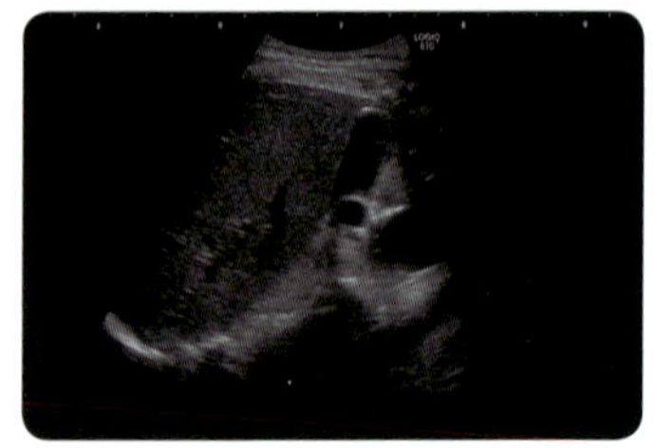

⑯正中横走査～左肋骨弓下斜走査
＜S1・S2・S3＞

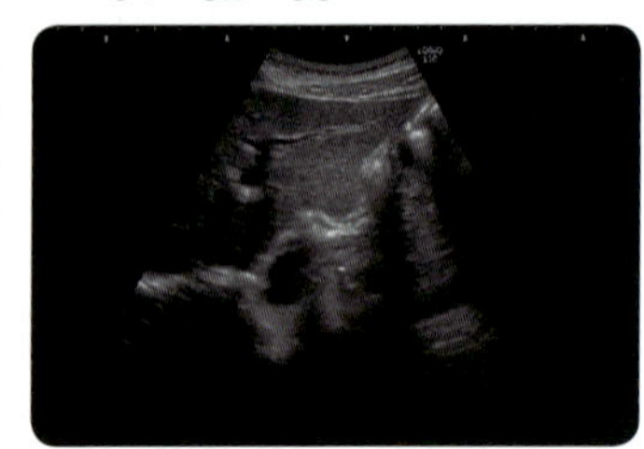

⑰正中横走査＜S4、門脈左枝臍部＞

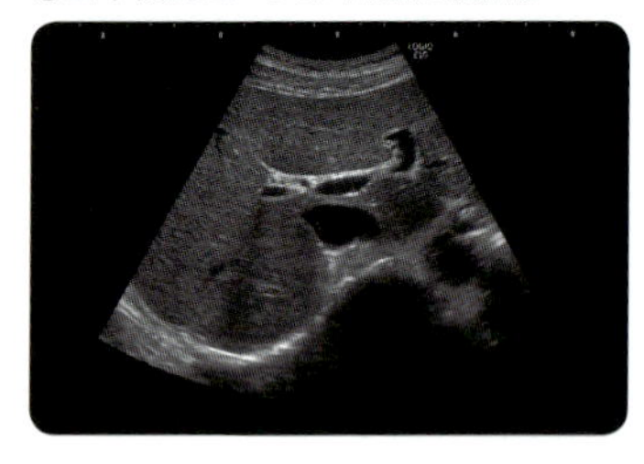

⑱右肋骨弓下斜走査＜S5＞

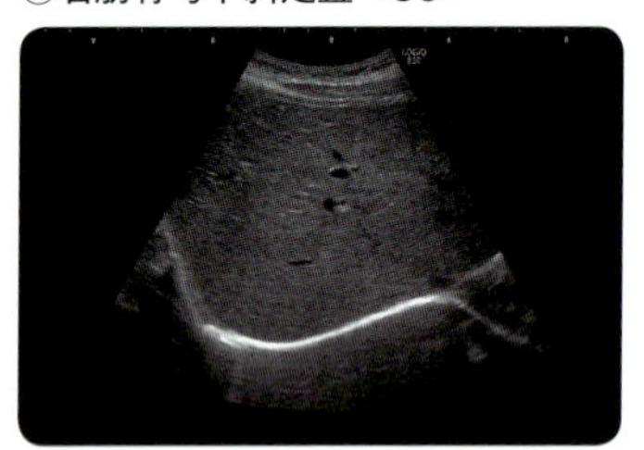

⑲右肋骨弓下斜走査＜S6・S7＞

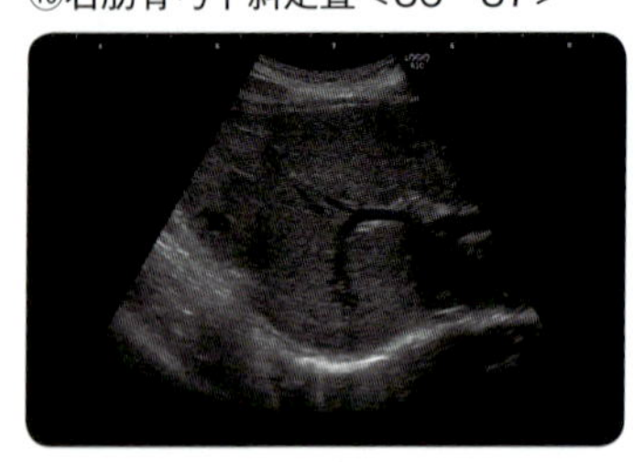

⑳右肋骨弓下斜走査＜S8＞

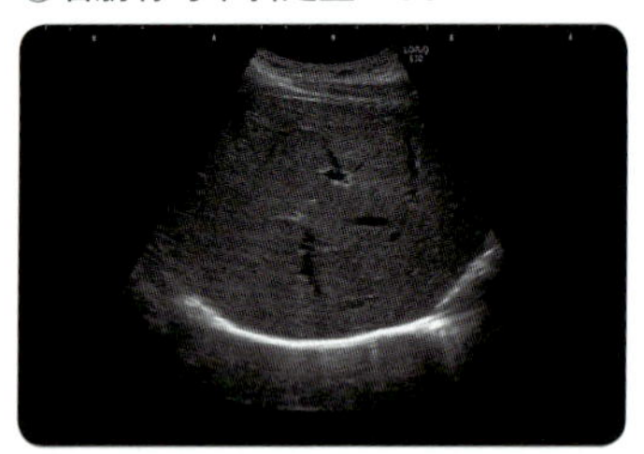

㉑右肋骨弓下斜走査＜肝静脈＞

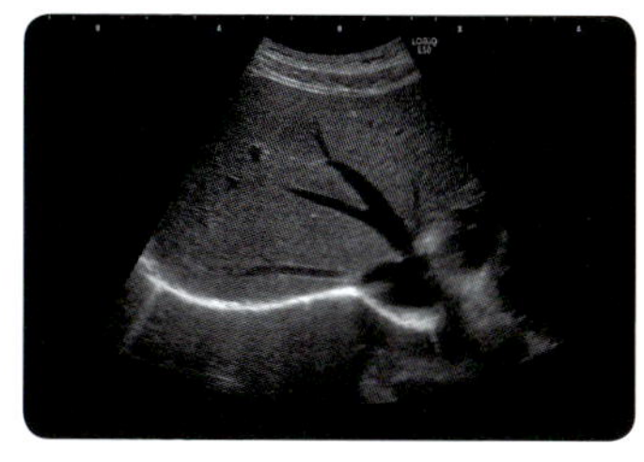

㉒右肋間走査＜S8＞

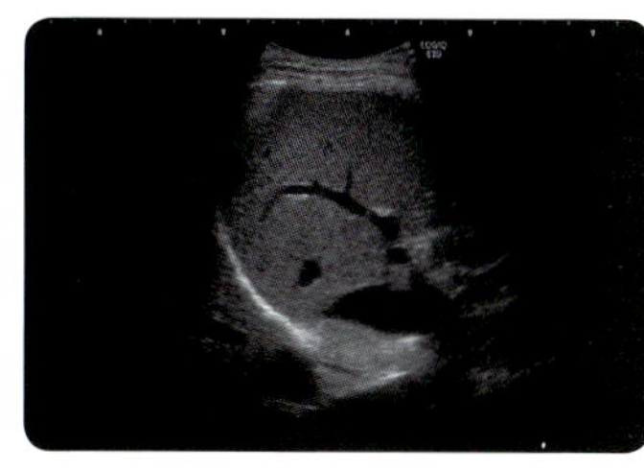

㉓右肋間走査＜S5＞

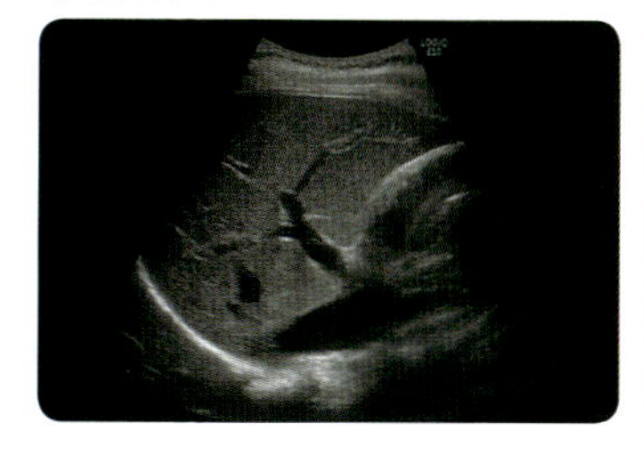

㉔右肋間走査＜S7＞

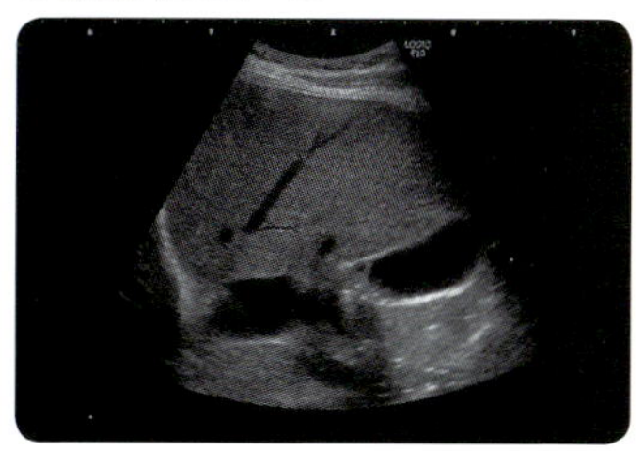

㉕右肋間走査＜S6、右腎＞

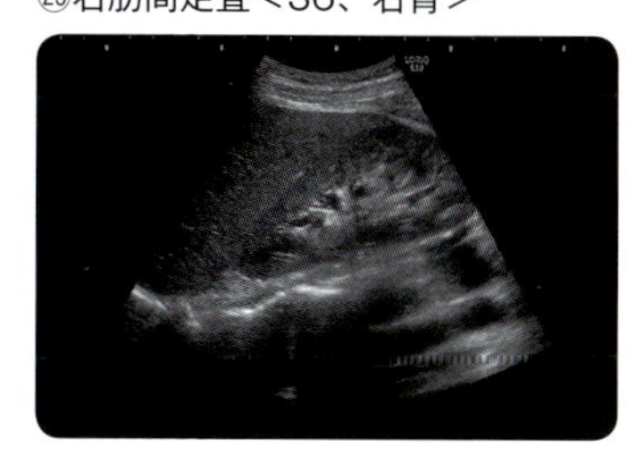

第2章

良い画像を撮るための そうなんだ！

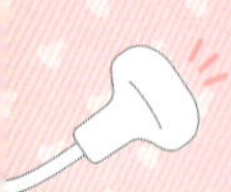

良い画像を撮るには

きれいな超音波画像を撮るためにはどのようにしたら良いでしょうか？　それには描出の妨げとなる存在の、骨・空気・筋肉・脂肪などを避けることが近道です。超音波検査で上手く描出する位置を見つけるためには、目的臓器の解剖学的知識が必須となります。描出したい臓器と隣接する臓器や周囲の組織の関係を知っていると、例えば「骨の裏は描出できないが、脂肪は圧迫によりある程度対処できる」「肝臓や脾臓などの内部が均質な実質臓器の深部は描出しやすくなる」などがすぐにわかります。これまで慣習としていた走査も、解剖を確認し微調整をすることで抜群の描出力となることがあります。

本章では CT 画像にシェーマを重ね臓器ごと色わけをしました。主に 3 章で解説をする臓器と周辺組織の解剖を呈示しますので、各臓器の位置関係をもう一度確認してみましょう。超音波画像は基本的に任意断層像なので、周囲臓器をメルクマールにして撮影することが多くなります。正面からのみでなく、背側や側面、頭側から観察する場合の位置関係も知っておくことがポイントとなります。さらに目的臓器の観察を妨げる構造物を知ることで、最適なスキャン位置を得ることが可能となります。各臓器を観察する際に、自分がプローブを置こうとしている位置から目的臓器の間に何があるのかの確認をし、さらに各臓器の前後関係などの理解を深めましょう。

画像の見方

- CT 画像をみてもわかるように、体外より標的臓器を超音波検査で描出する場合には、好ましくない環境がある部位があります。これを把握することは、超音波検査の死角を理解する上では重要です。
- CT 画像の断面を利用し前後関係を確認し、超音波検査で描出の妨げとなる空気、骨、脂肪、筋肉、などの位置も確認しましょう。
- 空気・骨の背側は描出不可となるため赤色、圧迫などにより調節が必要な部分を黄色で色を付けています。肝臓・胆嚢・膵臓・脾臓・腎臓・消化管、その他の臓器の立体的なイメージ構築を再確認する際にお役に立てください。
- 骨・肺・消化管ガス（赤色の部）の背側は描出不良となるため、呼吸の調節、スキャン角度の変更、体位変換などにより調節を行います。
- 皮下脂肪、内臓脂肪、筋肉（黄色の部）においては、主に圧迫で対処しますが、筋肉に対しては手の位置・体位・呼吸などにより力を入れさせずに圧迫を行うことがポイントとなります。
- 3章以降での CT との統合画像表示と合わせることで、理解しやすくなります。

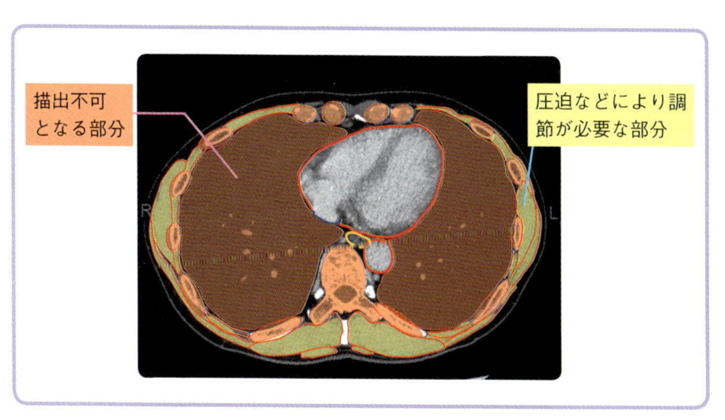

本書籍での画像の見方

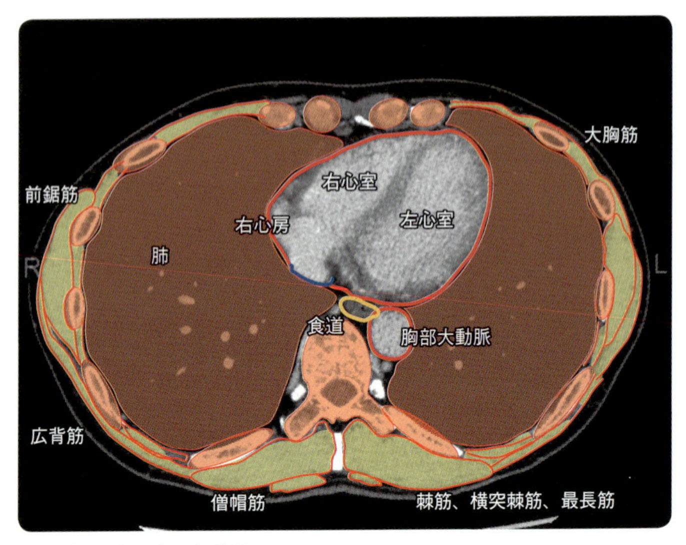

図 1 ● 心臓・肺・大動脈

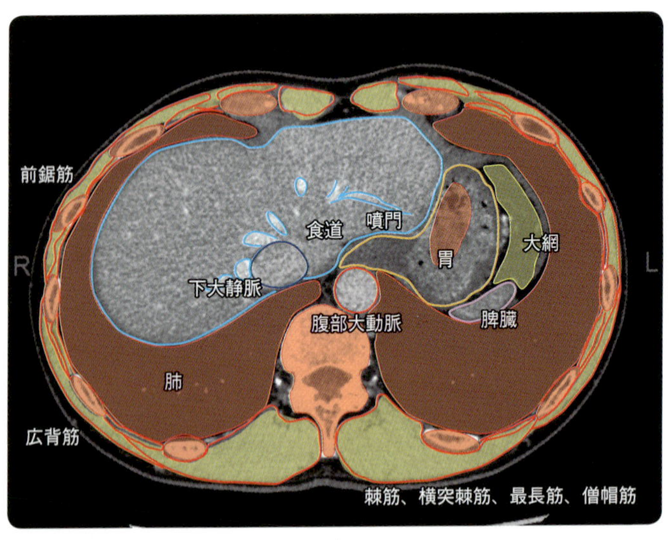

図 2 ● 食道・胃・大動脈・下大静脈

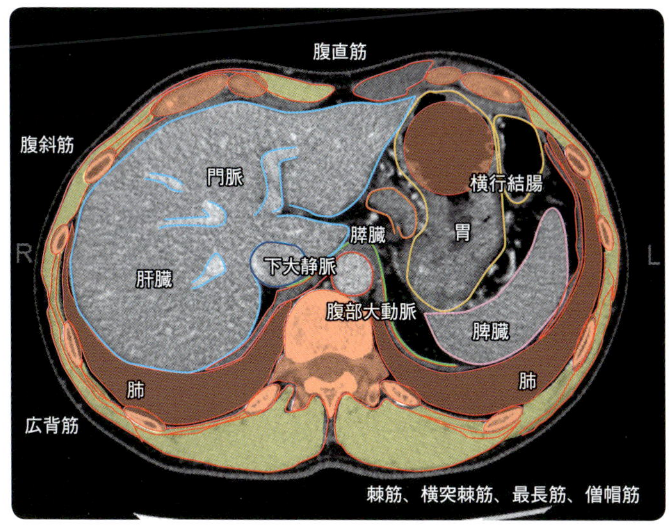

図３ 肝臓・脾臓・胃・大動脈・下大静脈

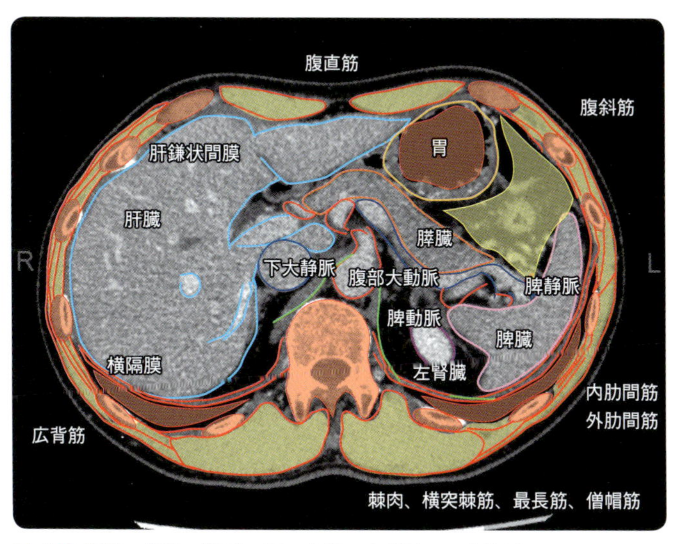

図４ 肝臓・膵臓・脾臓・胃・大腸・大動脈・下大静脈

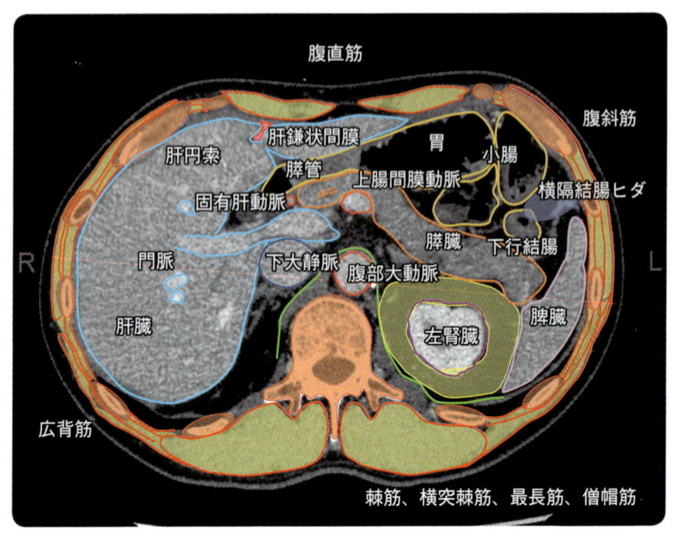

図５ 肝臓・膵臓・脾臓・左腎・胃・大腸・大動脈・下大静脈

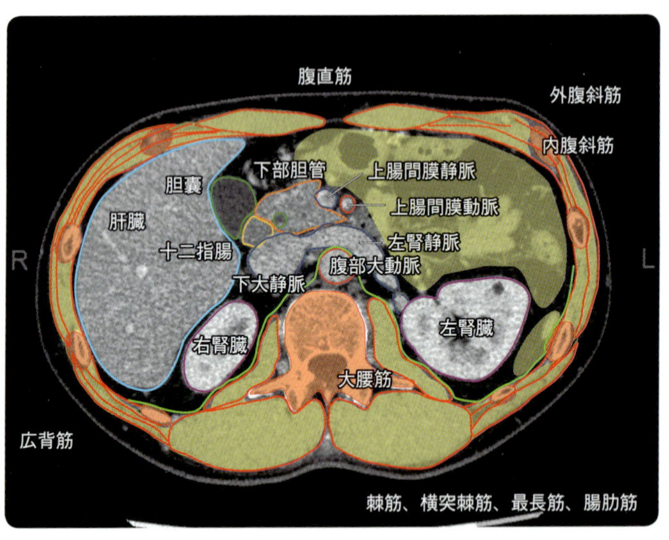

図６ 肝臓・胆嚢・膵臓・腎臓・胃・大腸・小腸・大動脈・下大静脈

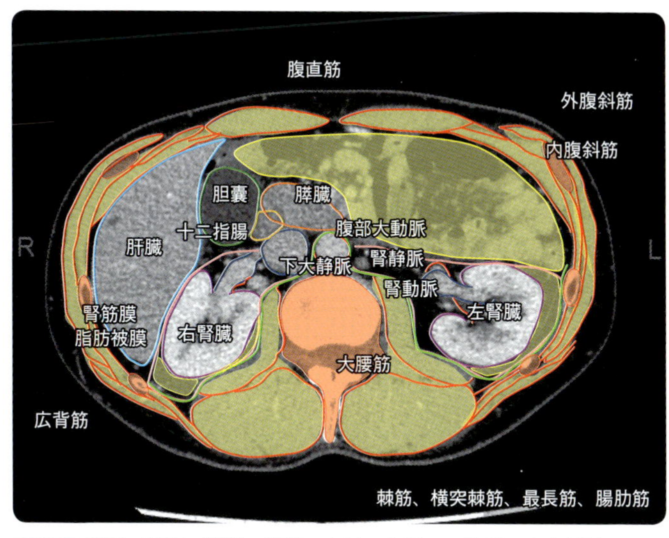

図７ 肝臓・胆嚢・膵臓・腎臓・大腸・小腸・大動脈・下大静脈

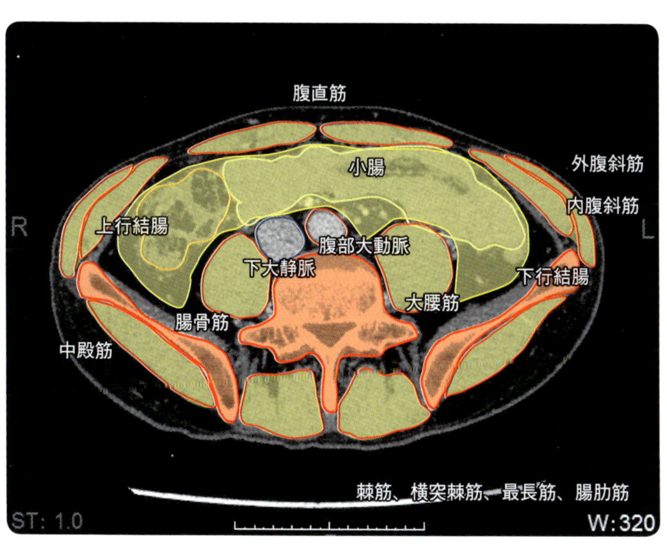

図８ 大腸・小腸・大動脈・下大静脈

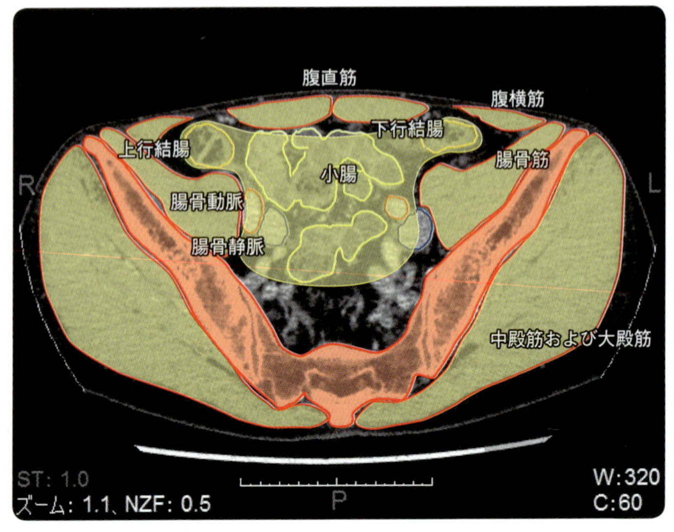

図 9 大腸・小腸・総腸骨動脈・総腸骨静脈

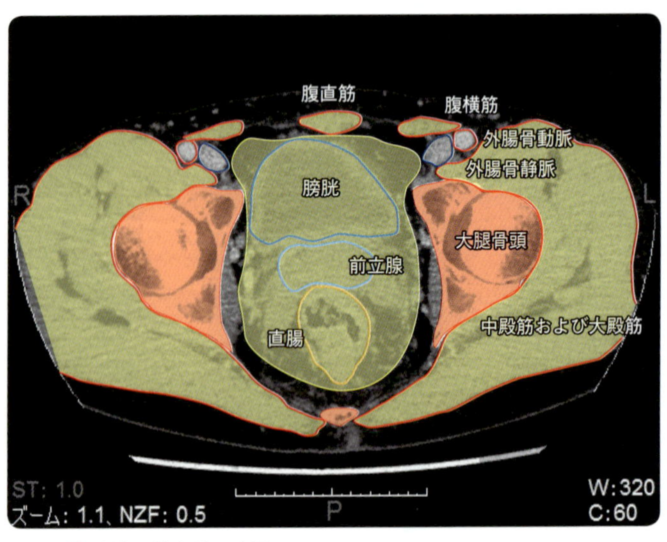

図 10 膀胱・前立腺・直腸

第3章

腹部スクリーニング検査のそうなんだ!

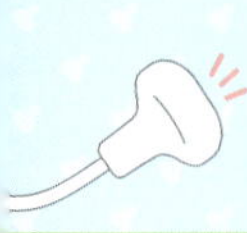

肝臓の解剖

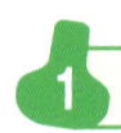

1 肝臓と他臓器の位置関係

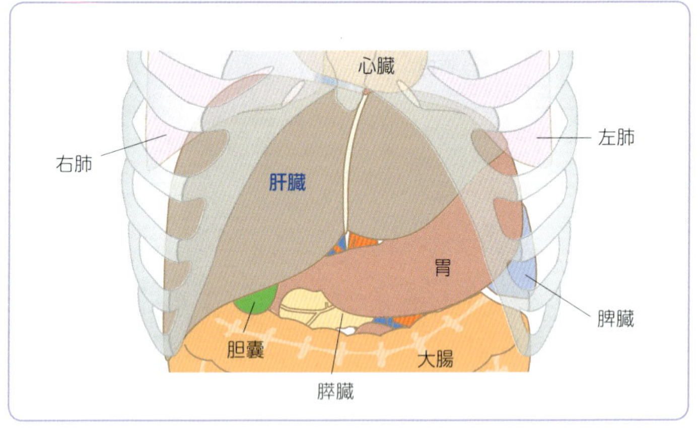

図肝-1 ● 肝臓の位置と周辺機器

肝臓の大部分は肋骨に覆われ、正中および右肋骨弓下で下縁が現れる程度です。頭側には肺、前面の下端は大腸、背側で腎・副腎、そのほかにも下端では胃・十二指腸、脾臓と接し、胆嚢は肝臓の側面に入り込んでいます（図肝-1）。超音波検査では空気、骨の下にある臓器の的確な描出は不可能であるため CT と同様の水平断は困難でありこの位置関係より肋骨弓下、肋間走査などの斜めの断層像が中心になります。

肝臓表面は、ほとんどが腹膜に包まれています。超音波画像では、肝表面の被膜は高エコーとして描出されます。肝被膜は折り返しのひだとなり前面で**肝鎌状間膜**を形成し、下縁で**肝円索**、後面で**静脈管索**が肝左葉と右葉の境界となります。

解剖用語をcheck!

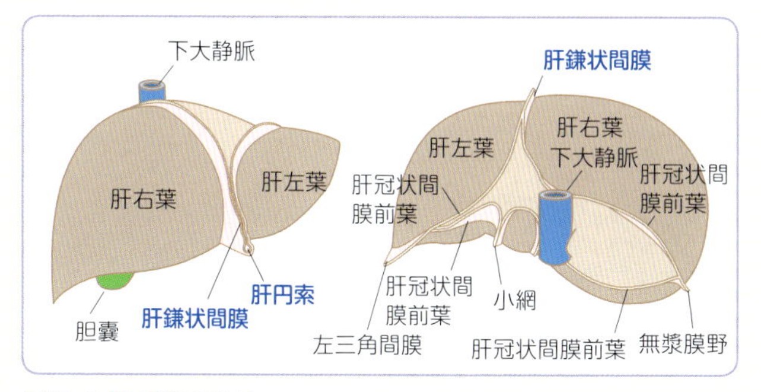

図肝-2 肝臓の解剖

●肝鎌状間膜（Falciform ligament of liver）

肝臓の上面（横隔面）の左右を被う腹膜が左右両葉の境界部で合して１枚の間膜となり、横隔膜の下面に鎌の形をして連なったもの。

●肝円索（Round ligament of liver）

臍静脈索ともいう。胎生期に胎盤から肝臓に血液を運ぶ臍静脈の胎児性遺残物で結合組織性の索状構造に変化したもの。肝鎌状間膜の下方の自由縁を臍から肝臓の下縁まで走り、その後、肝臓下面の肝円索裂内を通って肝門の左端で門脈の左枝に至る。

●静脈管索（Venous ligament）

胎児期の遺残で線維性の索状部のことを指す。臍静脈をから肝臓に運ばれてきた血液を直接下大静脈へ流出する静脈管（アランチウス管）が出生後閉塞してできたもの。肝臓下面で門脈左枝の後縁下方から静脈管索裂内を通り、尾状葉上縁の外側を経て左肝静脈が下大静脈に流入する部位にまで至る（図肝-2）。

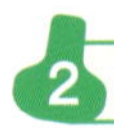

2 肝実質の解剖

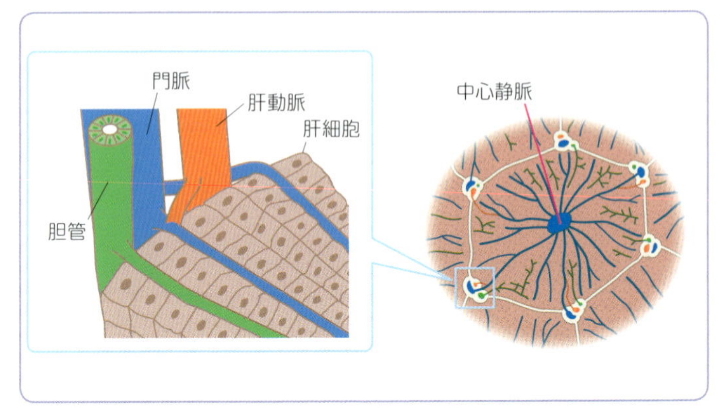

図肝-3 ● 肝実質

肝臓は直径 1～2mm 程度の六角柱である肝小葉の集合体となっています。この肝小葉の中心には肝静脈が走行し、放射状に肝細胞索が並び周囲には門脈、動脈、胆管、リンパ管が通る結合組織であるグリソン鞘があります（図肝-3）。肝臓は毛細血管の塊で血液に富む臓器です。肝臓の血液は動脈と門脈の二重支配を受け、さらには胆汁循環も兼ね合わせた特異的な循環動態を営む臓器となっています。

3 肝実質の超音波画像①

超音波検査では1個1個の肝小葉の描出はできません。肝実質の超音波画像はグレーの点状のエコー像の集合体として描出されます。この粒々を**スペックルパターン**といいます。肝実質の変化は、最近の装置では、高周波プローブを用いることで、**分解能**（➡p.35）を上昇させて観察を行うことができるので組織上の変化をより詳細に把握できます。

健常者において肝臓は**均質**（➡p.36）なエコー像として描出されます。しかし慢性肝障害が進行するとグリソン鞘の部分から線維化が進展しグリソン鞘とグリソン鞘が線維化で結合してしまうなど小葉改築傾向（偽小葉）を認めるようになります。このように肝細胞以外の間質の増殖により、超音波の反射体が増えたり透過が悪くなったりすると、内部エコーが粗造になり**不均質**（➡p.36）なエコー像として描出されます。超音波画像の評価においても健常肝の均質に対し不均質と評価します。この肝実質の評価に関する用語は**メッシュパターン**（➡p.37）、**ネットワークパターン**（➡p.37）、**フラッグサイン**（➡p.38）、**櫛状エコー**（➡p.38）、**簾状エコー**（➡p.38）、**雨だれサイン**（➡p.38）などいくつかありそれぞれ特徴的な所見を呈します。曖昧に使用せず、意味を理解し正確に使用することが大切です。

超音波用語をcheck!

●スペックルパターン（Speckle pattern）

超音波の波長に比べて小さな散乱体群によって生じる散乱波の干渉による像のこと[1)]。肝臓にたとえると、実質の中に描出される黒いコショウのようなツブツブのことを指す。実際にはこのツブツブは、存在しないものでアーチファクトである。

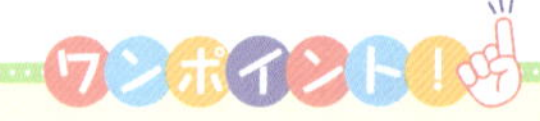

以前は、スペックルパターンの相違により肝実質の変化を推測していましたが、近年の超音波診断装置は画像処理技術が進み、構造物を消さずにスペックルを軽減するソフトが利用される傾向があり注意が必要です。従来、超音波検査はアーチファクトにより体感的に診断を行っていたところもあり、このような画像処理はベテランの検者には嫌われる面もあります。装置の変更などにより、感覚がずれる経験をした場合には、これも一因と考えられます。しかし、これらの画像処理の技術は、装置のコンピュータのパワーの差に左右されずに、ソフトのみで行えるため費用が安価で済むことから汎用機では検者の意図を問わずに既に適応されていることが多くなっているようです。最近の装置は“すっきり見える”と感じるかもしれません。(図肝-4)

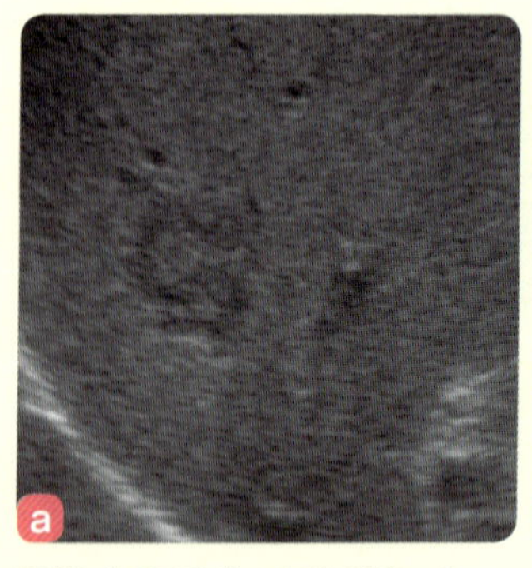

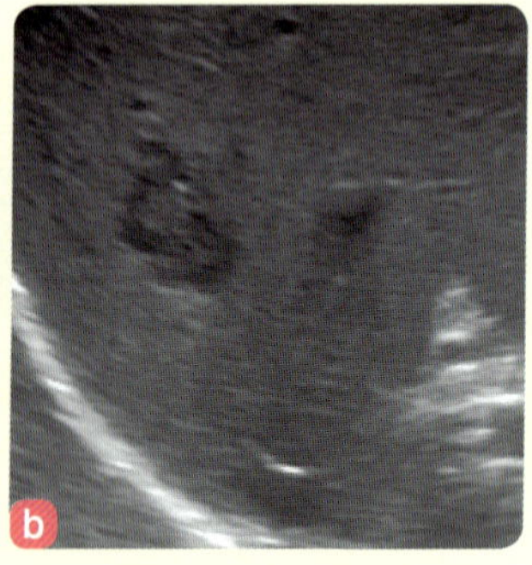

図肝-4 ● スペックルパターン
a：スペックルの低減（SRI off）、b：スペックルの低減（SRI on）

超音波用語をcheck!

●分解能（Resolution）

接近した対象（空間、時間、輝度）を分離して表示し得る能力のこと[1]で、つまりは識別できる能力のことを指す。したがって、分解能が高い程、細かな2点が識別可能ということになる。空間分解能は周波数が上がるほど上昇するが、深部方向への観察が不良となる。図肝-5に5MHzコンベックスプローブと9MHzのリニアプローブの肝臓の画像を呈示する。高周波プローブを用いることにより肝実質のきめ細かい画像が得られる。

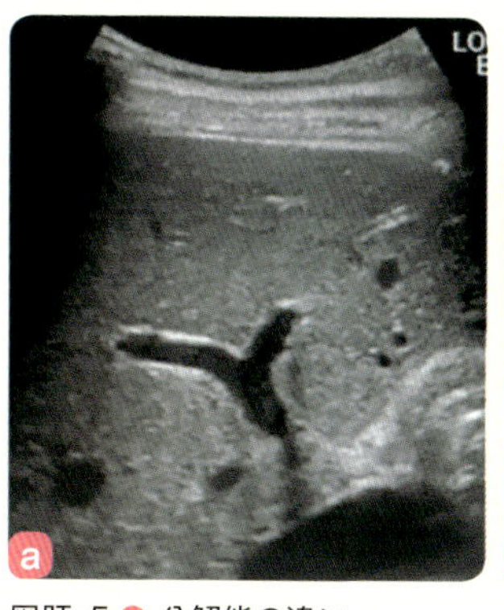

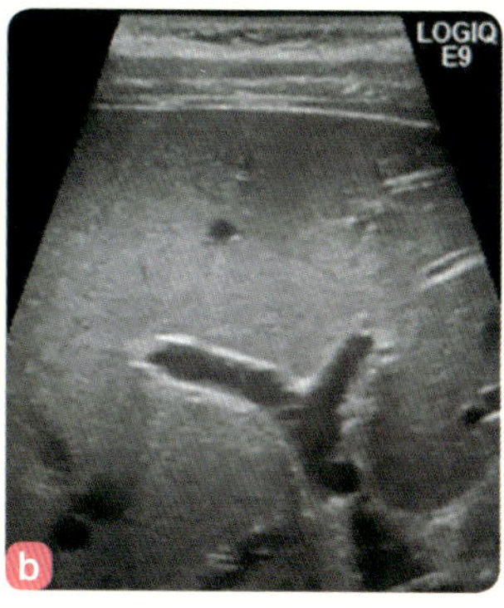

図肝-5 ● 分解能の違い
a：5MHz コンベックスプローブ、b：9MHz リニアプローブ

超音波用語をcheck!

●均質（Homogeneity、Homogeneous）

均一ともいう。臓器または腫瘤の内部エコーが一様なこと[1)]。つまり音響透過性が良い程、均質となる（例は肝嚢胞など）。健常者の肝実質の超音波画像のイメージといえる（図肝-6a）。

●不均質（Heterogeneity、Heterogeneous）

不均一ともいう。臓器または腫瘤の内部エコーが不揃いなこと[1)]。内部エコーが均質でない場合に使用する。超音波の透過する間に、反射帯が不規則にある場合に不均質に表示される。肝臓においては線維化、出血、血栓、石灰化など、さまざまな要因で起こることが推測される（図肝-6b）。

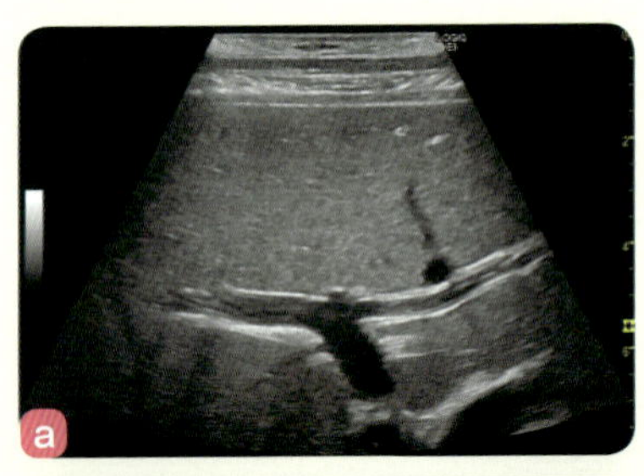

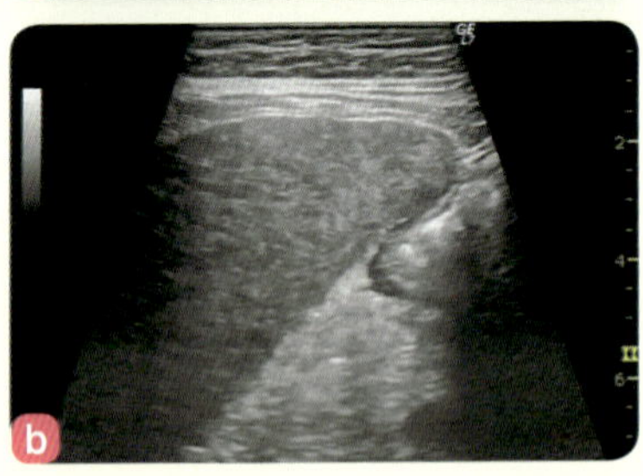

図肝-6 ● 肝実質

a：均質、b：不均質

●メッシュパターン（Mesh pattern）

粗い斑状の肝実質パターン、B 型肝硬変でみられる特徴のこと[1)]。肝実質の表現方法としては“不均質”となるが、特にその中で細い高エコーの線が交差するワイヤーメッシュをはりめぐらした特徴的な像を呈するため、メッシュパターンと呼んでいる（図肝-7）。

●ネットワークパターン（Network pattern）

肝臓の網目状パターン、日本住血吸虫症の肝臓にみられる特徴的な所見である[1)]。前述のメッシュパターンより線状の高エコーが太く、大きな網目でダイナミックな印象を受ける像を呈する（図肝-8）。

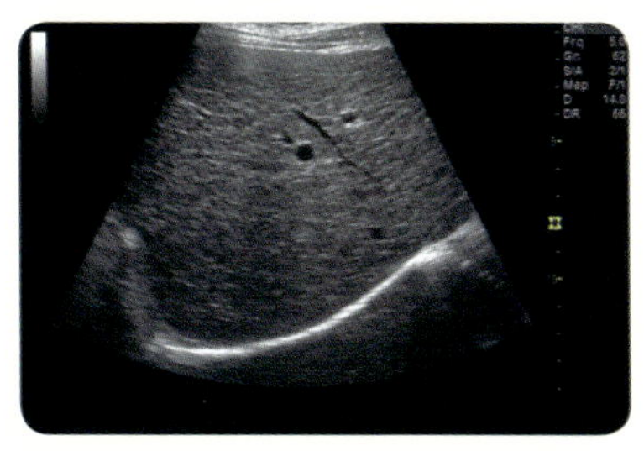

図肝-7 ● メッシュパターン

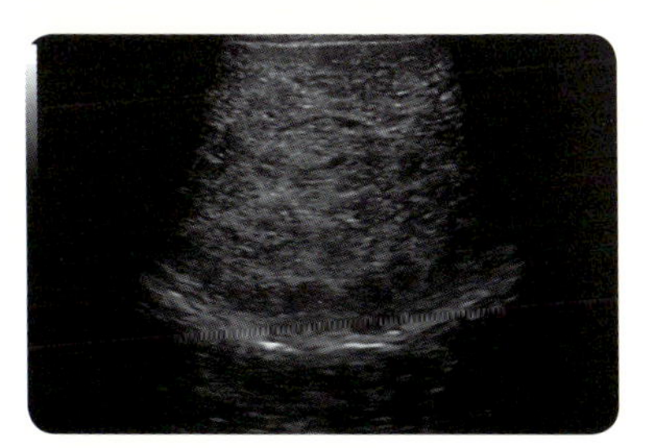

図肝-8 ● ネットワークパターン

超音波用語をcheck!

●フラッグサイン（Flag sign）

1988年にIshidaらが報告した。肝硬変症例において、肝表面の凹凸の凸の部分から低エコー帯が、陥凹部の後方は高エコー帯が出現し縦縞模様に描出される様のこと（図肝-9）。肝前面の脂肪-肝臓間の音速差による超音波の屈折が主因と考えられ、肝左葉外側区を縦走査で観察した時に最も明瞭に認知可能である[2-4]。

●櫛状エコー（Hairbrush sign）

1999年Wakasugiらが報告した。7.5MHzアニュラアレイプローブで肝表面を観察した現象である。肝硬変症例において肝表面の凹凸の凹の部分から低エコー帯が観察され、これを櫛状エコーとした。線維性隔壁厚い症例で出現するとしている[2-4]。

●簾状エコー（Bamboo Blind sign）

2016年、神山らが報告した。高度の脂肪肝や非アルコール性脂肪性肝炎の症例でみられる簾状の低エコー帯を指す。高度脂肪肝により音速が低下した肝実質と血管内血液間の屈折現象が、簾状エコー発生の一つの主要な原因としている[2-4]（図肝-10）。

●雨だれサイン（Raindrops sign）

肝硬変内に多数の円形脂肪沈着域がある場合出現し、肝実質内に多数の高エコー帯がみられる現象を示す。これは円形脂肪域-周囲肝間の音速差による超音波の屈折に、円形脂肪域内部の乱反射などが加味された現象としている（図肝-11）。

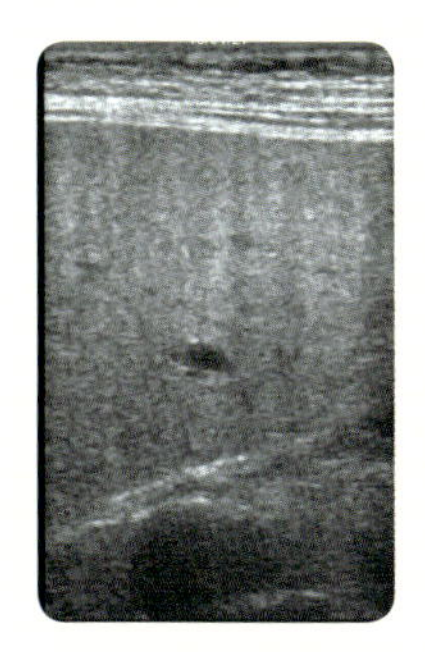
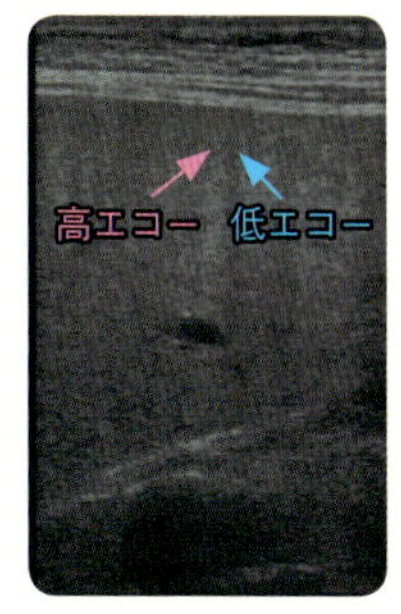

図肝-9 ● フラッグサイン
正中縦走査高周波リニアプローブ

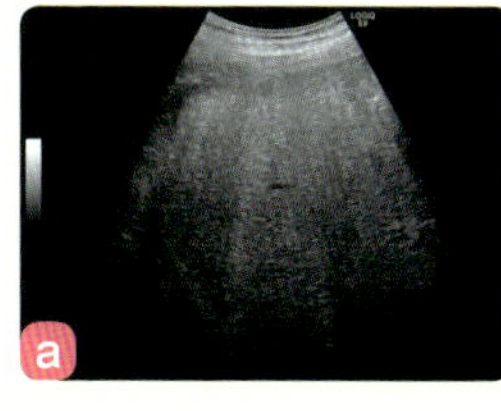
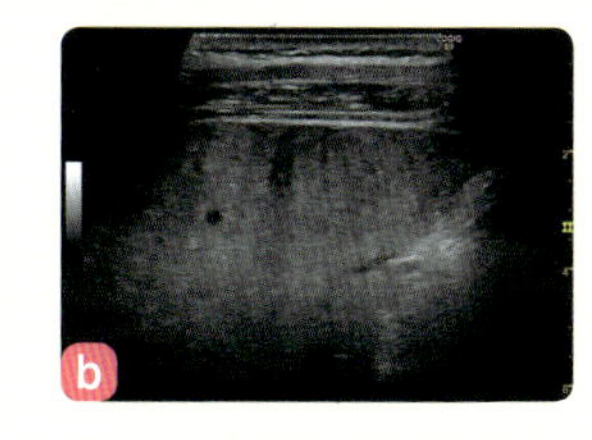

図肝-10 ● 簾状エコー
a：右肋間走査コンベックスプローブ、b：右肋間走査高周波リニアプローブ

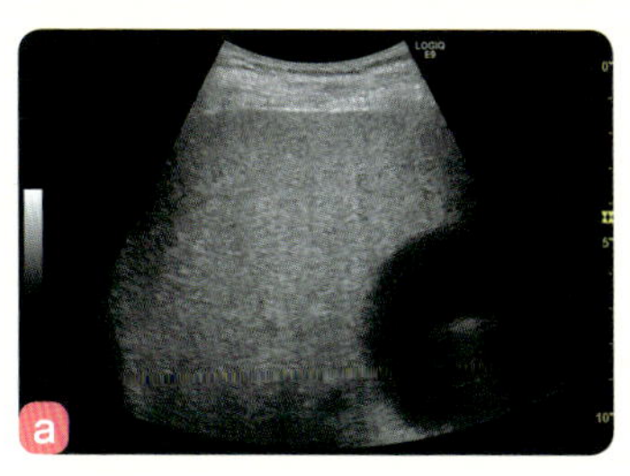
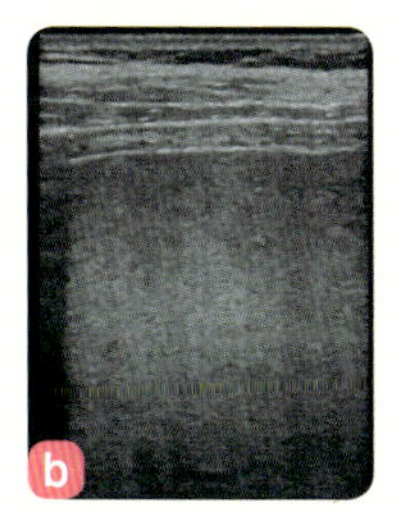

図肝-11 ● 雨だれサイン
a：右肋間コンベックスプローブ、b：右肋間高周波リニアプローブ

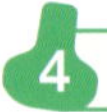

4 肝実質の超音波画像②

疾患によりさまざまな像を呈することをわかって頂けましたか？ここではもう少し詳細に観察することで不均質になることが理解できます。

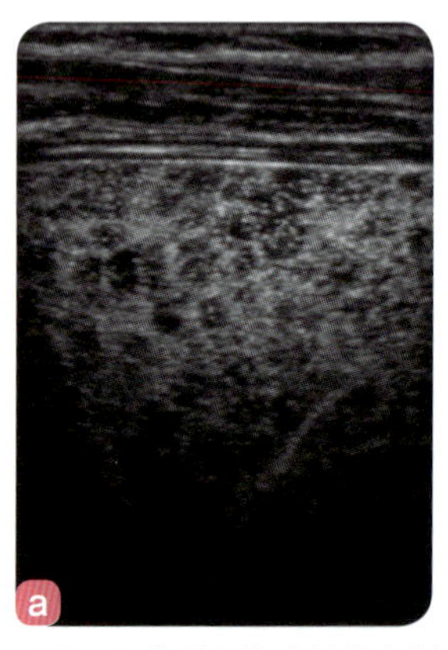

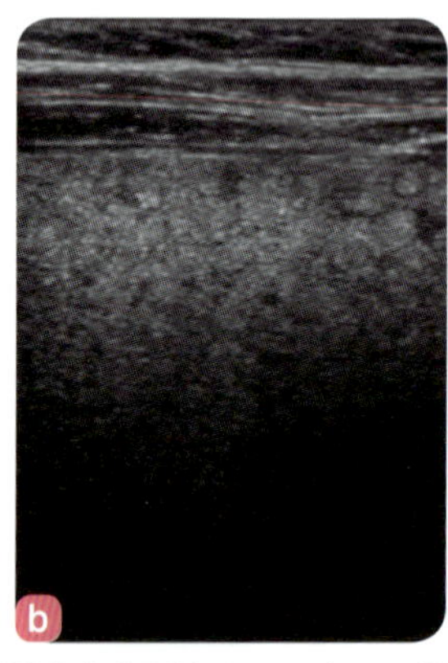

図肝-12 ● 造影超音波検査（右肋間走査高周波リニアプローブ）
a：造影早期相、b：後血管相の欠損

肝実質のグリソン領域は、動脈・門脈が走行している場でもあります。造影超音波検査を施行した際の肝実質に目を向け高周波プローブで肝表面を拡大観察すると、コントラストがついているため肝小葉を推測させる内部構造が観察できます（図肝-12）。

肝臓の構成単位の大きさを知ることで、グリソン領域の線維化の拡大（肝小葉の改築⇒偽小葉の形成）が進むに従い、厚い線維化を中心とした反射帯が増え内部エコーが不均質になることのイメージがつきやすくなると思います。グリソン鞘を中心とした線維化の進展には、周囲の線維化とともに門脈圧亢進により門脈血流の低下と代償性に動脈が増加します。動脈優位の血行動態に変化することで、門脈圧が上昇することが推測され、これらの血行動態の把握も大切となります。

時間分解能の高い造影超音波検査では、一瞬垣間見られる所見を的確に評価することができるため、肝実質の変化も推測可能となります。

5 肝動脈・門脈・肝静脈の描出

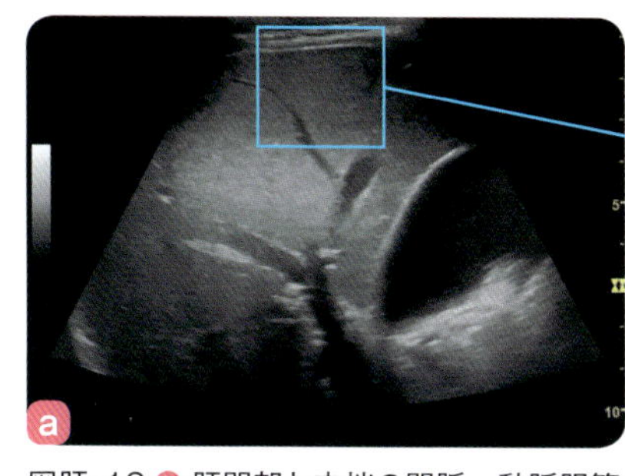

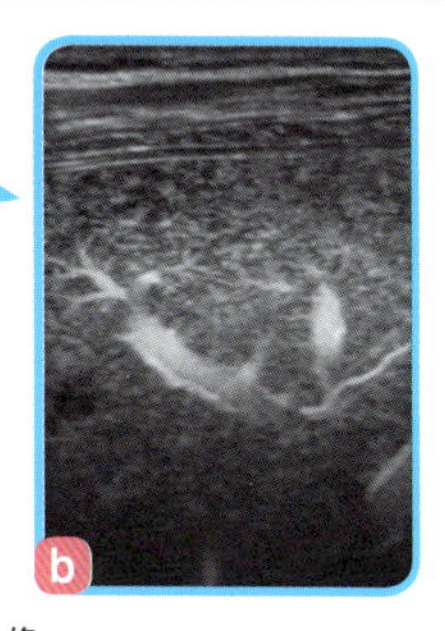

図肝-13 肝門部と末梢の門脈・動脈胆管の像
a：高周波プローブ、肋間走査、b：同部の造影超音波検査、門脈優位相

肝臓の評価を行う場合には、常に動脈・門脈・肝静脈・胆管を意識する必要があります。肝動脈・門脈・胆管は同じグリソン鞘内で走行し肝被膜に向かい並行に走行しています。通常のスクリーニングで施行する3〜6MHz周波数では通常観察できる肝内脈管は、門脈と肝静脈となります。

肝静脈は下大静脈へ向かい走行するため、門脈と走行が異なります。脈管の観測をする際に、連続的に中枢側を確認することでbモードでもある程度は鑑別できます。

肝門部では、肝動脈も太く描出が可能となりますが、次第にbモードのみでは描出できなくなります（図肝-13）。bモードやドプラ検査で門脈しか描出されない場合にも、常にその周囲の動脈、胆管の存在を意識する必要があります。基本的に超音波検査で見えない部分でも、肝臓の中では肝動脈・門脈・胆管は対になって走行しています。

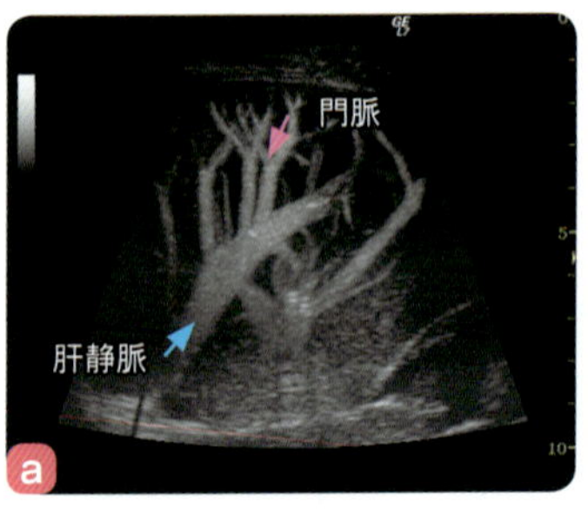

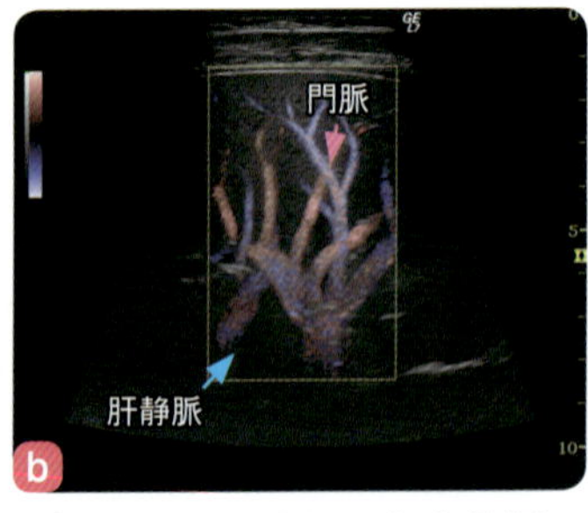

図肝-14 ● 右肝静脈と門脈（右肋間走査）の走行（高感度ドプラ加算像）
a：右肋間走査コンベックスプローブ、b：右肋間高周波リニアプローブ

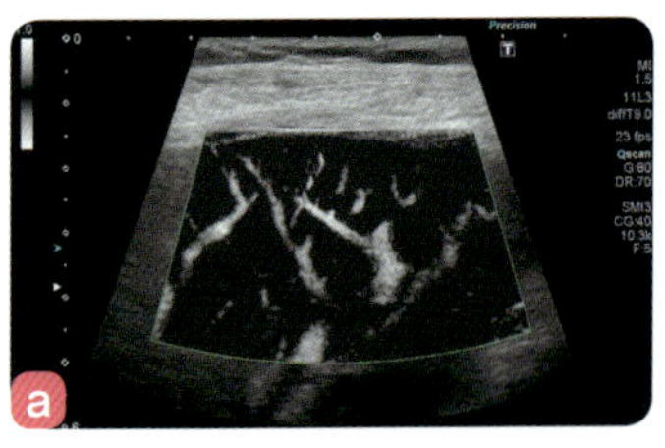

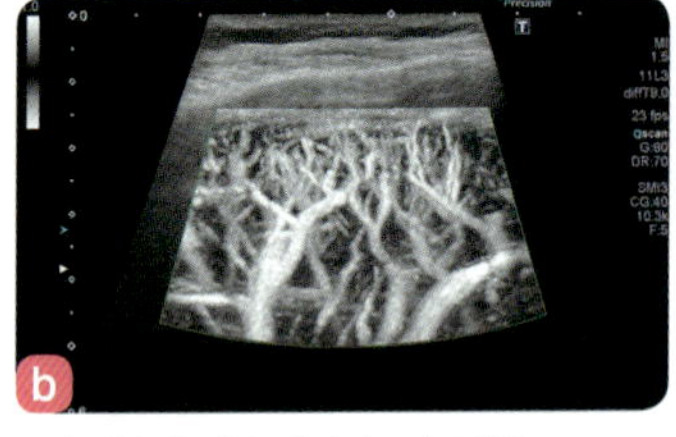

図肝-15 ● 肝表面の動脈の構築像（肝硬変症例）（高感度ドプラ像）
a：右肋間走査（高周波リニアプローブ）、b：a の加算像

肝静脈も描出されますが、門脈と走行が異なることは、カラードプラを用いることで確認ができます（図肝-14）。末梢に向かうと次第にb モードでは描出できなくなります。

近年高周波プローブの改良と高感度ドプラの登場により肝表面を観察すると、さらに肝実質の微細血流の把握ができるようになりました。これを使用することで門脈や動脈の血行動態の変化が把握できるようになります（図肝-15a）。また、加算像などにより立体的な表現も可能であり、これを用いることで検者にも立体的なイメージがつたわりやすくなっています（図肝-15b）。

6 肝動脈・門脈・肝静脈の血流評価

超音波検査は、ドプラ検査を行うことで生理的な血流の状態を知ることができます。ドプラ検査を用い、血流の有無で、脈管と胆管の鑑別や脈管の走行を把握することは可能です。通常行うドプラ検査は、速度モードで流速の差が色分けされ表示されるため拍動の有無や程度、流速の差による色の違いにより推測は可能となりますが、正確には FFT を行うことで肝動脈、門脈、肝静脈の証明が可能となります。

超音波用語をcheck!

● FFT（Fast Fourier transform）

高速フーリエ変換、高速離散フーリエ係数計算法ともいう。血流速度を求めるためにドプラ信号を分析する場合などに利用される[1)]（図肝-16）。また、流速測定などが可能となる。CT、MRI にはない超音波検査の特徴的な検査法。

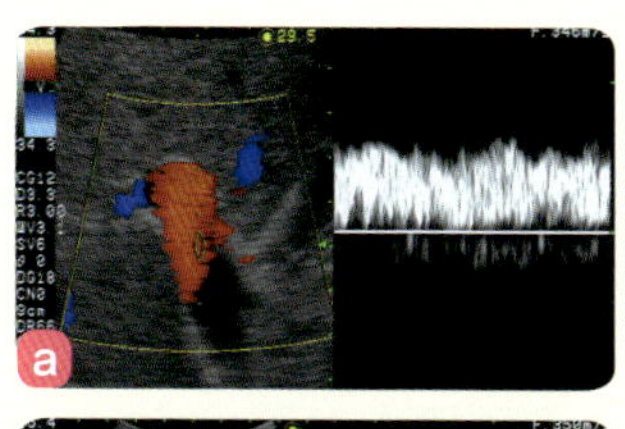
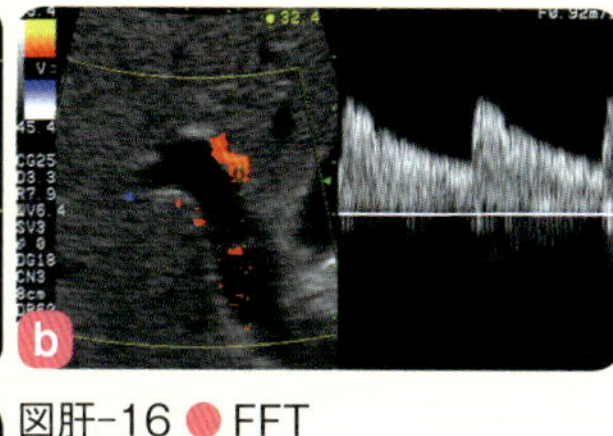
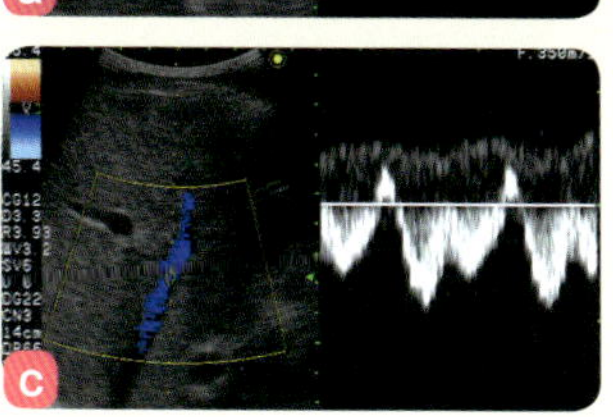

図肝-16 ● FFT
a：門脈、b：肝動脈、c：肝静脈

肝実質と比較し、血管内の血液は液体であるためインピーダンスの差により境界面が高エコーに描出されます。門脈周囲はグリソン鞘があるために、壁が肝静脈と比較し高エコー帯として出やすくなります。しかし、境界面が高エコーとなるか否かは脈管と超音波の当たる角度に依存するため、脈管の走行によるところが大きく、その脈管が何なのかは前述したカラードプラを用いて解析をする必要があります。超音波検査は任意断面からの観察が可能なため、複数から観察を行うことや中枢測から連続的に観察することが重要な手法となります。

血流を評価する手法は従来より使用されている流速モード、**パワーモード**（➡p.47）のほかに近年、高感度ドプラ（図肝-17）といわれるモードが複数存在するため目的にあわせて適切に選択することが望まれます。

B-flow は、b モードの表示であるが、血流以外の背景の b モードも消えてしまうためイメージが伝わりにくい。この機能をカラーの ROI 内に移行したものが B-flow color である。

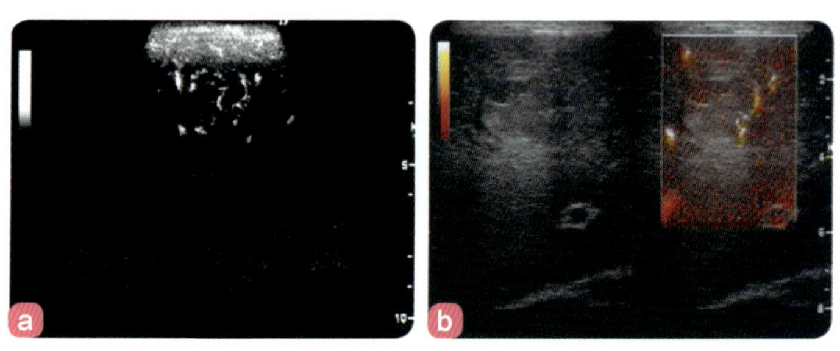

図肝-17 高感度ドプラ肝細胞癌症例（右肋間走査高周波リニアプローブ）
a：B-flow、b：B-flow color

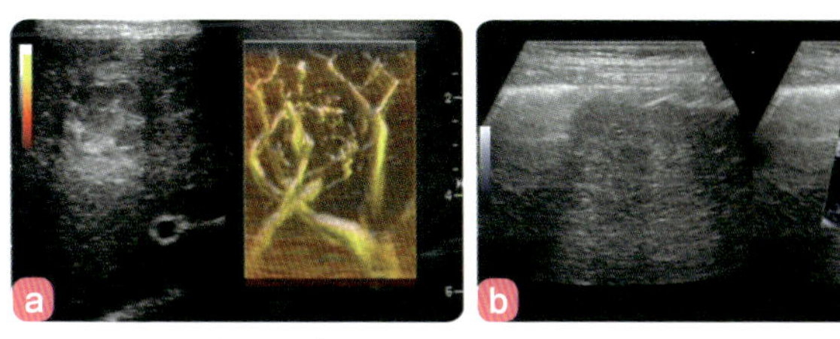

図肝-18 ● 高感度ドプラ（加算像）、肝細胞癌症例
a：B-flow、b：HDC（High difinition color）

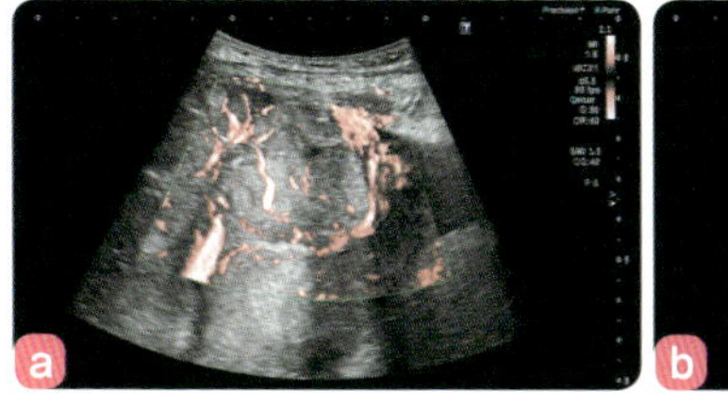

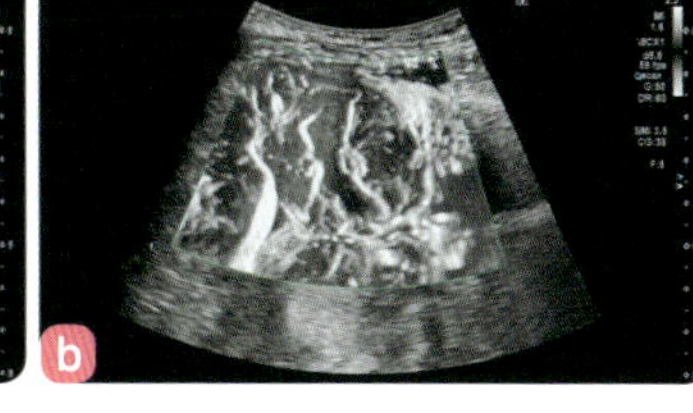

図肝-19 ● 高感度ドプラ（SMI）
a：c-SMI、b：m-SMI

超音波用語をcheck!

●高感度ドプラ

B-flow や SMI（Superb micro-vascular image）に代表される。これまでのドプラ検査と比較し、低流速の表示が可能となったものを指す。さらに加算像を用いることで、血管構築の評価も可能である。

超音波用語をcheck!

●速度モード（Velocity mode）

速度表示ともいう。各社表示方法はさまざまであるが、プローブへ向かうものを赤、遠ざかるものを青で表示し、さらに速度が速くなるほど薄い色で表示されることが多い。つまり、カラードプラ法におけるドプラ信号の速度情報をもとにした流れの表示のこと[1]（図肝-20）。

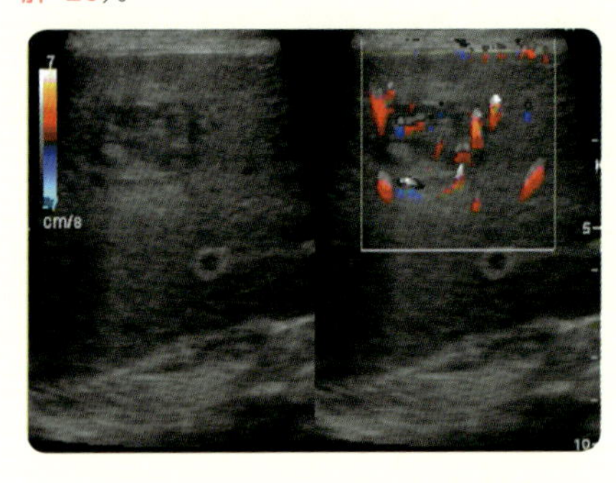

図肝-20 ● 速度モード（肝細胞癌）

表 ● 速度モードの特徴

長所
・流速、血流方向が表示される。 ・異常血流が分かりやすい。 ・リアルタイム性が良い。
短所
・低流速の感度が悪い。 ・直交する血流は検出しにくい。 ・折り返し減少がある（流速設定より流速が早すぎると波形が折り返し、反対側〈赤⇒青、青⇒赤〉の色がついてしまう）。

●パワーモード（Power mode）

パワー表示、パワードプラと呼ばれることもある。カラードプラ法におけるドプラ信号の強さの情報をもとにした動きを表示する表示法のこと[1]（図肝-21）。血流の強さのみの表示であり、当初は方向性がつかなかったが、近年の計算処理の高速化により方向性も付けられるようになった。また、拍動性の有無を表示する手法であるPulsatile flow detection（PFD）なども出現している。

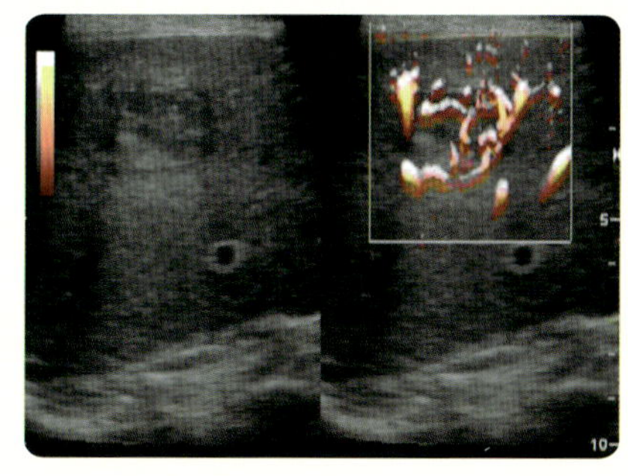

図肝-21 ● パワーモード

表 ● パワーモードの特徴

長所
・血流信号の強さの表示。 ・低流速の感度が良い。 ・直交する血流を検出しやすい。 ・血管の連続性を描出しやすい。 折り返しがない。
短所
・速度モードと比較しリアルタイム性が悪い。

肝臓の観察　基準断面⑤

―正中縦走査〈肝左葉（大動脈面）、腹部大動脈、膵体部、胃〉―

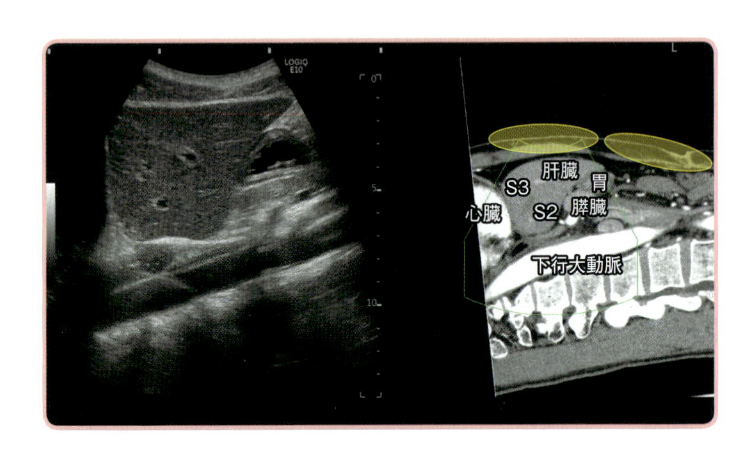

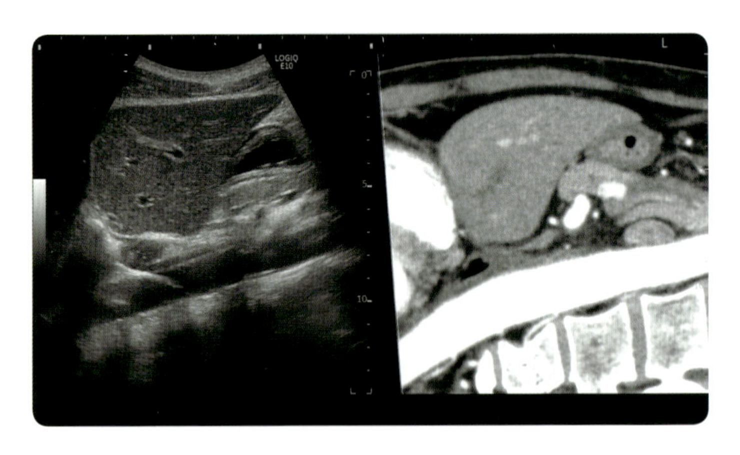

基準断面⑤では、肝左葉で肝臓の形態変化評価を行う断面で、びまん性肝疾患の評価には欠かせません。

もともと正中心窩部は触診で、肝臓の腫大の有無、肝縁の鈍化の程度そして硬さの評価をする部位です。この評価を超音波検査により視覚化したものとなります。そのため、触診を意識した評価と画像の保存が必要です。したがって肝臓の肝縁を切らないように画面に収めることが大切です。肝腫大・萎縮の評価もこの大動脈面で行うほか、肝縁の鈍化、肝表面・裏面の凹凸不整の有無の評価も行います。

この断面を作製する前には、プローブを縦走査で左右に振り、十分に肝左葉全体を観察することも重要です（肝左葉は肋間走査が無いため）。また有症状に行う場合に他臓器（胃、十二指腸、膵臓、小腸、大腸、大動脈、腸間膜など）の観察にも有効な断面でもあります。特に肝臓の左側の端から左葉全体の観察を行い、次の基準断面⑥につなげる連続した観察をイメージして、途中に各断面を保存する感覚が必要です。

解剖用語をcheck！

● Accessory fissure

肝臓下面にはアルファベットのH形の溝があり、major fissureとも呼ばれるものがある。このほかに肝表面を含めて、溝ができることがありこれがaccessory fissureと呼ばれS2/3の部分やS4、S6~S8の表面の部分にできることが多いといわれている[5)]。この溝があると、S2/3以外でも消化管などが入り込むために肝臓の描出が不良となることがあるので注意が必要となる（➧p.53：図肝-23）。

肝臓の観察　基準断面⑥

—正中縦走査〈肝左葉(下大静脈面)・下大静脈・尾状葉 S 1〉—

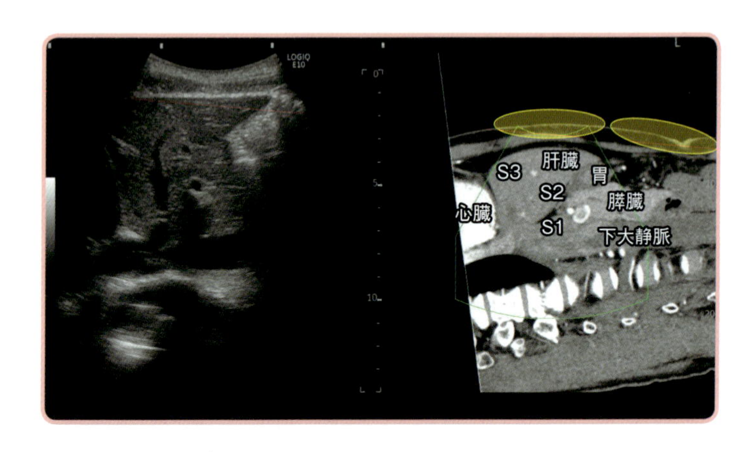

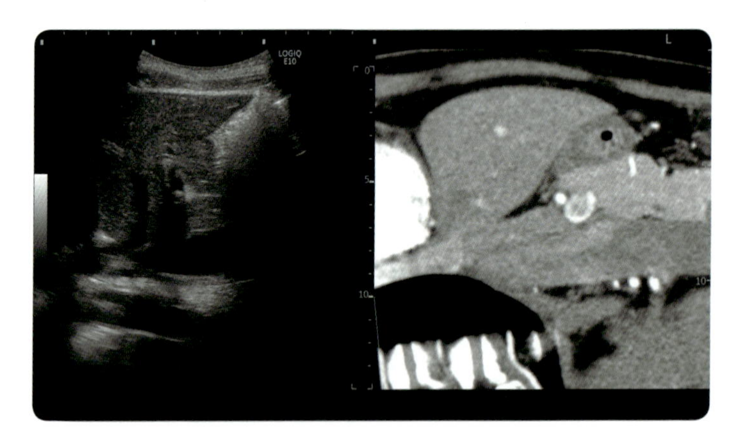

基準断面⑥では、肝左葉と尾状葉および下大静脈を観察する断面です。尾状葉は外科解剖学的に3区分され、Arantius靱帯から左側をSpiegel部とし、靱帯の右側で門脈右枝から尾側を突起部、頭側を下大静脈部としています[6)]。うっ血肝をはじめとする心臓由来の肝臓の循環不全の状態を把握する部位です。吸気時に細くなり、呼気時に太くなるので視覚的にもわかりやすい評価となります。**コラプシビリティインデックス**（➡p.175）として計測値として評価する場合もあります。

尾状葉は基準断面⑮、⑯でも観察可能となりますが、門脈臍部や静脈管索の結合組織によるアーチファクトにより、その背側に位置する尾状葉の観察が不十分となることが多いため、特にこの断面で十分に観察することが大切となります。尾状葉に発生した癌の場合、発見しにくいのみではなく、下大静脈と隣接していることもあり大循環系への浸潤も早く、注意が必要となります。

基準断面⑤～⑦は、本来一連の動作となります。したがってボリュームデータ保存となると一つの動画像となります。縦走査は身体の中心の部分であるため、いろいろな情報が得られる場面でもあり広い視野を持った観察が重要となります。循環動態のみではなく基準断面⑤から⑦へ触診の感覚で大きくプローブを振り、膵臓・胃・横行結腸などを縦走査で短軸像を観察する感覚をも持つことが必要です。また縦走査は、各臓器の位置関係の把握もしやすい断面となっています。プローブの振り方は純粋に水平に平行移動をさせて消化管の観察を行う場合と胃・大腸のガスをよけながら観察する二通りがあります。後者は手首を使って少し力を加え、消化管のガス像を外側に移動させる感覚でプローブを走査することで尾状葉や下大静脈、膵頭部が綺麗に描出されます。

評価のポイント

- 基準断面⑤、⑥で行う縦走査においては、前述した肝臓自体の評価以外に肝疾患における随伴所見の有無を肝左葉周囲で確認することが重要となります。腹水の有無、大動脈周囲のリンパ節の腫大の有無、門脈の側副血行路の評価を行います。リンパ節は悪性リンパ腫や他臓器の癌の転移で腫大をしますが、慢性炎症でもリンパ節が腫大します。
- 炎症性の**リンパ節腫大**は扁平であることが多く、時としてbモードの静止画1枚では拡張した静脈との鑑別が困難となります。ボリュームイメージ（volume image）で連続的に評価を行うことや、カラードプラを行うことで正確な評価が可能となります。
- **門脈の側副血行路**（➡p.54）この断面では、肝下面に門脈圧亢進症でみられる側副血行路が観察されます。肝周囲に拡張した脈管が描出された際には、カラードプラで脈管である確認を行うのみでなく、**FFT**（➡p.43）を行うことでその脈管が門脈であることを証明することが可能となります（図肝-22）。
- 縦走査においてS2とS3の間に消化管ガス（主に胃・大腸）が入り込んで肝臓の評価がしにくい症例があります。これは**Accessory fissure**（➡p.49）で溝が深く切れこんでいるために消化管が入りやすいからです。

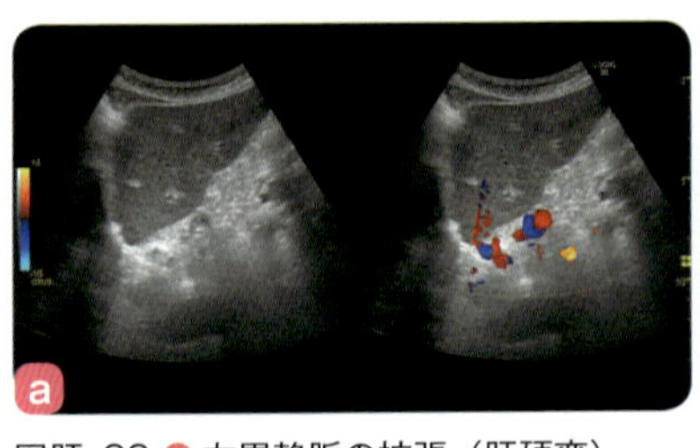

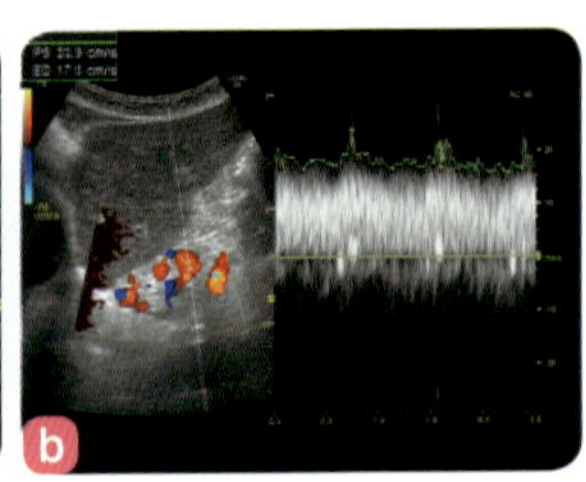

図肝-22 ● 左胃静脈の拡張（肝硬変）
a：bモード、b：FFT

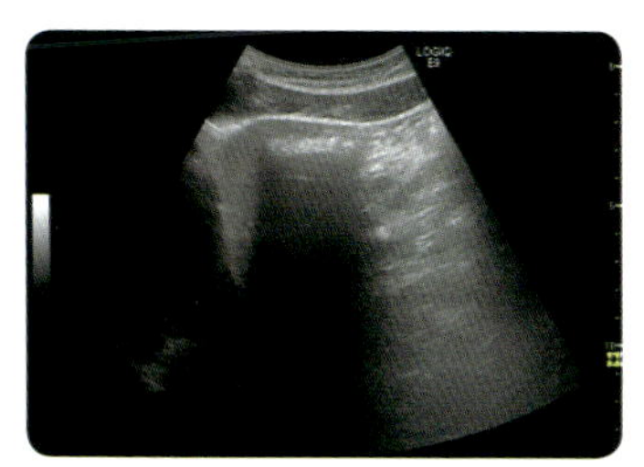

図肝-23 ● Accessory fissure

解剖用語をcheck!

●リンパ節腫大

大動脈周囲のリンパ節の腫大は、他臓器癌のリンパ節転移や悪性リンパ腫の評価として重要となるが、慢性肝疾患においては腹腔動脈周囲にリンパ節腫大を認めることがあるので注意が必要（図肝-24）。

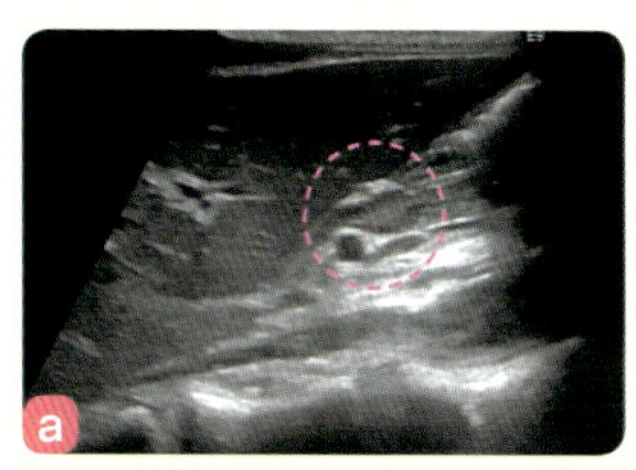

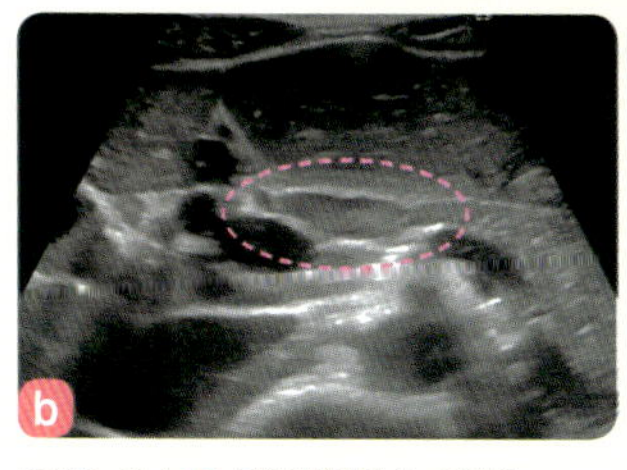

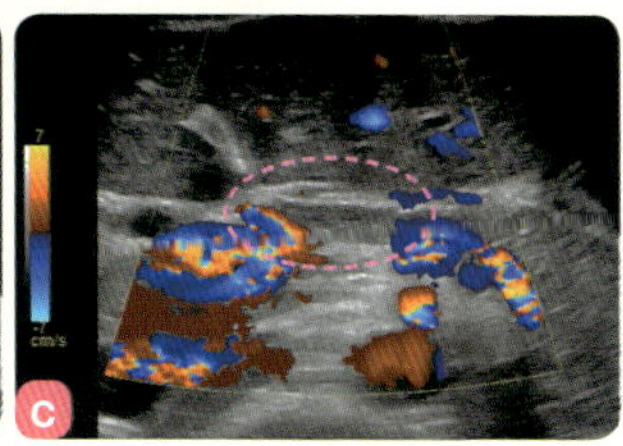

図肝-24 ● 肝門部リンパ節
a：正中縦走査、b：正中横走査、c：正中横走査

解剖用語をcheck!

●門脈の側副血行路

門脈の門脈圧の亢進に伴い、門脈-大循環系交通枝の拡大した脈

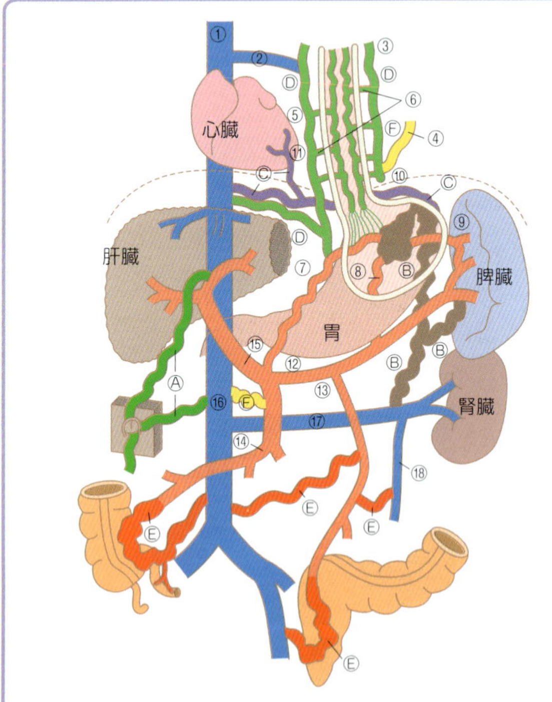

①上大静脈、②奇静脈、③半奇静脈、④肺静脈への経路、⑤傍食道静脈、⑥貫通静脈、⑦左胃静脈、⑧後胃静脈、⑨短胃静脈、⑩下横隔静脈、⑪心膜静脈（心膜横隔静脈）、⑫脾静脈、⑬下腸間膜静脈、⑭上腸間膜静脈、⑮門脈（本幹）、⑯下大静脈、⑰左腎静脈、⑱精巣（卵巣）静脈

Ⓐ：腹壁静脈系短絡路（傍臍静脈短絡路など）、Ⓑ：腎臓静脈系短絡路、Ⓒ：横隔静脈系短絡路、Ⓓ奇静脈系短絡路、Ⓔ：腸間膜静脈系短絡路、Ⓕ：その他の短絡路（膵十二指腸静脈系短絡路、門脈肺静脈系吻合、など）

日本門脈圧亢進症学会編．門脈亢進症取扱い規約 第 3 版．金原出版，2013 年，前付，より転載．

図肝-25 ● 側副血行路

管のことを指す（図肝-25）。図肝-25 の紫色の部分は腹部超音波検査時に評価しやすい側副血行路になる。門脈の側副血行路が形成されることにより、肝臓内を還流する門脈血流は減少するが門脈系へ流入する血流総量は増加した状態となる。したがって副血行路の発達は、消化管の静脈瘤の形成や肝性脳症と関連があり重要な評価項目となる。健常時には門脈は肝臓内へ向かって流入（求肝性）するが、副血行路の発達とともに肝臓外へ流出する（遠肝性）ため、肝不全が進行することになる。この状態は肝門部をカラードプラで観察することで把握可能となる。（図肝-27）。

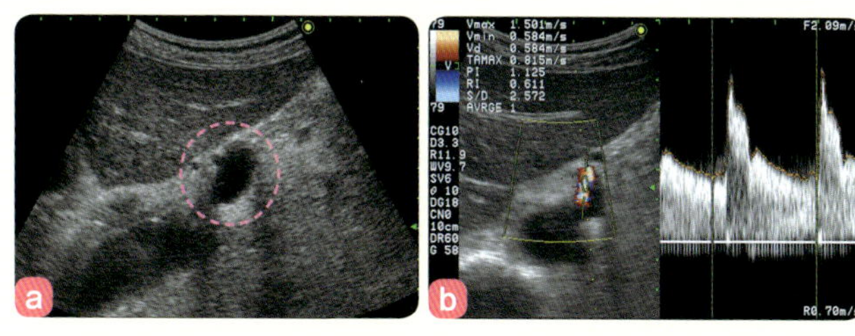

図肝-26 ● 側副血行路と動脈瘤の違い（正中縦走査コンベックスプローブ）
a：カラードプラ、b：FFT
腹腔動脈瘤症例。肝下面の脈管様の無エコーを認めているが（a)、カラードプラで流速の早い乱流と FFT で動脈であることが分かる（b)。動脈瘤と診断される。

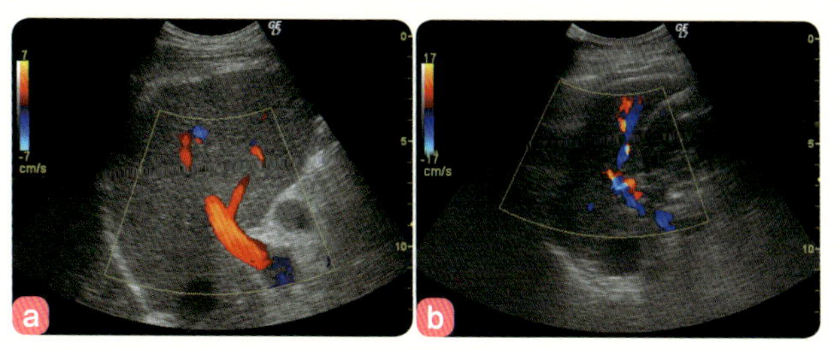

図肝-27 ● 肝硬変症例（右肋間走査コンベックスプローブ）
a：求肝性血流、b：遠肝性血流

肝臓の観察　基準断面⑯

—正中横走査～左肋骨弓下斜走査〈肝左葉：尾状葉Ｓ１・外側区域Ｓ２・外側下区域Ｓ３〉—

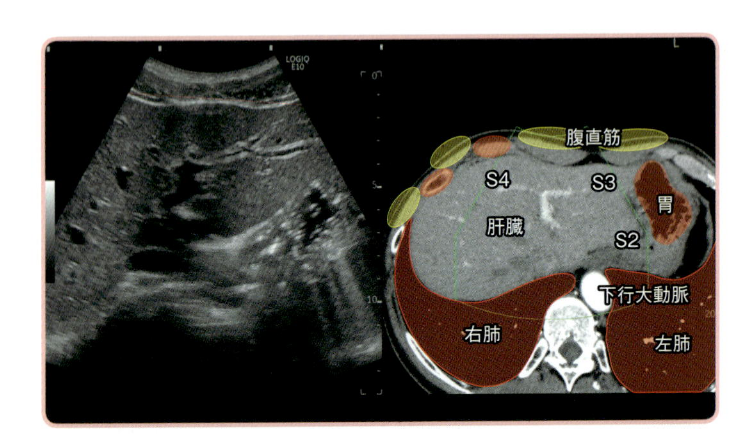

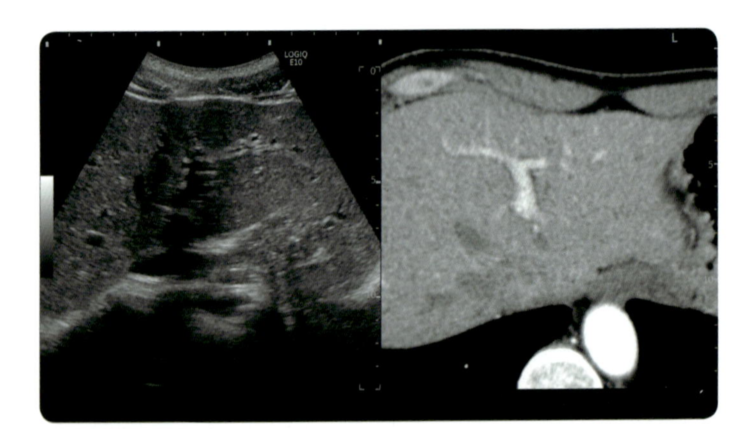

基準断面⑯では肝臓の左葉を中心に観察します。特に肝左葉は右葉と異なり、肋間走査がないために左の肋骨弓下の走査を十分に行ってから画像保存を行います。腹部救急疾患の超音波検査においては、心嚢液の有無を確認する部分ともなるため心臓がしっかりと見えるまで頭側にプローブを振り上げ、そこから肝臓の下端が見えなくなるまで十分に観察することが重要となります。

基準断面は基本的に、各部位が複数の断面から構成されています。肝左葉の場合には肋間走査がありませんが、基準断面⑤〜⑦の縦走査も含んで観察することになります。ここでの注意点は、**静脈管索**（➡p.31）と**肝円索**（➡p.31）の存在を確認することが挙げられます。これらは、胎児性の遺残ですが、短軸状に撮影するとあたかも高エコー腫瘤として描出されてしまいます（図肝-28a）。この存在を熟知して、必ず長軸も含めた二方向で評価すれば索状物と認識可能となり腫瘤性病変とは捉えないようになります（図肝-28b）。

また、この断面は閉塞性黄疸の際に認める左葉の肝内胆管の拡張を評価する場所ともいえます。左肝内胆管が拡張した状態は**パラレルチャネルサイン**（➡p.58）と呼ばれ、肝門部での拡張を認める場合は**ショットガンサイン**（➡p.58）と呼ばれています。これに似た名称で**シュードパラレルチャネルサイン**（➡p.59）という用語もあるために注意が必要です。

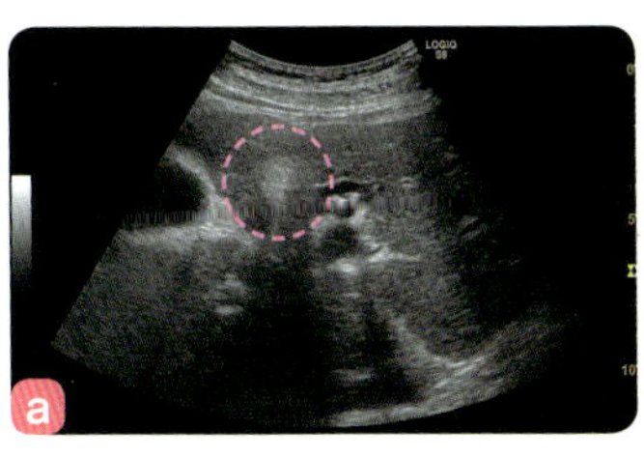

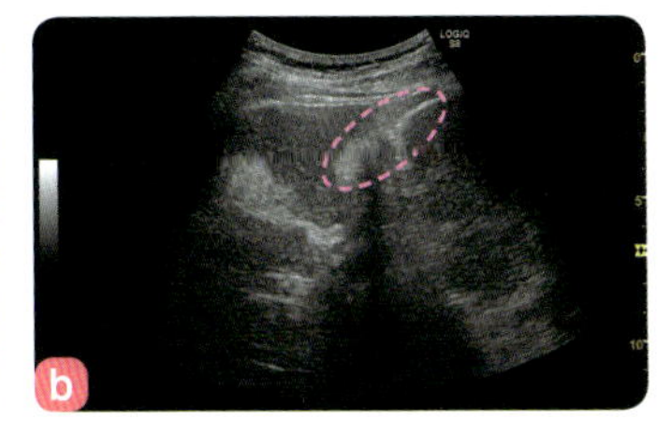

図肝-28 ● 肝円索
a：肝円索短軸、b：肝円索長軸

超音波用語をcheck!

●パラレルチャネルサイン（Parallel channel sign）

肝内では、門脈と胆管は並走して走行している。胆汁の流出障害（閉塞性黄疸など）に基づく肝内胆管拡張を示唆する[1]（図肝-29）。

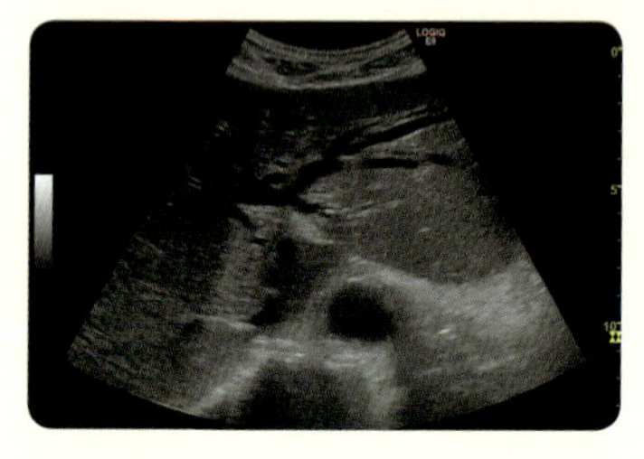

図肝-29 パラレルチャネルサイン

●ショットガンサイン（Shotgun sign）

パラレルチャネルサインと同等の意味を持つが、観察部位が肝内部となる。閉塞性黄疸において、拡張した肝外胆管が門脈本幹とそれと同等あるいはそれ以上に、あたかもショットガン（二連銃：shotgun）様の像を呈する所見のこと[1]（図肝-30）。肝外胆管からの連続性をもって観察することで胆管・門脈の鑑別は可能だが、ドプラ検査をすることで簡単に識別が可能となる。

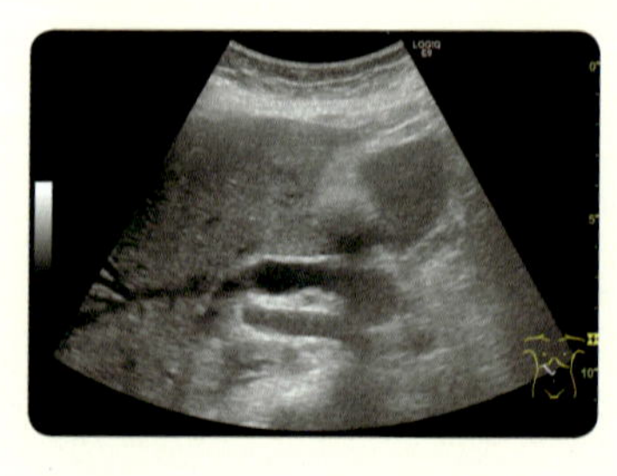

図肝-30 ショットガンサイン

●シュードパラレルチャネルサイン（Pseudo Parallel channel sign）

下右肝静脈と右門脈後下区域枝が並走する像の呼称。これとは別に、パラレルチャネルサイン（parallel channel sign）と類似した画像を呈し、胆管ではなく拡張した肝動脈と肝内門脈枝が並走した画像もこう呼ばれている。この所見はアルコール性肝炎で多く描出され、カラードプラ検査を併用することで鑑別可能となる（図肝-31）。

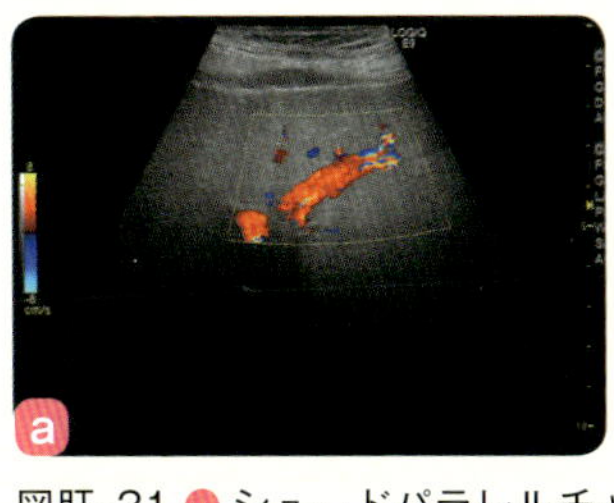

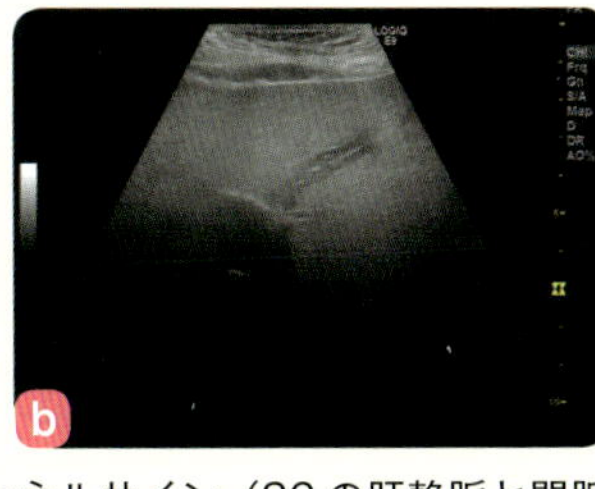

図肝-31 ● シュードパラレルチャネルサイン（S6の肝静脈と門脈の並走の像）
a：カラードプラ、b：bモード

肝臓の観察　基準断面⑰

—正中横走査〈肝左葉：内側区域Ｓ４・門脈臍部〉—

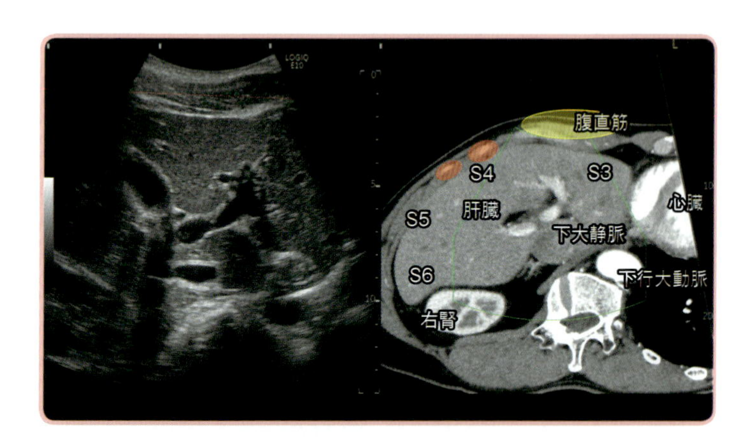

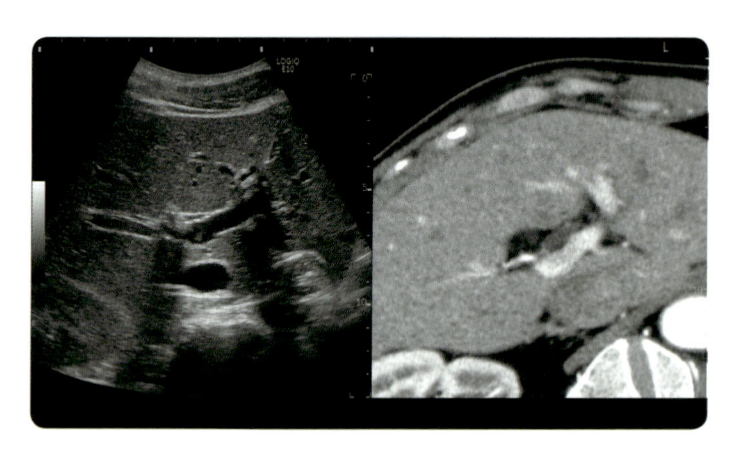

基準断面⑰ではS4を中心に撮影を行います。この区域に特に異常所見を認めない場合には、門脈本幹を入れて長軸状に描出し保存をすることとしています。

少しプローブの角度を変え短軸状に描出した場合に門脈、胆管、肝動脈が短軸状に描出され**ミッキーマウスサイン**などと呼ばれることもあります。各脈管の位置関係を理解するためには短軸方向の観察も有効となります。

健常者において門脈は肝臓の血流の約7割を供給する重要な脈管であり、また肝細胞癌症例においては重要な予後不良因子となるために肋間走査と異なる断面からの門脈の評価を行います。

肝内では門脈と動脈、胆管は一組になり走行しており、この肝門部ではそれぞれが確認できる部位ともいえます。S3とS4の境界は**肝円索**（➡p.31）となります。肝円索を腫瘤性病変と誤認しないことはp.57で述べましたが、ここは門脈圧亢進症において傍臍静脈が走行する場所でもあり、肝外側副血行路の有無を観察する部位でもあるので注意が必要です（図肝-32）。

超音波用語をcheck!

●ミッキーマウスサイン（Mickey Mouse sign）

肝門部の横断走査にて、門脈－胆管(右耳)－肝動脈(左耳)の三者が、ミッキーマウスの顔に似ているためそう呼ばれる[7]（図肝-33）。

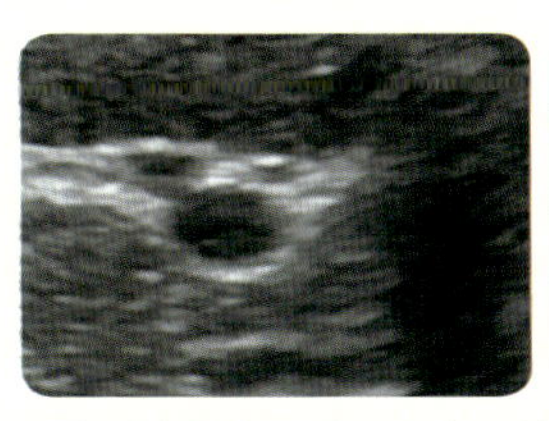

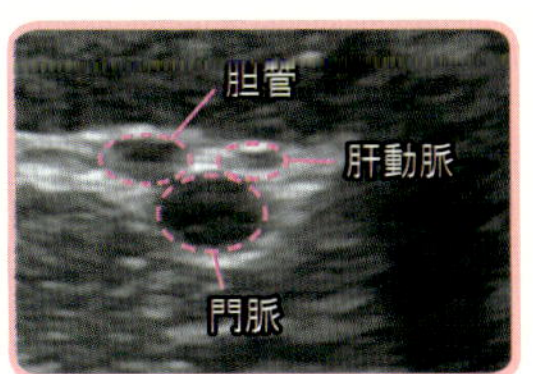

図肝-33 ● ミッキーマウスサイン

門脈圧亢進症症例では、この胎児性の遺残の部分に傍臍静脈へ向かう側副血行路が形成されます。門脈本幹の状態では一見に肝臓内に十分な門脈血が流入するように見えますが、実は肝実質内に入ることなく肝外へ流出する血流が増えている状態です。b モードで内部に脈管様構造が確認できなくても、ドプラにより血流シグナルが表示される症例もあるので注意が必要です。門脈圧亢進症が疑われる場合には、カラードプラでチェックする癖をつけることが重要です。

また S4 の右側 S5・S8 の境界は**カントリー線**（胆嚢と中肝静脈を結んだ線）となります。胆嚢窩は理解しやすいのですが、横隔膜下直下の S8 との境界付近の観察の描出を怠りがちになります。特にこの部分は肋間からも描出しにくい部分でもあり、しっかりとプローブを振り上げることが重要となります。描出が不十分と感じられた場合に

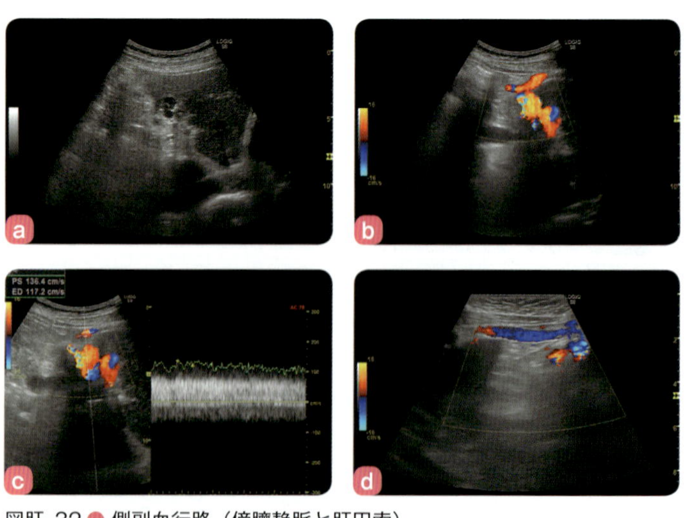

図肝-32 ● 側副血行路（傍臍静脈と肝円索）
a：正中横走査（b モード）、b：正中横走査（カラードプラ）、c：同 FFT、d：正中縦走査（カラードプラ）

は、被検者に左側臥位や座位をとってもらい肝臓を尾側に下げて観察を行うと描出範囲が増えることを知っていることが重要となります。

解剖用語をcheck!

●カントリー線（Cantlie line）

カントリーによって1898年に提唱された実際の解剖学上は存在しない線のこと。肝臓の左葉と右葉の境界線として用いられる。肝臓の前上面で胆嚢と下大静脈を結ぶ線、下後面では右矢状溝に一致する線としている。超音波検査では肝静脈も胆嚢も描出しやすいためにカントリー線が用いられる。

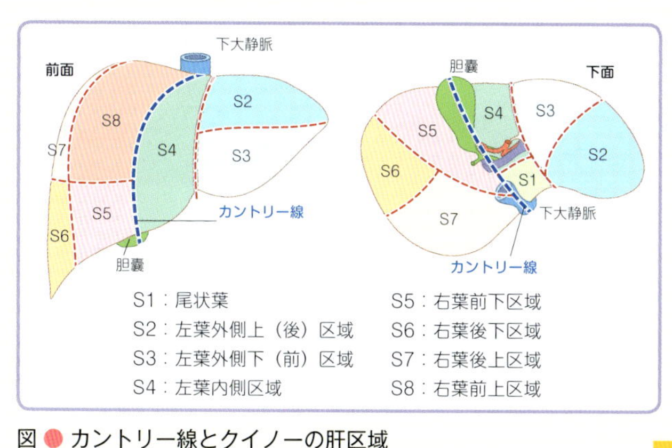

図● カントリー線とクイノーの肝区域

肝臓の観察　基準断面⑱

―右肋骨弓下斜走査〈肝右葉：前下区域Ｓ５〉―

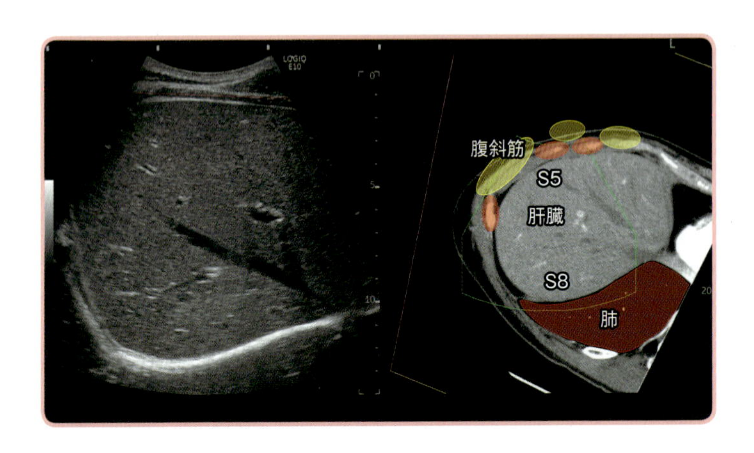

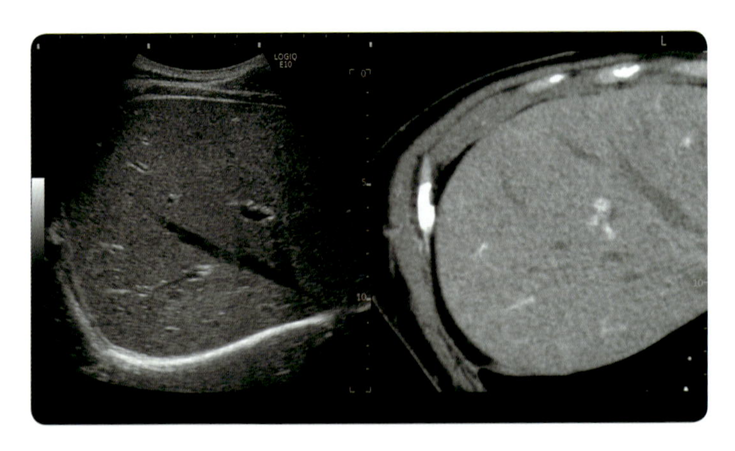

基準断面⑱では右肋骨弓下走査で腹壁直下の前下区域の観察を行います。プローブに近い位置の観察で特に重要なのは、**近距離干渉帯**を理解することです。

肥満者などで深部方向の描出が不安視されることが多いですが、近距離のプローブのすぐ下にも描出不良部位があるということも意識します（図肝-34）。アーチファクトは装置の性能に依存することもありますが、フォーカス（Focus）の位置を肝表面方向へ再調整したり、呼吸法の調節やプローブを当てる位置を変えてあえて腹壁との距離を保つなどのテクニックを使うことである程度は解消されます。痩せている被検者の場合には特にこの影響が出やすい傾向があります。したがってS5領域の腹壁直下の浅い部分が観察しにくいと感じた場合にはワンパターンで胸式呼吸の吸気時のみの観察ではなく、腹式呼吸も用いるようにすることで見落としを減らすことができます。

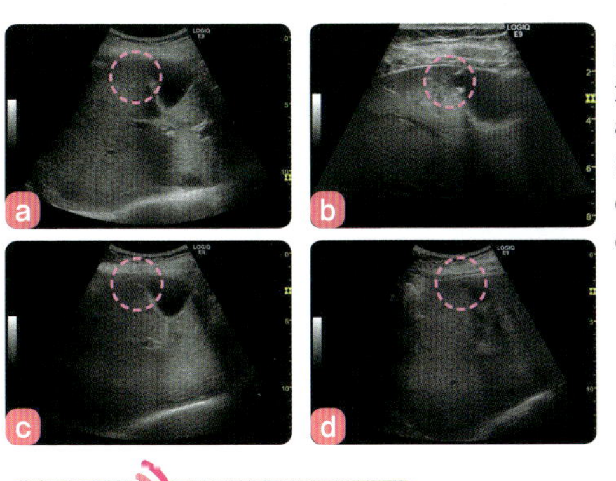

図肝-34 ● 近距離干渉帯
a：フォーカス深部、
b：フォーカス＋高周波、
c：フォーカス浅部、
d：腹式呼吸

超音波用語をcheck!

●近距離干渉帯（Interference zone）

近距離音場 (near field) とも呼ばれる。送信振動子の中央から出た音波と近距離の反射してくる音波が、経路長の差によって相互に干渉し、複雑な音場を形成する範囲のこと[1]。実際の画像では、白っぽくぼやけた像となる。

肝臓の観察　基準断面⑲

―右肋骨弓下斜走査〈肝右葉：後下区域Ｓ６・後上区域Ｓ７〉―

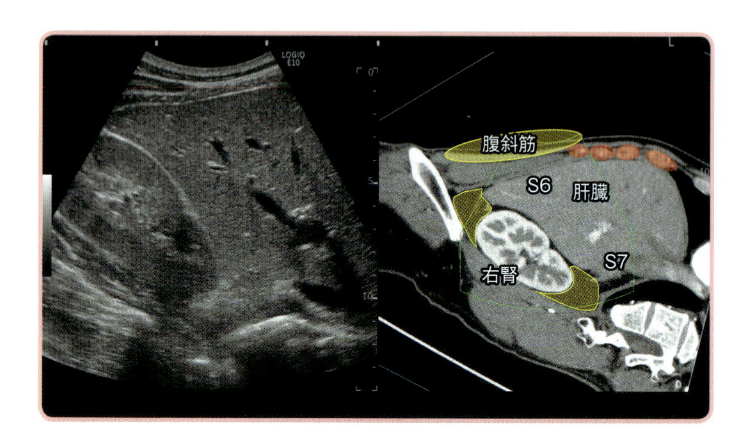

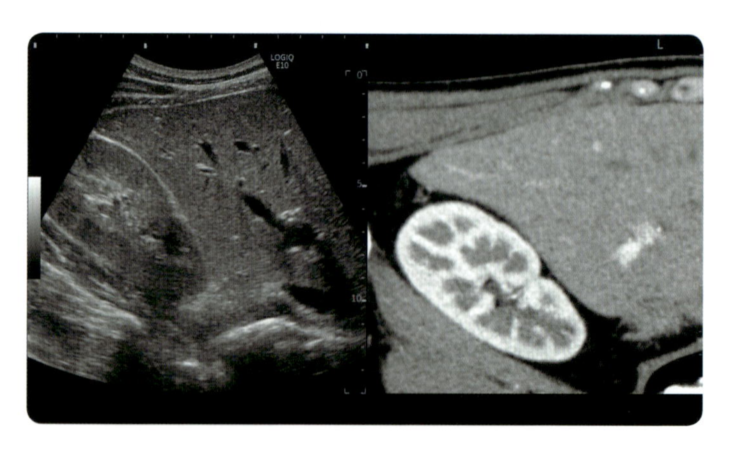

基準断面⑲では後区域の観察を行います。前区域と後区域の境界は右肝静脈です。プローブを正中からではなく肋骨弓下の右側下に移動させ、最大呼気時に肝臓を足側に下げ撮影することで肝前面の大腸のガス像を圧排することが可能となり、きれいに描出できます。基準断面⑰→⑱→⑲と軽い圧迫を行いながら、体表から背部方向に滑らせることで、消化管ガスの圧排が可能となります。

基準断面⑲の抽出における圧迫の差

内臓脂肪の多い症例では、消化管・内臓脂肪の挙上によりS6の部分が描出不良となります。前述した正中より外側へ向かう圧迫と呼吸調節により描出力を上げることが可能となります。

プローブの操作により明確に描出力に差が出る部位といえます（図肝-35）。

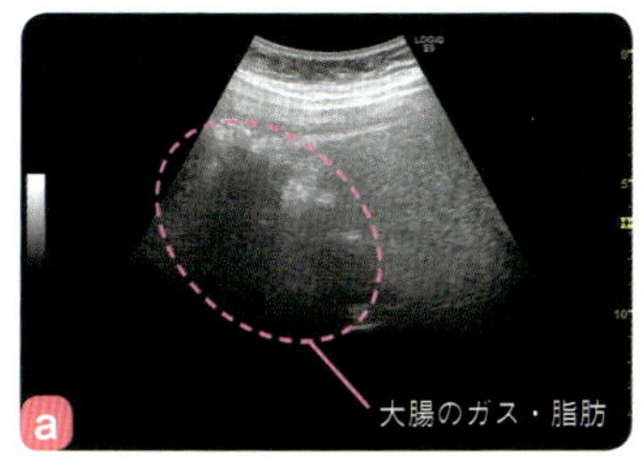

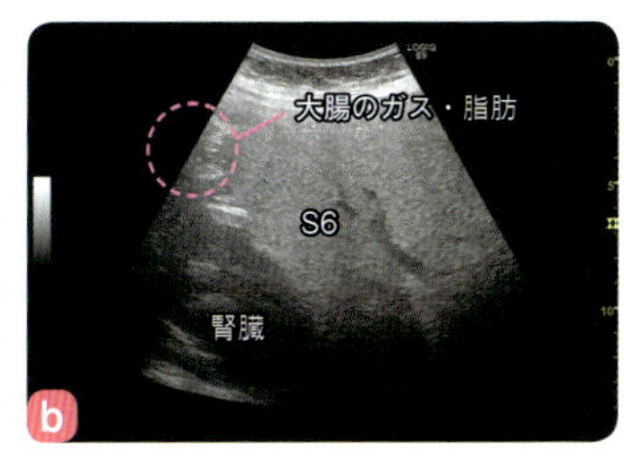

図肝-35 ● 圧迫の差
a:圧迫が弱いと大腸ガス・脂肪(◌)がコントロールし難い。b:圧迫により大腸ガス・脂肪（◌）がコントロール可能

肝臓の観察　基準断面⑳

—右肋骨弓下斜走査〈肝右葉：前上区域Ｓ８〉—

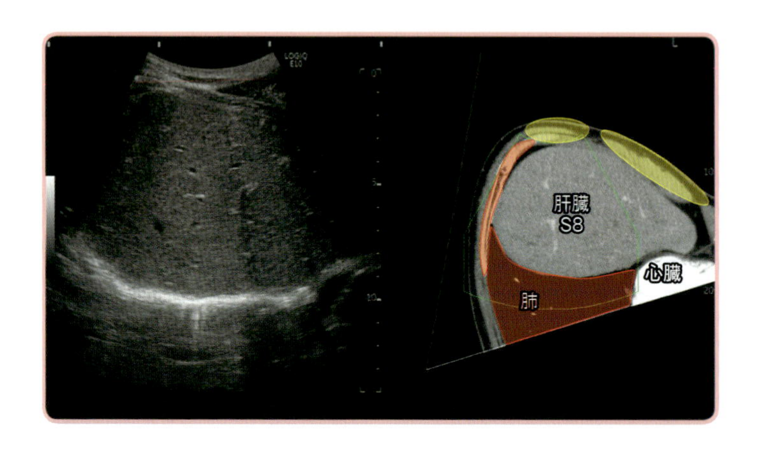

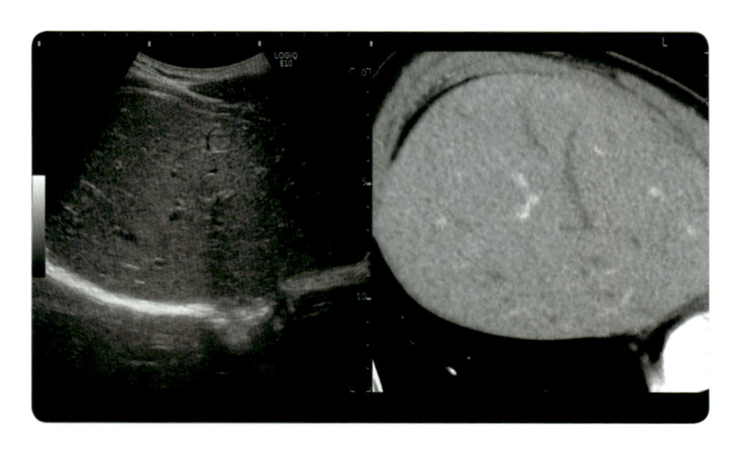

基準断面⑳では前上区域（S8）中心に観察を行います。走査のポイントは、前上区域にプローブの先端をいかに向けるかということになります。丁度、触診の手の指先がプローブの先端になるイメージです。自分の手が邪魔にならないような持ち方もポイントとなります。

肝臓の頭側をどの程度描出できているかを把握する必要があります。メルクマールになるのが肝臓の頭側にある高エコーの曲線、横隔膜です。横隔膜の尾側の肝臓が見えなくなるまでプローブを振り上げることが大切です。横隔膜を挟んで肝臓の反対側は肺になります。肺は空気により多重反射となりますが、横隔膜の奥にも実質臓器様の画像が描出されることがあります。これは超音波の鏡面像で**ミラーイメージ**と呼ばれるものです（図肝-36）。ミラー効果という用語もあるので誤用しないように注意をしましょう。この断面では横隔膜が強い反射帯となるために頻回に遭遇することができます。

超音波用語をcheck!

●ミラーイメージ（Mirror image：鏡面像）

横隔膜のような強い反射面の浅部側にある像が、その反射面の反対側の深部に反転した形にみえる虚像[1]。この虚像はカラードプラも同様の現象で表示される。ミラー効果（ドプラのFFTでベースラインをはさんで実像と対称に表示される虚像のこと[1]）と区別することが重要（図肝-36）。

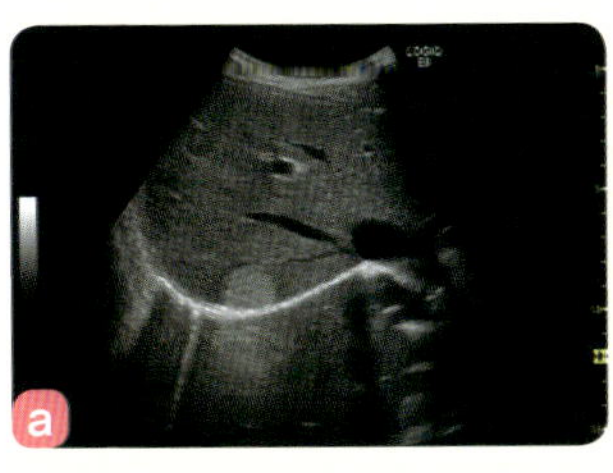

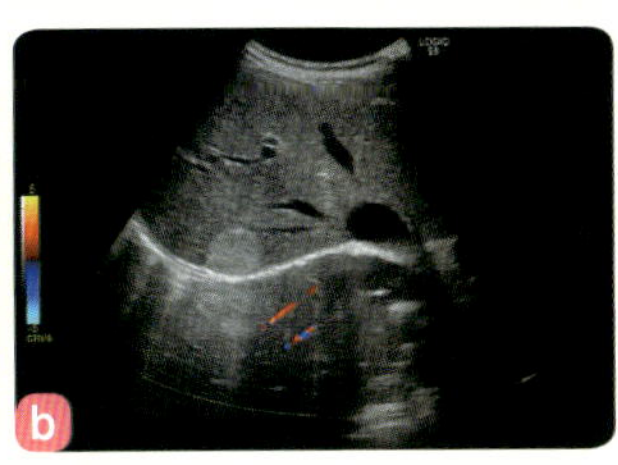

図肝-36● ミラーイメージ
a：bモード、b：カラードプラ

肝臓の観察　基準断面㉑

―右肋骨弓下斜走査〈肝静脈・肝右葉：後上区域Ｓ７・前上区域Ｓ８〉―

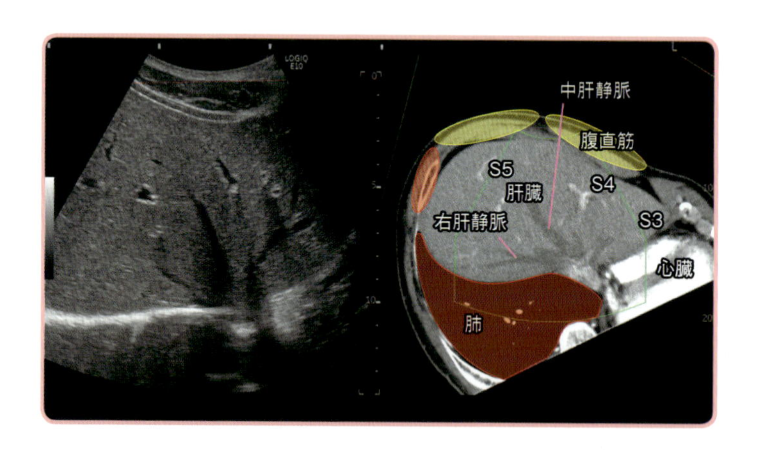

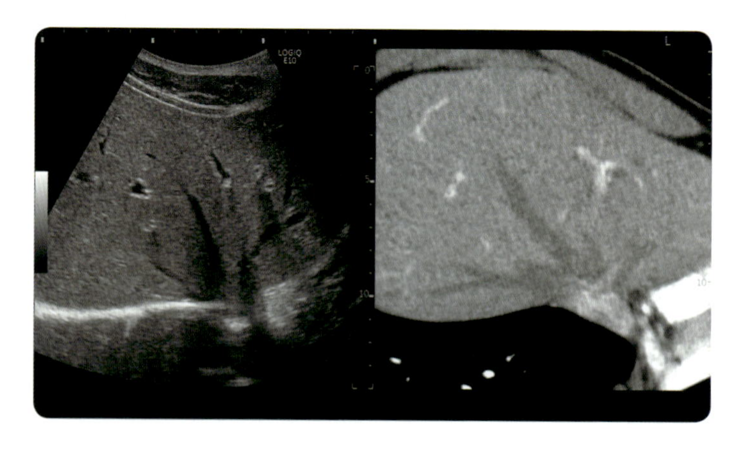

基準断面㉑では、基準断面⑳の走査からプローブを背側に向けながら尾側に振ると肝静脈が描出され、この断面となります。S8、S7の頭側から特に背部側を中心に観察を行います。吸気にして肝臓を尾側に下げて観察を行いますが、吸気と呼気の両方で肝静脈の太さに注目をして循環状態の評価をすることも重要です。基準断面⑥でもIVCの拡張による心不全の有無の評価を行いますが、ここではさらに肝静脈の拡張の度合いによりうっ血肝の状態をも評価します。拡張した肝静脈の状態を**プレイボーイ バニー サイン**と呼びます。血流のうっ滞の状態や逆流の有無はカラードプラを使用することで簡単に評価が可能です。

肋骨弓下走査では、呼吸法を上手く利用して肝臓を尾側に下げて観察することと、手とプローブを用いた圧迫が描出のコツといえます。

超音波用語をcheck!

●プレイボーイ バニー サイン (Playboy Bunny sign)

うっ血肝症例の際、右肋骨弓下走査で肝静脈が怒張し中肝静脈および左肝静脈がplayboy bunnyの耳に似ていることよりこう呼ばれる(図肝-37)。

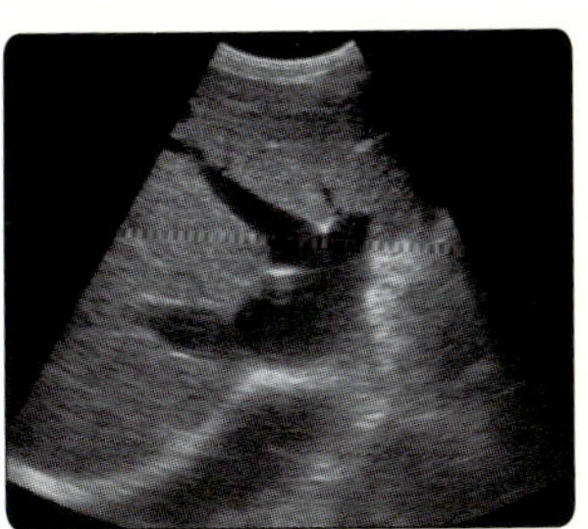

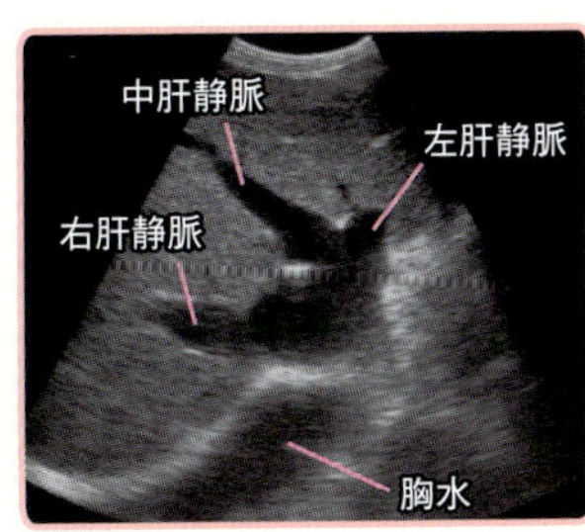

図肝-37 プレイボーイ バニー サイン、右肋骨弓下走査

呼吸法のコツ

- 腹式呼吸と胸式呼吸をどのように使い分ければ良いのか、という疑問をよく投げかけられます。肝臓の観察においては、肝臓が肋骨に包まれたところに位置するため、肋骨弓下走査では肺を膨張させることにより肝臓を尾側に下げることで描出範囲を広げることが可能となるため、有効な手法となります。
- 胸式呼吸で肝臓を尾側に下げ、尾側からプローブを入れ込む感覚で圧迫を加える手法が良いと考えます。
- 腹式呼吸は腹壁を前面に出す手法となります。したがって内臓脂肪などにより描出範囲が狭くなることがあること、プローブによる圧迫がしにくくなりプローブを入れ込むことができないなどのデメリットが生じることも理解する必要があります（図肝-38）。
- 腹式呼吸は肝臓の腹壁側に近い部分を観察する場合に一定の距離をたもちたいときに有効となること、胸式呼吸より腹式呼吸で肝臓の移動が多い人もいることより臨機応変に使い分けることが重要です。ただし、女性の場合、腹式呼吸ができない人がいるので注意をしましょう。

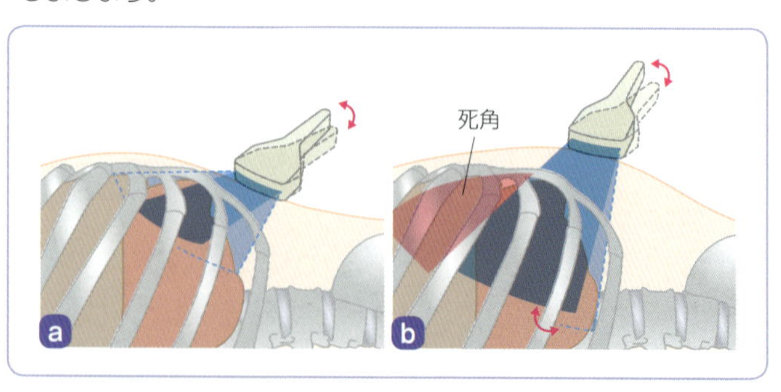

図肝-38 ● 腹式呼吸と胸式呼吸
a：胸式呼吸、b：腹式呼吸

撮り方のコツ

- 超音波検査は任意断面の静止画で判断することも多いですが、実際の検査ではボリュームを意識して扇動走査（tilting）をしながら観察を行い動画で診断をする検査でもあるため、動きを意識することが重要となります。
- 肋間走査でも扇動走査は十分可能です。しかし、肋骨弓下と肋間走査では扇動走査の支点の違いを理解する必要があります。肋骨弓下は皮膚面にプローブを滑らすことが可能となるために手（プローブとケーブルの接着面）が弧の中心のイメージです（図肝-39a）。肋間走査は、プローブの付着面を動かすことができないため、接着面が弧の中心となります（図肝-39b）。

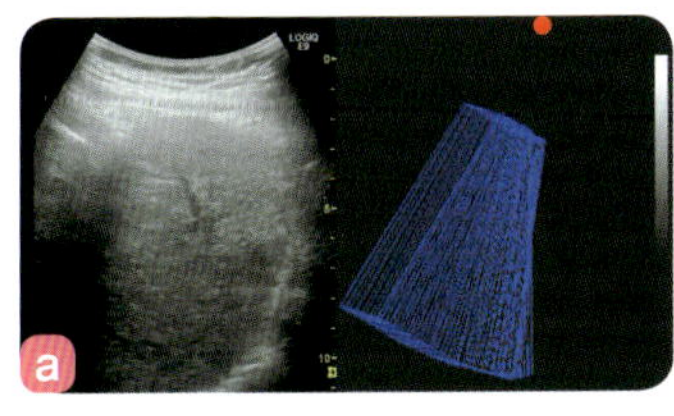
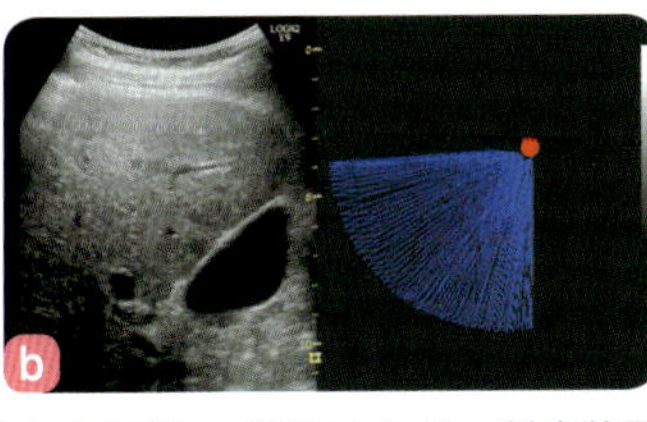

図肝-39 ● 肋骨弓下走査と肋間走査の支点の違い（磁気センサー対応装置でプローブの軌跡を表示した図）

a：肋骨弓下走査。手（プローブの末端）が支点、b：肋間走査。プローブの付着部が支点

肝臓の観察　基準断面㉒

―右肋間走査〈肝右葉：前上区域Ｓ８〉―

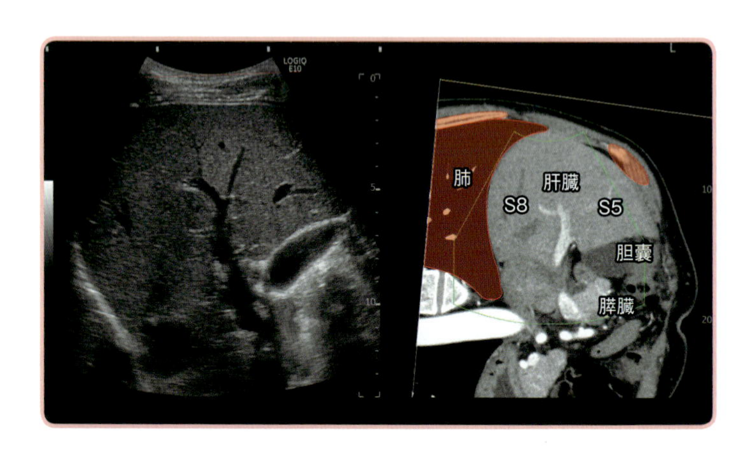

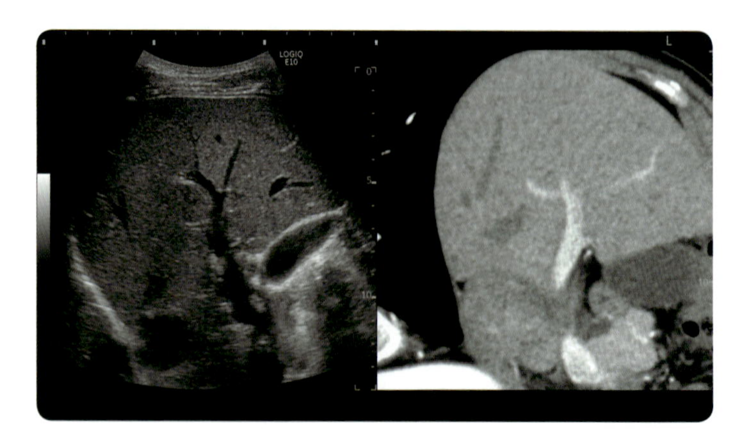

基準断面㉒からは肋間走査で肝右葉の観察をします。肋骨弓下走査で描出不良となるような肥満症例でも観察できる走査法がこの肋間走査です。基準断面㉒は、前上区域（S8）を中心に観察を行います。肺肝境界を中心に最大限に描出できるように呼吸の調節や肋間走査内での“あおり”、ときには体位変換などを利用します。最大呼気時に観察することで肺の影響が少なくなります。検者の腕が楽だという理由のみで安易に左側臥位にしないことが重要です。左側臥位は肋骨弓下で使用するべきで、肋間と肝臓の距離が離れてしまい良い画像が撮れない環境になります。体位変換は右側～斜位、または座位となります。

この断面では、肝臓の脈管・胆管の異常のほかに胸・腹水や肺の異常にも気が付くこともあります。S8 が最大に描出できる 1 肋間頭側の肋間では S4 の観察が可能となります。S4 は肋骨弓下走査でも頭側は描出し難い部分でもありこの肋間走査で補うことが重要となります。

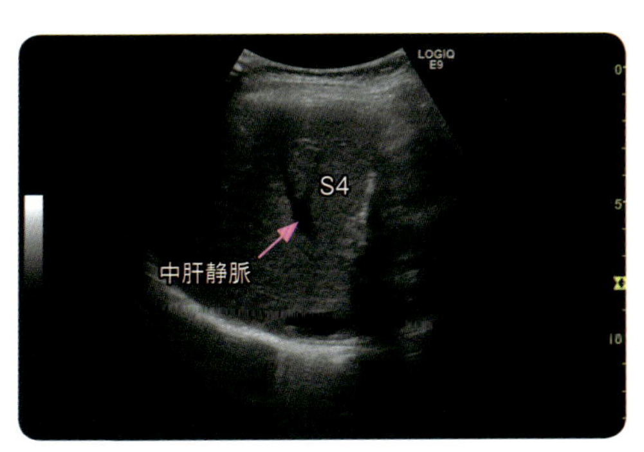

図肝-40 右肋間での S4 の描出

肝臓の観察　基準断面㉓

—右肋間走査〈肝右葉：前上区域Ｓ５〉—

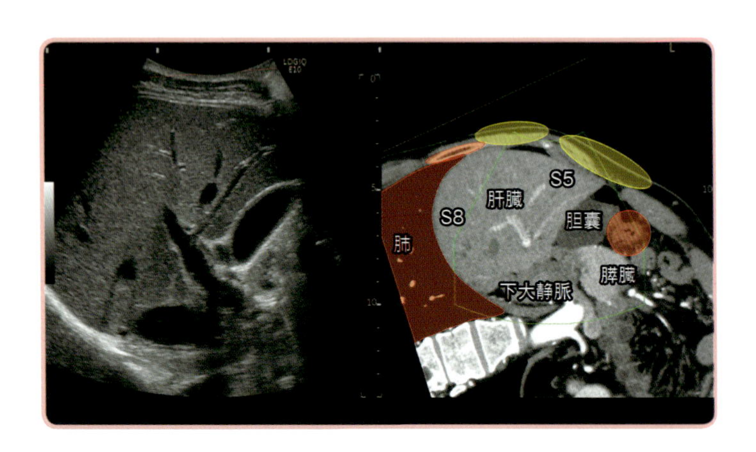

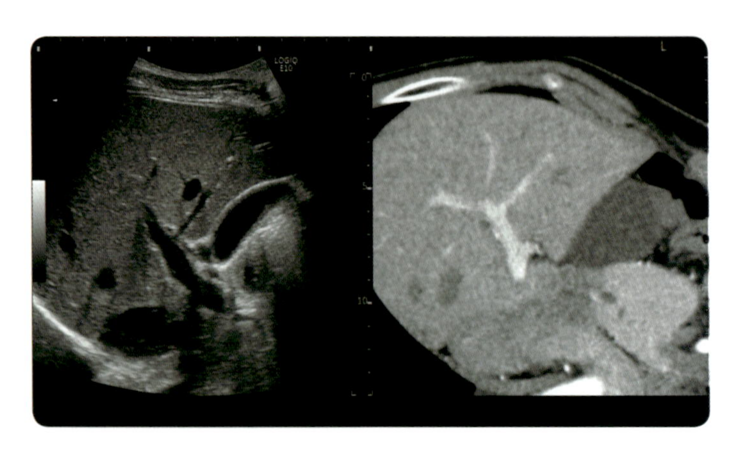

基準断面㉓では前下区域（S5）を中心に観察を行います。肋骨弓下で大腸ガスが邪魔な場合にも、頭側から観察するためこの走査では比較的影響を受けないのが特徴です。

まれに肝臓の前面に消化管が挙上し、描出不良となる症例があり、**キライディティ症候群**と呼ばれます。肝の萎縮などにより、大腸の挙上する病態を推測する必要があります。

肋間走査では肋間を指で確認しその方向に正しくプローブを当てれば誰でも肝実質内に垂直に超音波を入れることが可能となるため、上手く描出できないと感じた場合には肋間の方向を確認するようにしましょう。肝実質の評価をする断面ともなり、肝硬度測定などはこの断面で行われます。

解剖用語をcheck!

●キライディティ症候群 (Chilaiditi syndrome)

肝萎縮や肝靭帯の異常、腸管膨張、横隔膜麻痺などにより肝臓と横隔膜との間に結腸が入り込んだ状態のこと。Demetrios Chilaiditi により初めて報告された（図肝-41）。

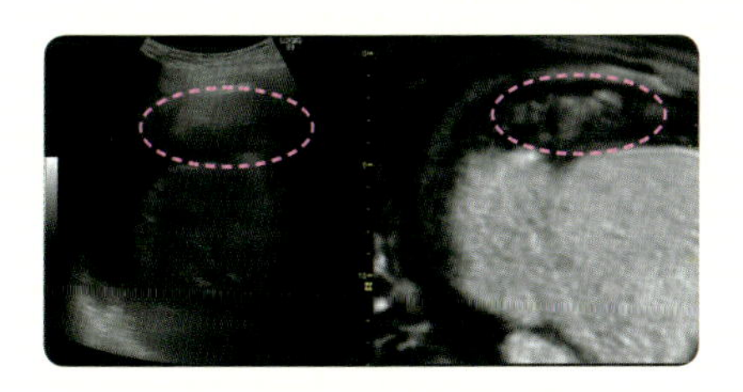

図肝-41 ● キライディティ症候群
右肋間走査（EOB プリモビスト造影 MRI 肝細胞相との統合画像参照）。C 型肝硬変症例。肝臓の前面に大腸および腸間膜・脂肪（◌）が入っているために肝臓の描出が極めて不良となる

肝臓の観察　基準断面㉔

―右肋間走査〈肝右葉：後上区域Ｓ７〉―

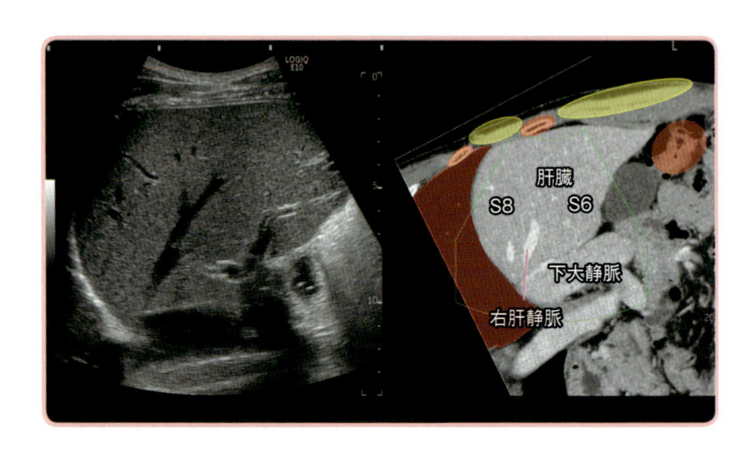

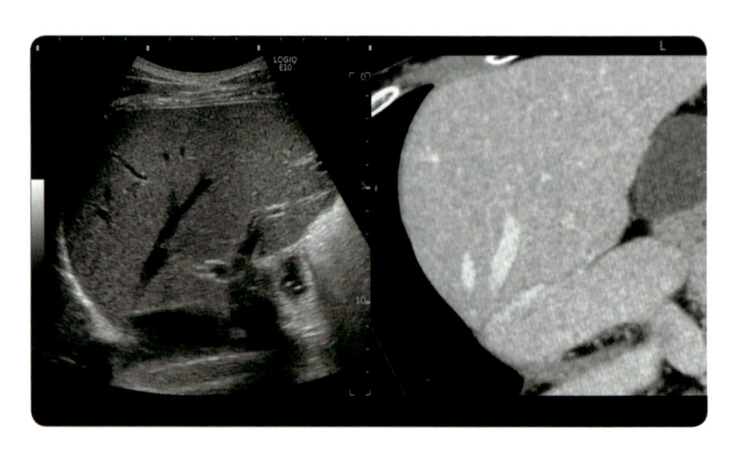

基準断面㉒、㉓が前区域の観察、基準断面㉔、㉕が後区域の観察を行います。肋骨の走行と肺の位置を確認し、その位置にプローブをしっかりと入れ込むことが大切です。ポイントは基準断面㉒、㉓と㉔、㉕は肋間の角度が異なることです。指で触って角度を確認することが重要です。

“後区域”の観察であるため、背部に近い部分からの観察が推奨されます。プローブがベッドにあたってしまう経験のあるかたは○(ばっちり！)、無い方は×（もう少し意識しましょう！）といえます。この対処方法は、被検者をベッドの右端に寝かすことでかなり解決ができます。肋間走査が苦手な方も多いと思われますが、指差し確認からはじめていけば誰でもきれいな画像を取得できます。

ここでは、右肝静脈を意識することが重要で、この右肝静脈の背側がS7となります。

MEMO

肝臓の観察　基準断面㉕

―右肋間走査〈肝右葉：後下区域Ｓ６、右腎〉―

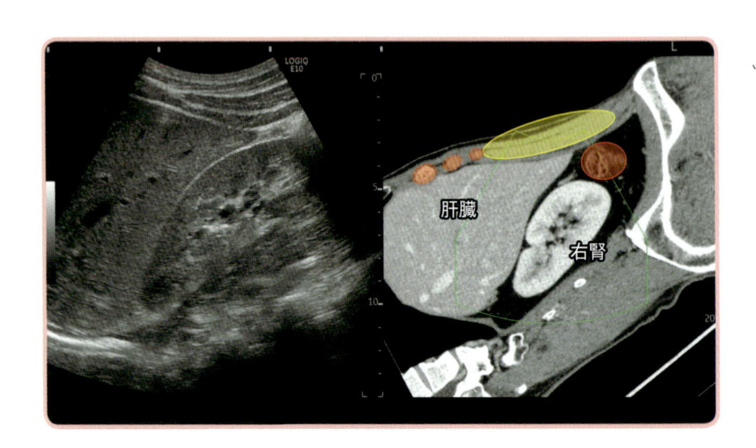

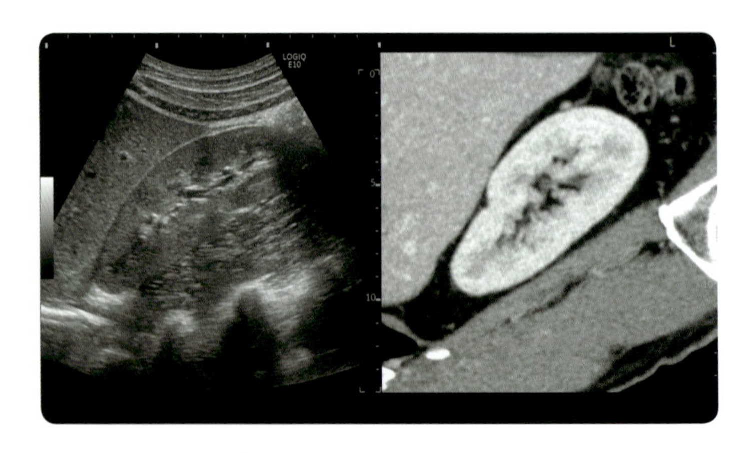

基準断面㉕では、体型によらず基準断面㉒、㉓と同様に、垂直に肝実質に超音波を当てることが重要となり、これにより正しい肝実質の評価が可能となります。この断面では、肝裏面の評価も行います。過去の大酒家にみられる所見として、肝下縁が部分的に凸状になっているコンベックスサイン（➡p.82）があります。

腎臓には脂肪が沈着し難いことを利用し、肝腎コントラスト（➡p.82）を用いて肝臓の脂肪化の程度を評価するのもこの断面となります。肝脂肪化の特徴としては、肝細胞に脂肪が取り込まれることにより超音波の多重反射がおこり、エコーレベルが白く描出されることが挙げられています。これを高輝度肝（➡p.83）と呼びます。典型像では内部エコーが緻密でべったりとした高エコーが特徴となります。肝実質内の脂肪滴により反射、散乱、屈折などがおこるため減衰（➡p.83）が強くなります。つまり健常者と比較し、深部方向の減衰が強くなるのも特徴となります。脂肪沈着は、不均質に沈着することもあり分布状態により、まだら脂肪肝（➡p.83）と呼ばれ表現方法が区別されています。限局性低脂肪化域（➡p.84）は、一見腫瘤性病変のように描出されることもあり、肝腫瘍との鑑別が必要となる場合があるので注意が必要です。同部はスペックルパターンが健常者と同様に乱れがないこと、好発部位が存在すること（通常肝臓へ流入する門脈と異なる脈管から栄養されていることが一因とされる）、カラードプラで血流走行に偏位を認めないこと、を確認した場合には要精査としなくてよいとされています[8)]。この所見は、この部分が健常部で他の部分の脂肪化により白くなっていると考えることを変えれば納得できます。

超音波用語をcheck!

●コンベックスサイン（Convex sign）

右肋間走査で肝右葉下面の観察をした際に、肝門部近傍が外側に凸状に半球状に盛り上がっていることを指す。Suminoらは大酒家でその後禁酒した症例に多いとしている（図肝-42）。

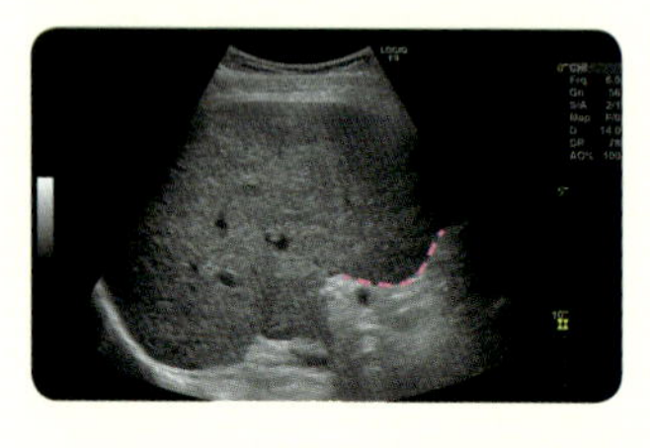

図肝-42 ● コンベックスサイン

●肝腎コントラスト（Hepato-renal echo contrast）

肝実質と腎皮質のエコーレベルを対比すること。肝臓と腎臓を体表から同じ深さで比較することが重要。肝実質のエコーレベルが腎皮質に比べ明らかに高い状態を肝腎コントラスト陽性とし、肝脂肪沈着ありと判定する[1]（図肝-43）。腎皮質には脂肪が沈着し難いことにより対比を行っている。ただし慢性腎不全の場合には、腎皮質が高エコー化を呈するため比較対照とはならず、この場合には脾臓とのエコーレベルの比較を行う（肝脾コントラスト、➡p.94）。

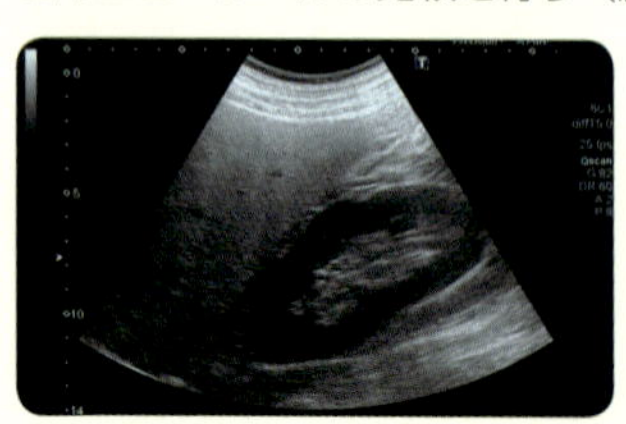

図肝-43 ● 肝腎コントラスト

●高輝度肝（Bright liver）

エコーレベルが高い（白い）ことを指す。脂肪肝などで輝度の高いエコーが均一で密に分布している状態[1)]（図肝-44）。均質でべったりと緻密な状態が判断のポイント。

●減衰（Attenuation）

超音波が吸収、散乱、反射などによって超音波が深部方向で弱まること[1)]（図肝-45）。超音波は健常者においても減衰するため、減衰が増強しているか否かにより組織の超音波透過性の状態を推測するのに用いる。脂肪肝は減衰が増強する代表的な疾患である。

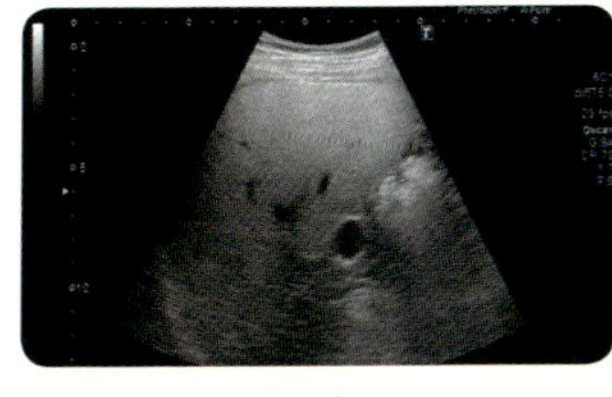

図肝-44 ● 高輝度肝

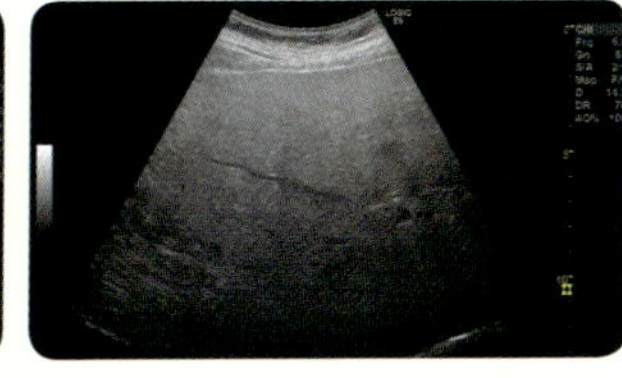

図肝-45 ● 減衰

●まだら脂肪肝（Irregular fatty infiltration of liver）

不均質な脂肪沈着により、肝実質内の高エコーのなかに巣状あるいは区域性に低エコー部分が散在し、肝実質が、高エコーと低エコーのまだらに描出される所見[1)]（図肝-46）。時として転移性腫瘍やポルフィリン症などとの鑑別が必要。

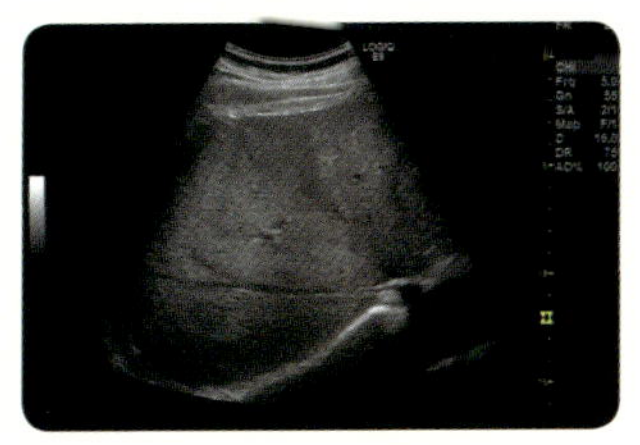

図肝-46 ● まだら脂肪肝

超音波用語をcheck!

●限局性低脂肪化域（Focally spared area in fatty liver）

脂肪肝において、周囲肝実質よりも脂肪沈着が少ないためにみられる限局した低エコー領域のこと[1]（図肝-47）。時として腫瘤性病変のように捉えられ要精査となってしまう。本来は脂肪が沈着していない健常部分である。肝内を栄養する門脈と異なる静脈系の灌流を受けるために起こるとされる。

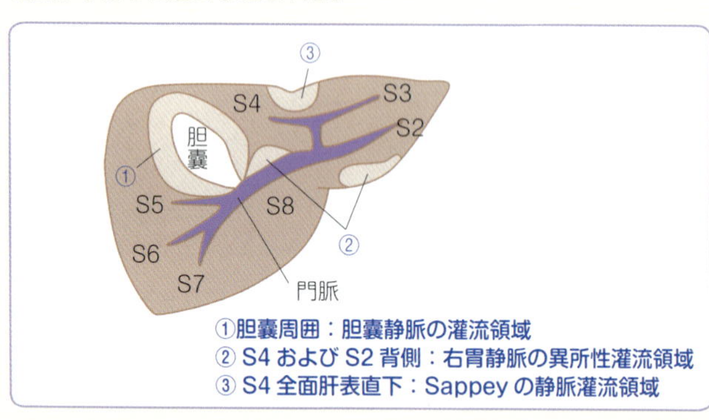

日本超音波医学会用語・診断基準委員会ほか．腹部超音波検診判定マニュアル．Journal of Medical Ultrasonics．42（2），2015，207．より引用改変

図肝-47 ● 限局性低脂肪化域

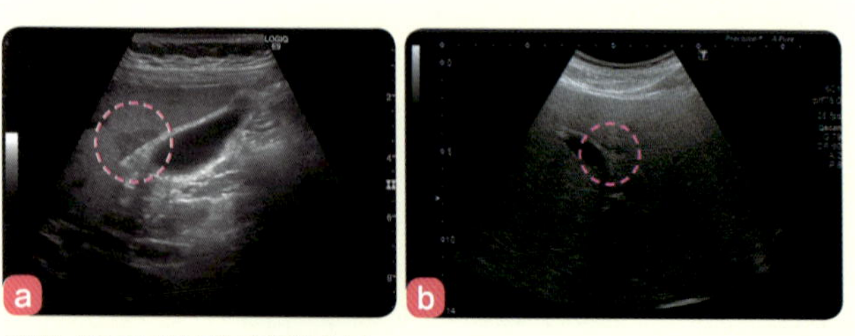

図肝-48 ● 限局性低脂肪化域

胆嚢周囲：胆嚢静脈の灌流領域。

a：右肋間走査、b：右肋骨弓下走査

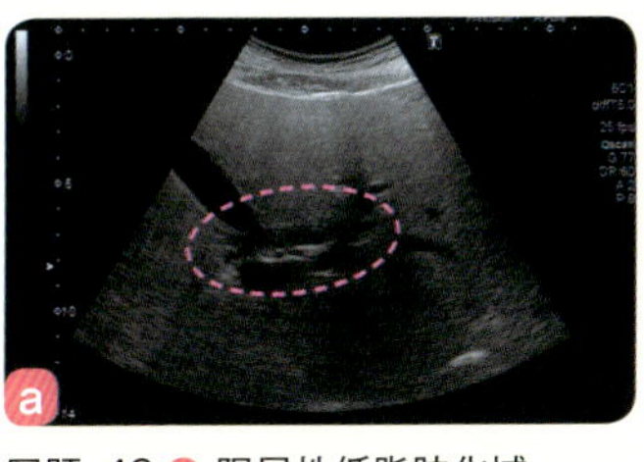

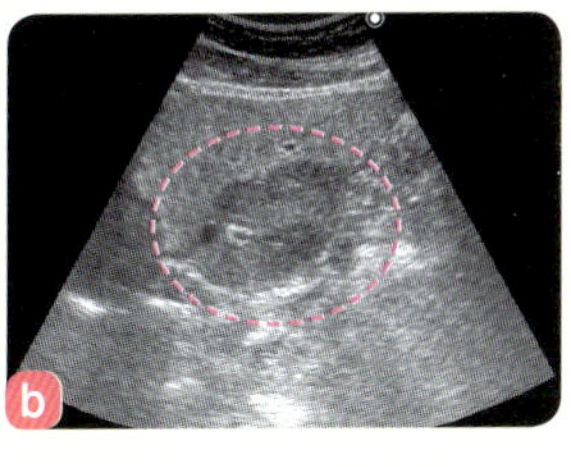

図肝-49 ● 限局性低脂肪化域
S4 および S2 背側：右胃静脈の異所性灌流領域。
a：S4 側、b：S2 背側

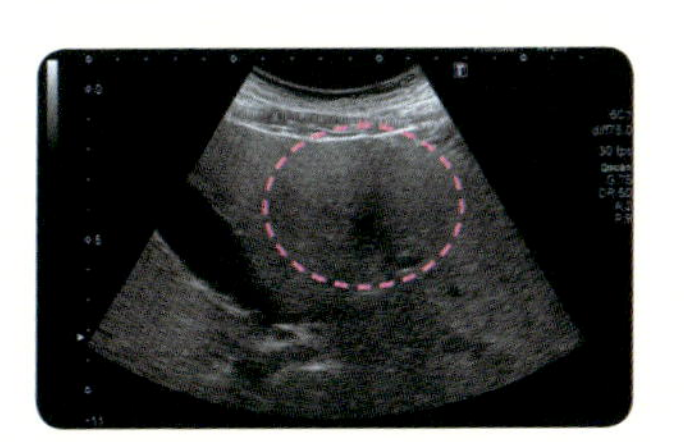

図肝-50 ● 限局性低脂肪化域
S4 全面肝表直下：Sappy の静脈灌流領域

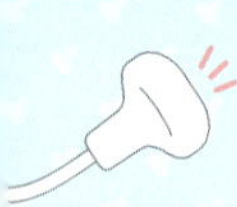

脾臓の解剖

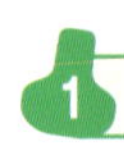

1 脾臓とは

脾臓は、中胚葉から発生し胎生期には造血巣として働きますが、その後は人体で最大のリンパ器官といわれる免疫応答に関与する防御機構を担うとともに、血液を浄化する濾過機能も有する血管に富む実質臓器となります。

脾臓はやや扁平の楕円体状で赤色調を呈し、長径約8～10cm、幅約6～7cm、厚さ約3cm、重さ80～150gの臓器です。横隔膜直下の左上腹部背側に位置し、内側面の陥凹面を脾門部と呼び、脾動脈・脾静脈・神経が流入出します。膵尾部も脾門部に付着しています（図脾-1a）。

脾臓は支持組織として被膜と脾柱、細網系として赤脾髄（red pulp）、リンパ組織として白脾髄（white pulp）から構成されています（図脾-1b）。ほとんど腹膜に覆われており、脾臓被膜は腹膜と接着し腎臓、胃、結腸の一部と接し圧痕（腎圧痕、胃圧痕、結腸圧痕）を有しています。横隔膜と左腎臓の間、胃の裏側、やや下側では結腸と接し、それぞれ長径は第10肋骨に沿って位置しています。結合織の被膜に包まれ一部は実質内に入り脾柱を形成します。このため脾臓の輪郭は健常者でも平滑ではなく陥凹部を認めます。

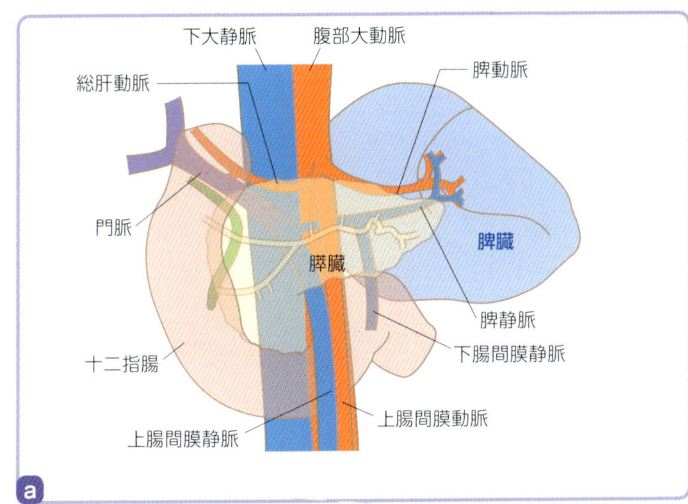

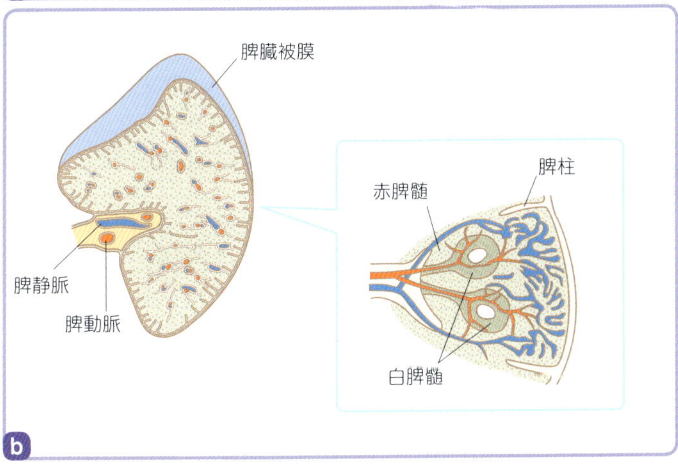

図脾-1 ● 脾臓の解剖

a：脾臓の外形、b：脾臓の内部

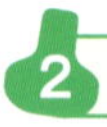

2 脾静脈と脾動脈

脾静脈は脾洞からはじまります。大量に脾動脈から流入した血液が処理され、脾洞を経て脾静脈を経由し胃腸からの静脈と合流して門脈へ注がれるため、肝臓の影響を受けやすい臓器となります。実質は、赤脾髄と白脾髄から形成されます。多量の血液を含む赤脾髄の中に埋め込まれたように、白脾髄が0.5〜1mm程度の大きさで存在します（図脾-1b）。

脾門部から流入した脾動脈は、脾柱動脈となり白脾髄に流入し、さらに末梢に進むと赤脾髄に入り筆毛動脈から平滑筋を欠く莢動脈となり、開放性に脾洞へ連続しその後脾静脈へと進みます。イメージとして末梢では静脈系の色合いが強く出るため、腎臓と比較し流速の遅い血流が多く、通常の設定ではドプラ検査での血流表示は少なくなります（図脾-2）。

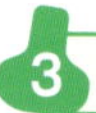

3 脾臓の超音波検査

超音波検査では、血液を反映しやや低エコーとして描出されることもありますが、ほぼ肝臓と同じエコーレベルとして描出されます（図脾-3）。脾臓も腎臓同様、実質に脂肪は沈着しないため肝実質のエコー輝度を比較対照とすることがあります（➡p.94）。

脾臓の血流を詳細に観察する場合には、流速を遅く設定したり、高感度ドプラや加算像を用いることで、血流の把握は可能となります（図脾-2d）。

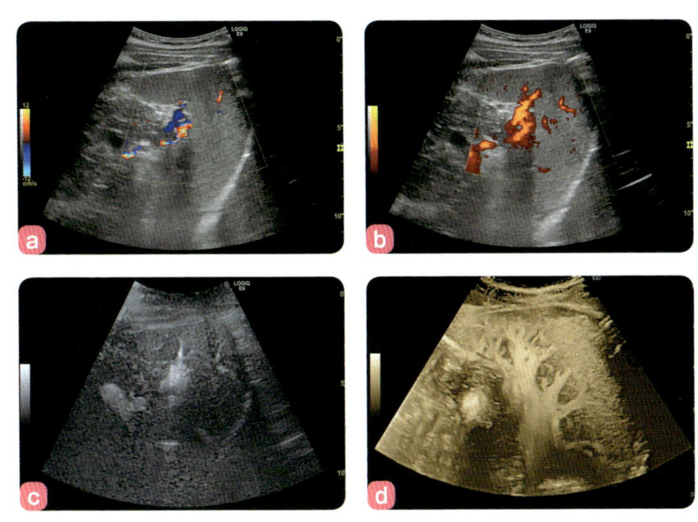

図脾-2 ● 脾臓の血流（ドプラ像）、左肋間走査
a：カラードプラ、b：パワードプラ、c：高感度ドプラ（B-flow）、d：高感度ドプラ（B-flow）加算像

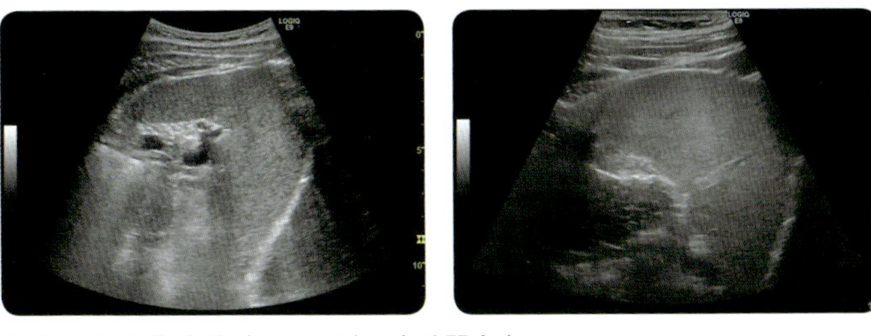

図脾-3 ● 正常脾臓（b モード）、左肋間走査

脾臓の観察　基準断面②

—左肋間走査(右側臥位：左側腹部〜肋間走査)—

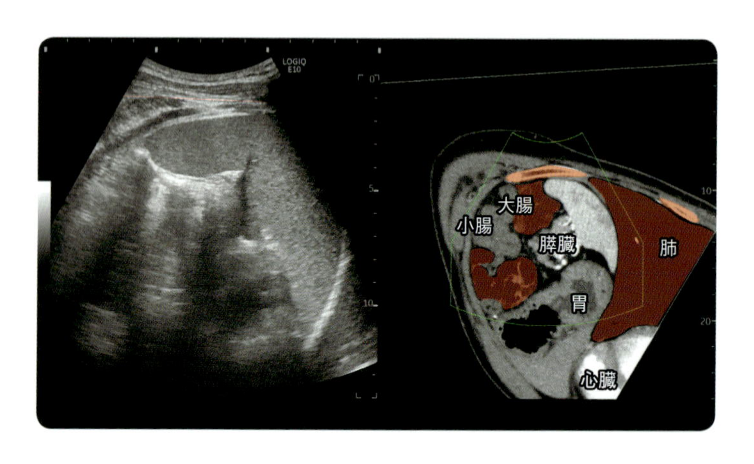

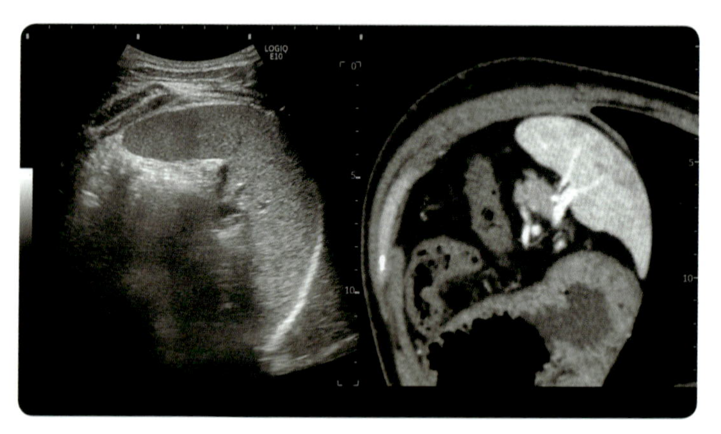

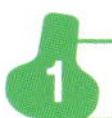 観察方法

基準断面②では、右側臥位での腎臓の観察と同じ体位で大きさを計測します。やや前方尾側から見上げるように観察を行うため、吸気時に脾臓を尾側に下げるようにして計測すると最大径が測定しやすいと考えています。背部からの観察では、筋肉量が多い場合きれいに描出できないことも多く、さらに肋骨の影響を避けるためには、最大吸気時に側腹部やや前方の部位から見上げる感覚で描出すると平均的にきれいな描出ができます。やや前方にある大腸のガス像は、プローブの圧排でコントロール可能であることが多いことから、同部位から少し見上げる感覚のプローブ走査を推奨しています。個人差もあり長軸を描出する場合には、肋間に沿った方向となることも確認することが大切です。

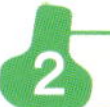 体位変換と基準断面

当院では脾臓は、①肝臓観察の前に脾腫の有無を把握すること、②脾臓を尾側に下げ描出しやすいようにすること、③体位変換を極力少なくするために右側臥位をはじめに終わらせること、④走査部位が狭くエコーゼリーを拭き取る場所が少なく時間短縮がはかれること、の4点を理由に、はじめに観察を行っています。高齢者も多く体位変換の強要は避けていますが、ベッドに横になる際には、まず右側臥位の姿勢をとってもらい、その後に背臥位に戻ってもらうのが容易なことが多いためです。

基準断面③（➡p.124）では、脾臓越しに膵尾部の観察を行いますが、勿論ここでも十分に脾臓を観察することができます。体位変換により新たに見えるものが無いかを、脾臓についてもチェックするよう心がけるようにしましょう。

3 副脾

脾臓の観察をするときに、脾門部に脾臓と同じ腫瘤性病変が指摘されることがあります。これは**副脾**であることが多く、この存在は確認しておきましょう。脾門部の描出されるリンパ節腫大、膵尾部腫瘍との鑑別が必要となります。確定診断にはドプラ検査の他脾臓と同じ血流であることを確認する他、造影検査で網内機能を証明することで可能となります。

4 脾腫

脾腫は門脈圧亢進症での代表的な症状です。これまで脾腫の指標としては数種類あり、長径と垂直の二方向の計測から計測する spleen index が用いられていましたが、簡便な手法として腹部超音波検診判定マニュアルでは最大径のみで判定を行い 10cm 以上が腫大、15cm 以上を要精査としています（図脾-4）。脾臓は年齢による差があり、若年では大きいので注意が必要です。

脾腫の際に、脾実質内に小さな高エコー結節が散在していることを経験します。これは腫瘍ではなく、**ガムナ-ガンディ結節**である場合が多いので注意しましょう。

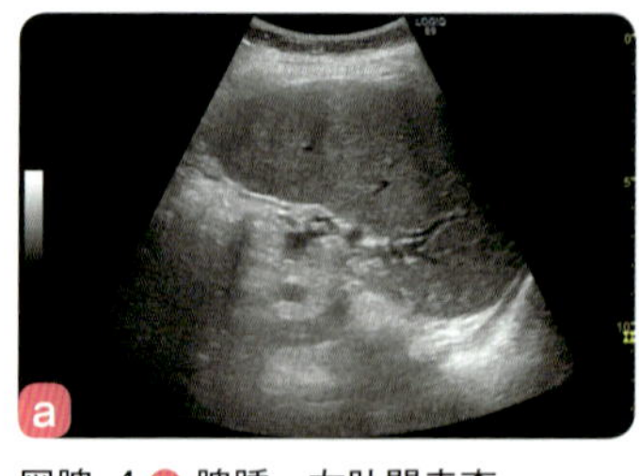

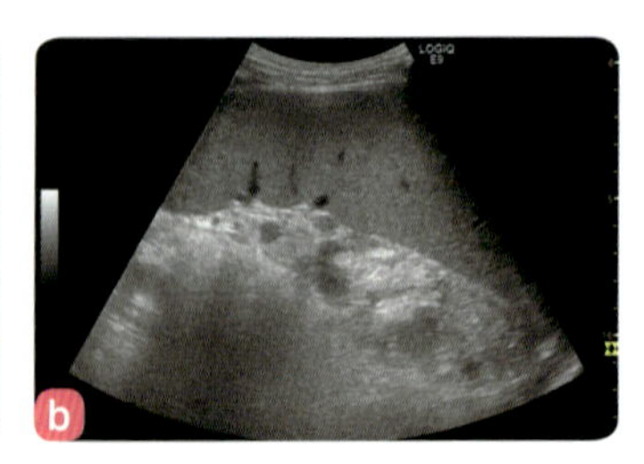

図脾-4 ● 脾腫、左肋間走査
a：10～15cm、b：15cm 以上

解剖用語をcheck!

●副脾（Splenunculus）

異所性脾症（Dystopic Spleen）とも呼ばれる。通常、見られる脾臓とは別にある場合を指す。多くは脾門部に見られるが（図脾-5）、大網や腸間膜に見られる場合もある。単発とは限らず、複数個に及ぶ症例もある。正常の10～20%に見られるといわれる。腹部外傷の術後などでは予想外の部位に存在することもある。

●ガムナ-ガンディ結節（Gamna-Gandy nodule）

脾腫にみられる疾患（肝硬変をはじめとする特発性門脈圧亢進症、血小板減少性紫斑病など）で、実質内に散在する斑状の高エコー結節のこと。うっ血の持続により線維性瘢痕に、ヘモジデリンやカルシウムが沈着した状態を指す。ガムナとガンディにより発見された。（図脾-6）

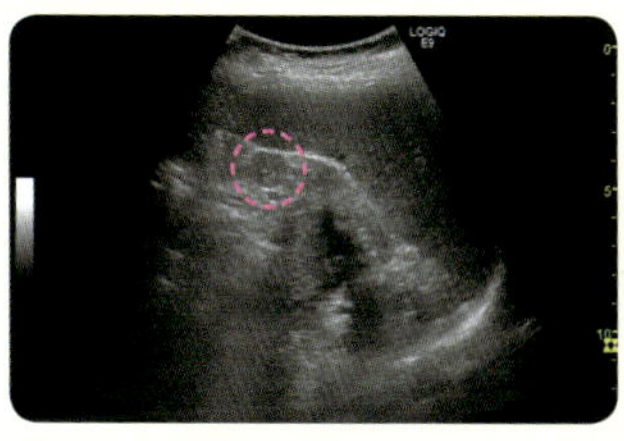

図脾-5 ● 副脾

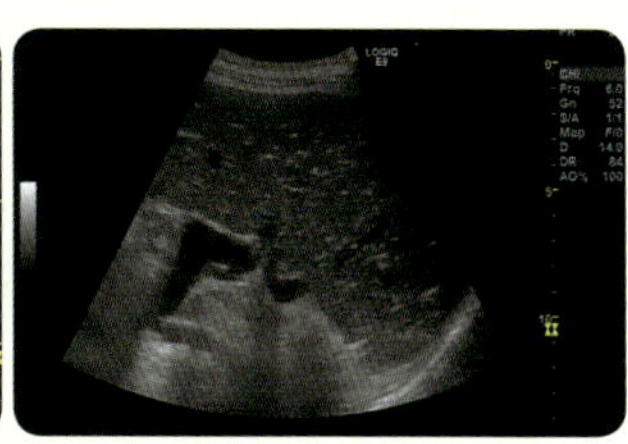

図脾-6 ● ガムナ-ガンディ結節

5 肝脾コントラスト

脾臓のエコーレベルを肝臓のエコーレベルと比較する場合があり、このことを肝脾コントラストといいます。

肝臓の脂肪化の評価法としては、肝腎コントラストが使用されることが多いです。しかし、慢性腎障害を有する症例では、腎臓のエコーレベルが上昇するため（➡p.157：図腎-8）、日本超音波医学では脾臓とエコーレベルを比較するとしています。

図脾-7 に肝腎コントラストを呈示します。この腎臓の部分に脾臓を当てはめればよいわけです。その際、同じ深さで評価することが重要であり、2 画面表示を用いて同じ深度で評価を行うようにします（図脾-7）。また、コンベックスプローブで比較し難い場合には、主に実質をリニアプローブで比較する場合もあります（本書で用いている脾臓の表示法をリバース機能を使って表示すると比較しやすい。図脾-9）。

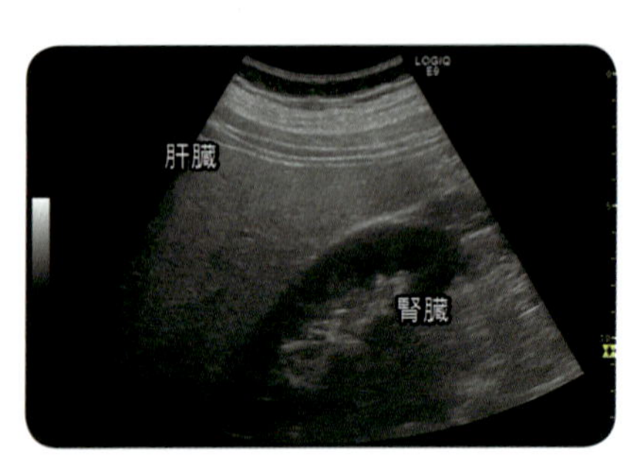

図脾-7 肝腎コントラスト
コンベックスプローブ

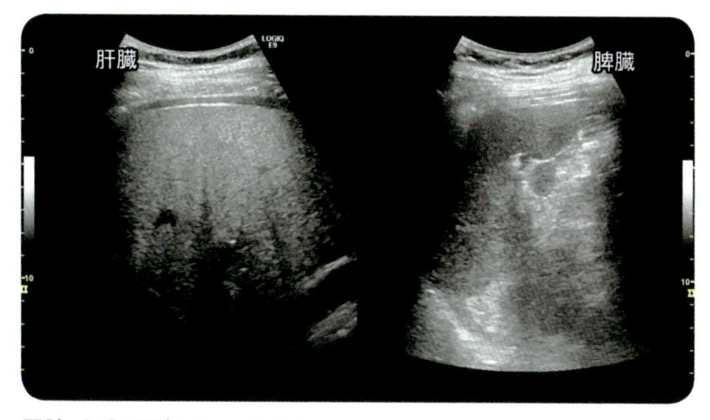

図脾-8 ● 肝脾コントラスト
コンベックスプローブ

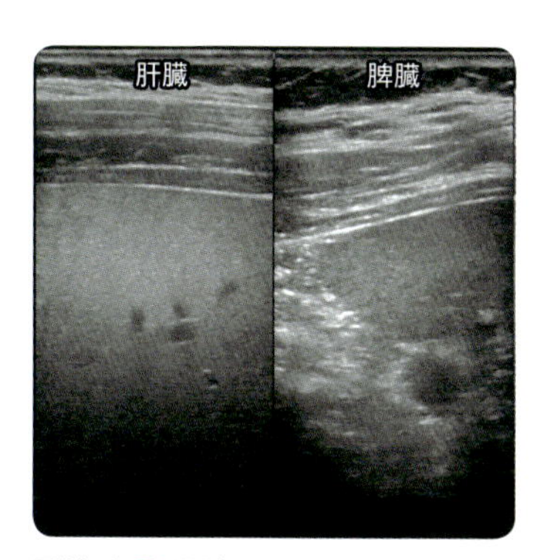

図脾-9 ● 肝脾コントラスト
リニアプローブ、2 画面表示

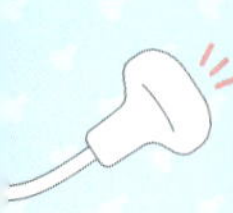

胆嚢の解剖

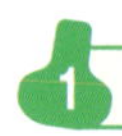

1 胆嚢の区分

胆嚢は、超音波検査で唯一といっても良いほど、全体像が超音波画像の一画面で表示できる臓器であり、超音波検査の良い対象臓器となります。

胆嚢は約 10cm 程度の茄子のような形をしており、内腔は胆汁で満たされています。肝右葉の前下区域の胆嚢窩にはまり込んだように位置します。長径で三等分し、底部、体部、頸部に分類され、胆嚢頸部にはハルトマン嚢（Hartmann's pouch）と呼ばれる漏斗状の膨らみがあり、ここは胆石が陥頓しやすい部位となっています（図胆-1）。胆嚢胆管は総肝管と合流し、総胆管を形成します。この合流部は個人差があり、尾側の膵臓近傍で合流するものなどさまざまなため、超音波検査で三管合流部が確認できない場合には、安易に総胆管（Common bile duct：CBD）という言葉を使用せず肝外胆管と記載するようにします。

胆嚢の観察においても最大割面のみにはならないように、短軸と長軸の両方ともに端から端までの観察を行うことや、呼吸性の移動やプローブの振動に対する動的変化の観察も重要な診断のポイントとなります。これらの注意を行いながら基準断面は肝外胆管を含め多方向から観察した 4 枚を保存画面としています。

2 胆嚢の内部構造

胆嚢粘膜は微絨毛を有する 1 層の丈の高い円柱上皮細胞で粘膜ひだを形成しています。胆嚢壁の特徴として、胃などと異なり粘膜筋板・粘膜下層が無く、胆嚢固有筋層・胆管線維筋層が脆弱であること、肝床部（肝臓に付着部分）では漿膜が欠損していること、高率にロキタンスキー・アショフ・サイナス（Rokitansky-Aschoff sinus：RAS）を認めること、などが挙げられます。これが炎症や進行癌の場合に周囲への浸潤しやすくなる原因とも考えられます。RAS は胆嚢壁における憩室様変化を指しますが、ほとんどの場合慢性的な炎症性変化も伴うことが特徴となります。したがって超音波検査では壁肥厚と壁内の嚢胞様構造が特徴となるわけです（図胆-2）。腺筋腫症は慢性炎症により壁在結石を伴うことも多く、後方に**コメットサイン**（➡p.99）という特徴的な所見を呈することがあります。内部に嚢胞構造が描出できない場合にこのコメットサインで病変が指摘されることもあり重要な所見となります。似たような所見に**リングダウンアーチファクト**（➡p.99）がありますが、これは内部に空気の存在がある場合を指しています。

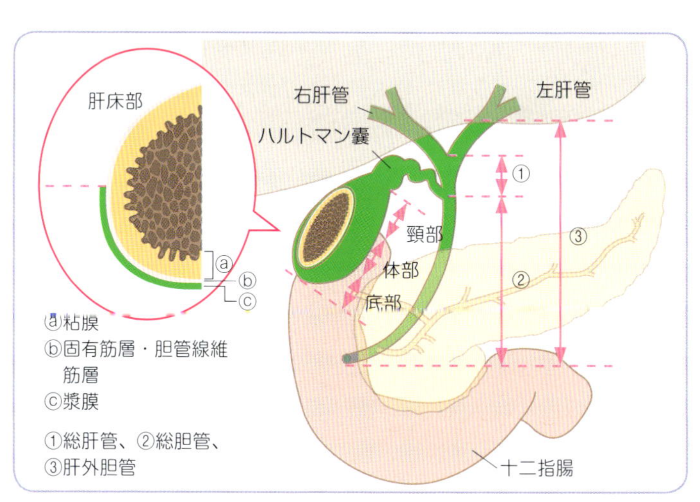

図胆-1 ● 胆嚢の解剖

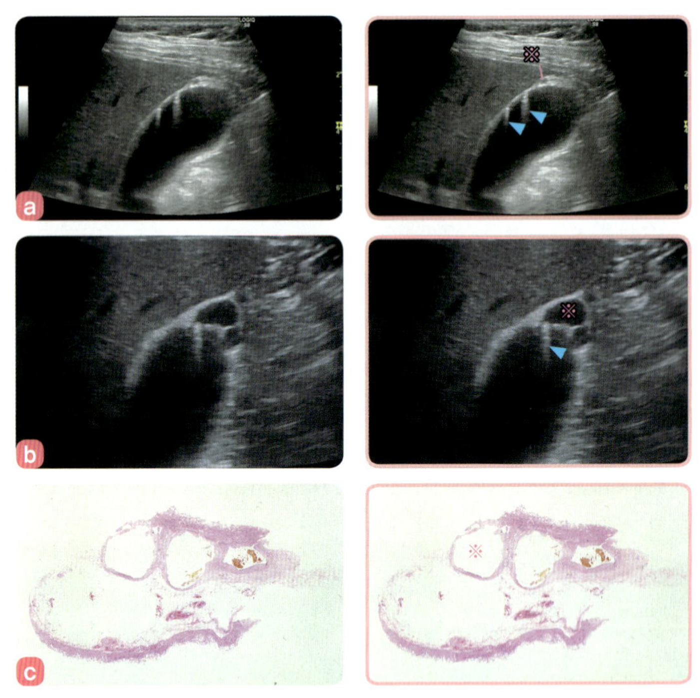

図胆-2 ● 超音波像と病理像、壁内の RAS（※）とコメットサイン（◀）
a：右肋間走査、b：左肋間走査、c：切除標本（ルーペ像）

超音波用語をcheck!

●コメットサイン（Comet sign）

コメット様エコー（comet-tail artifact）ともよぶ。尾引き像は短いのも特徴。アーチファクトの一種で強いエコーの後方に彗星のように尾を引くエコーのこと[1]。腺筋腫症では壁内結石などを合併している場合に検出される。

●リングダウンアーチファクト（Ring-down artifact）

典型的には気泡の間に閉じ込められた流体の共鳴によるものを指す。消化管、胆道気腫などの空気を反射源として描出される。コメットサインと異なり減衰することなく、振動は連続音波を生成するのが特徴とされる[9,10]。

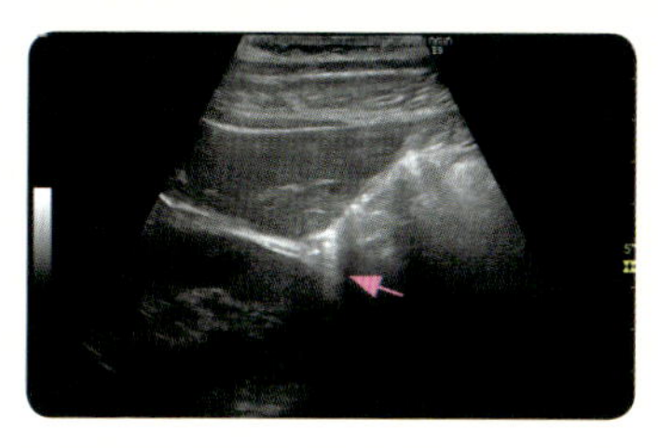

図胆-3 ● リングダウンアーチファクト

3 胆嚢壁の層構造

胆嚢壁は通常の検査に使用する3～5MHzのプローブでは1層の高エコーとして観察されるのみですが、拡大撮影や高周波プローブを使用して詳細に観察すると3層に観察可能となります。

第1層高エコー：
境界エコー＋粘膜層（m）
第2層低エコー：
固有筋層（mp）/ 線維筋層（fm）＋漿膜下層浅部線維層（ss線維層）
第3層高エコー：
漿膜下層深部脂肪層（ss脂肪層）＋漿膜層（s）＋境界エコー

壁構造の観察は、特に胆嚢癌の深達度診断時に重要な評価項目となります。外側高エコーや低エコー層の途絶・菲薄化・ひきつれなどの所見により、癌深達度の推測が可能となり重要な所見となります。肝床部では漿膜は無いことが特徴ですが、肝実質と胆嚢との間には肝被膜と同じ厚さの薄い結合織を有しているために境界エコーとして高エコー域は存在します。（図胆-5）

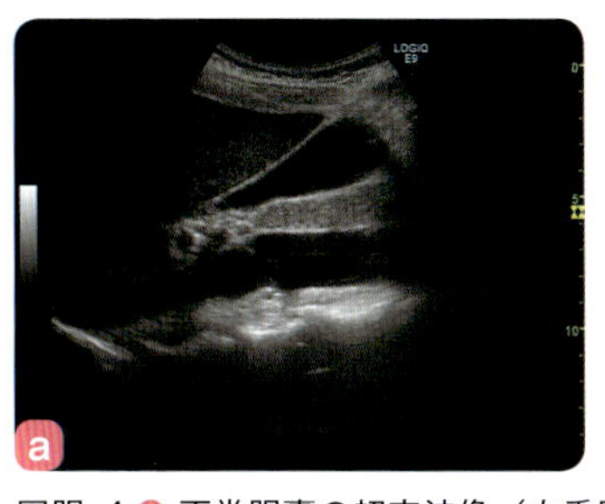

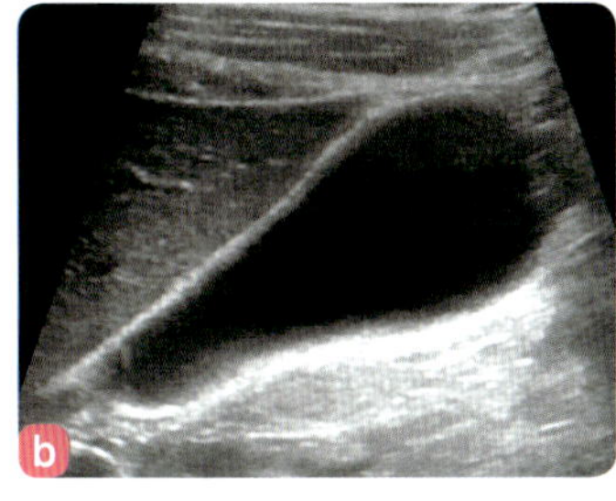

図胆-4 ● 正常胆嚢の超音波像（右季肋下縦走査）
a：5.2MHz コンベックスプローブ、b：9MHz リニアプローブ

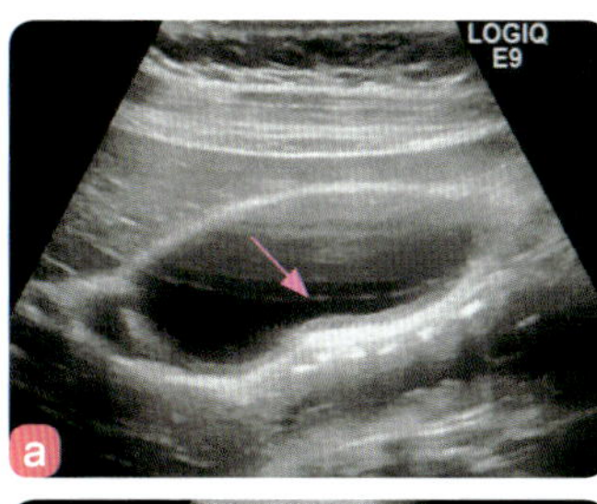

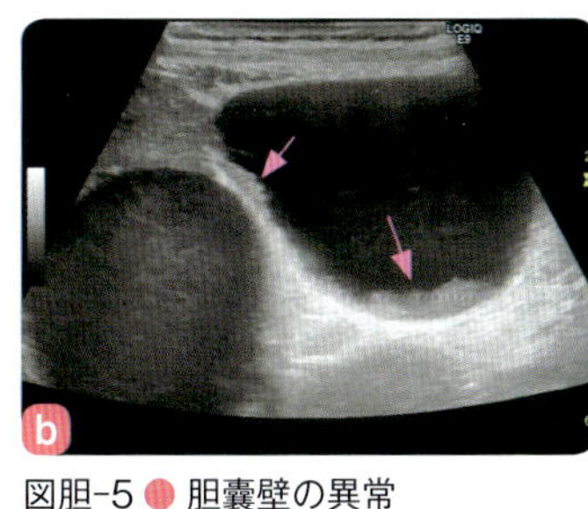

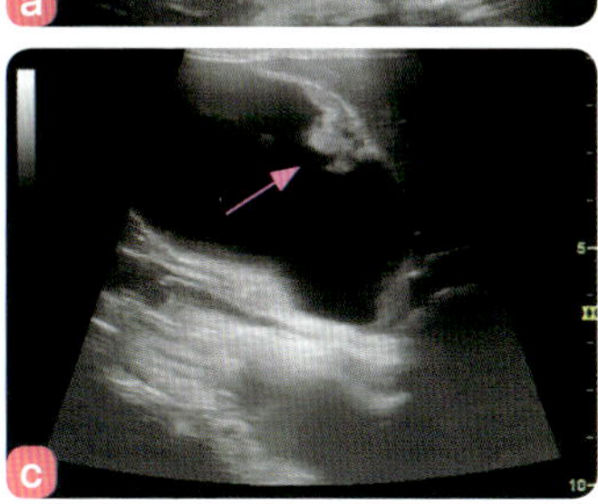

図胆-5 ● 胆嚢壁の異常
a：胆管膵管合流異常に伴う過形成の粘膜の肥厚、b：早期多発胆嚢癌、c：進行胆嚢癌

胆囊の観察　基準断面⑫

—右肋骨弓下斜走査〈胆囊体部〉—

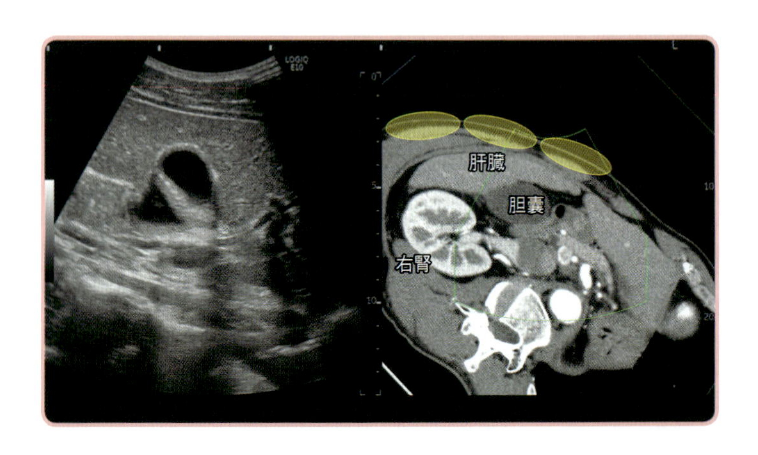

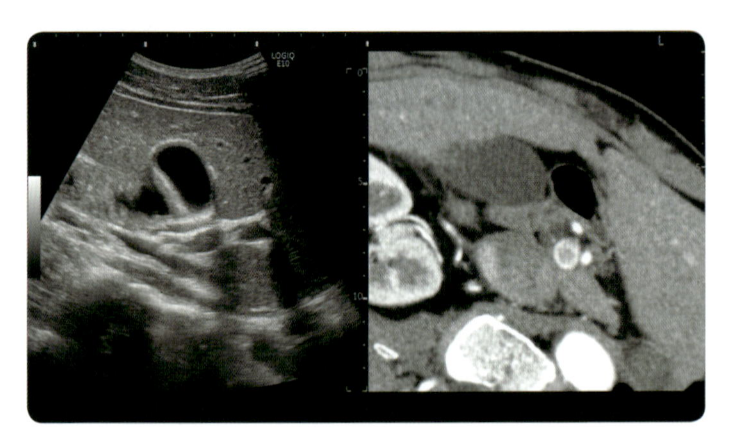

基準断面⑫では、まず胆嚢の位置と全体像を確認します。胆嚢は肝臓側前下面に接しており、前区域を意識しプローブを尾側に下げていくと描出されます。この走査法では呼吸の調節とプローブの回転により、短軸像と長軸像の二方向の観察が可能となります。まず胆嚢の位置確認とともに短軸像で全体像を確認し、異常の無い場合には長軸像を描出して保存画面とします。他臓器と同様に保存画面は最大断面としていますが、1断面のみではなく胆嚢全体をボリュームイメージ（Volume image）で観察をすることが大切です。

胆嚢は呼吸性移動のバリエーションもさまざまなためプローブを時計回りや反時計回りにこまめに回転も用いて微調整をすることがきれいな画像を撮るためには大切です。膵臓では脂肪の影響を避けるため圧迫を強くすることがありますが、胆嚢の観察においては過度の圧迫により変形も認めるため圧迫しすぎないことが必要です。

本来胆嚢内腔は**無エコー域**（➡p.104）ですが、胆嚢底部は腹壁直下に位置することも多く、痩せている被検者の場合には**近距離干渉体**（➡p.65）が出現します。周囲に消化管など強い反射帯がある場合には**サイドローブ**（➡p.104）が出現し、アーチファクトにより無エコー域を呈さないことがあるので注意が必要です。アーチファクトによりきれいな画像が撮れないだけではなく、その中にある病変を指摘できない恐れがあります。

超音波用語をcheck!

●無エコー（域）（Anechoic area）

エコーフリースペースともいう。音響陰影を除くエコーがみられない領域のこと[1]。反射帯の無いことを指す。内部が清な液体であることが多く、胆汁の他、大動脈内の血液などがそれにあたる。しかし液体と限定されるわけではなく、100％のオイルでも無エコーとなるので注意が必要。

●サイドローブ（Side lobe）

副極大ともいう。音場において目的とする方向（主方向）以外に生じるビームのこと[1]。アーチファクトの原因の１つである。

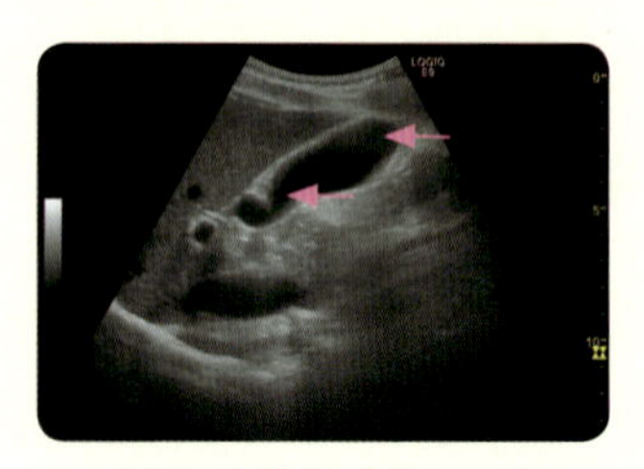

図胆-6 ● サイドローブ

アーチファクト（artifact）は悪者か？

アーチファクトとは本来ないものが2次的に生じた物質や構造を指します。本症例（図胆-6）のように、胆嚢内に本来は無い像が映ることによって、その背後にある疾患が描出されないことがあるので注意が必要となります。また、虚像により誤った診断を下してしまう可能性もあり、全て悪いものに感じがちです。

しかし、超音波診断は音の反射を用いて診断をする手法であるため、アーチファクトを診断に利用することもできます。例えばアコースティックシャドウのように、この信号をもって結石や石灰化であることが診断可能となります。また、肝実質エコーの黒い点々のスペックルパターンは、実際の肝組織の割面写真には見られないものです。組織内の血流状態、胆汁のうっ滞、線維化などの状態により超音波の透過性や反射の状態はさまざまとなります。臨床の場ではこの乱れ方に基づいて総合的に肝臓の評価を行っています。

さらにアーチファクトの存在に気付いた場合には、走査部位の変更や体位変換などで避けることも可能となります。つまり超音波診断は、特有のアーチファクトを正しく理解することで診断能力が一歩上昇することになります。

胆嚢の観察　基準断面⑬

―右肋骨弓下縦走査〈胆嚢底部～頸部〉―

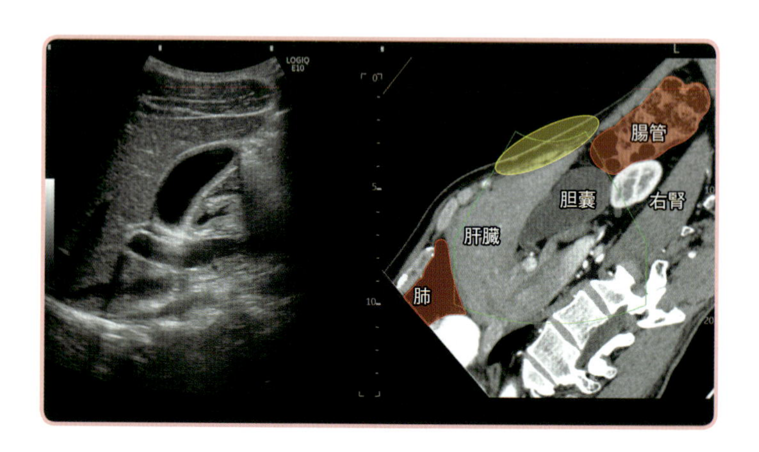

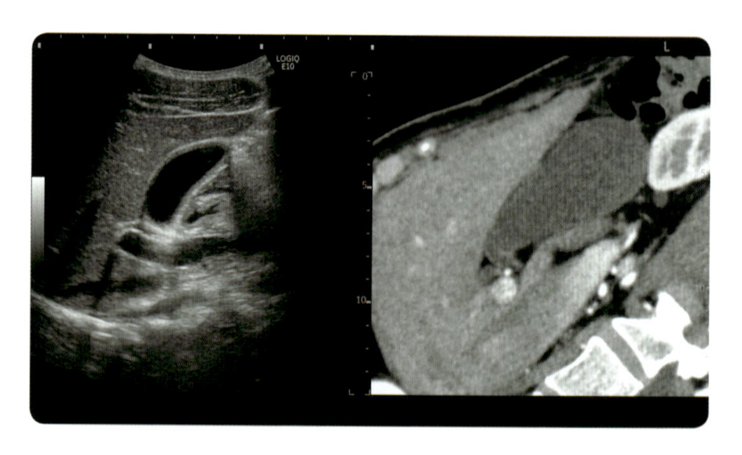

基準断面⑬では、胆囊体部の観察は比較的どこの断面でも確認できるため、胆囊底部と頸部の観察を注意深く行う断面としています。吸気時に肝臓を尾側に下げることにより胆囊を綺麗に描出できます。被検者が痩せている場合、腹壁の距離が短い場合には底部側が**多重反射**（➡p.108）により観察不良となります。この場合、基準断面⑫でも述べた手法を取り入れることで軽減できます。また、フォーカス位置の再調節なども有効となり、さらに左側臥位への体位変換も観察環境が変わるため有効となる場合があります（基準断面⑫の肝外胆管の描出時と同じ効果）。

胆囊頸部から胆囊胆管そして肝外胆管には個人差も多く、呼吸性移動もさまざまで多様性があるために一定の方法で“必ず”描出できる走査法はありません。臨機応変に微調整が必要といえます。特に胆囊胆管は蛇行しているイメージをしっかり持ち、被検者の形態に合わせて圧迫とプローブの回転を上手く用いて常に連続的に観察することで見落としが減ります。腹痛時の精査目的の検査においては、疼痛の場所も重要な因子となります。胆囊炎の内科診断学に **Murphy sign** という所見があります。この部分を超音波検査で確認することを **Sonographic Murphy sign**（➡p.108）と呼びます。リアルタイムで疼痛の病因が把握できることも超音波検査の魅力となります。

解剖用語をcheck!

● Murphy sign

急性胆囊炎の際の触診所見として重要なサインのこと。胆囊炎がある例で右肋骨弓下を触診すると、胆囊の痛みのために息を深く吸えない現象をいう。

超音波用語をcheck!

●多重反射

多重エコーともいう。振動子から放射された超音波パルスが、強反射対の間（対象と振動子など）を何回も往復して反射される現象のこと[1]。

図胆-7 に胆嚢底部の像を呈示する。本来内部は胆汁成分を反映した無エコーであるはずのところ肝表面側が高エコーの領域となり、胆嚢底部内部に線状のエコー像が見える。この部分の中に病変が隠れている場合には指摘しにくくなるので注意が必要となる。

表示部上には反射対の距離に相当する間隔で複数のエコーが現れる。具体的な回避方法としては､圧迫を緩める､腹式呼吸に変更する､体位変換を行う、などプローブの位置を少し離し距離や角度変えることで軽減される。また体表近くでは、周波数切り替えや高周波プローブを使用することも有用となる。

● Sonographic Murphy sign

胆石発作は心窩部を中心とした疝痛発作であり、疼痛の程度はさまざまで食後 2 時間から就寝後 2 時間ほどの時間帯に好発する。吸気時の右肋骨弓内側部の圧痛を認める場合に Murphy sign という。この部位に探触子をあて圧痛を認める場合を Sonographic Murphy sign 陽性と呼んでいる（図胆-8）。胆嚢炎の超音波診断は、胆嚢腫大（最大短径 36mm 以上）、胆嚢壁の肥厚（4mm 以上）、胆泥（debris）の貯留としている。

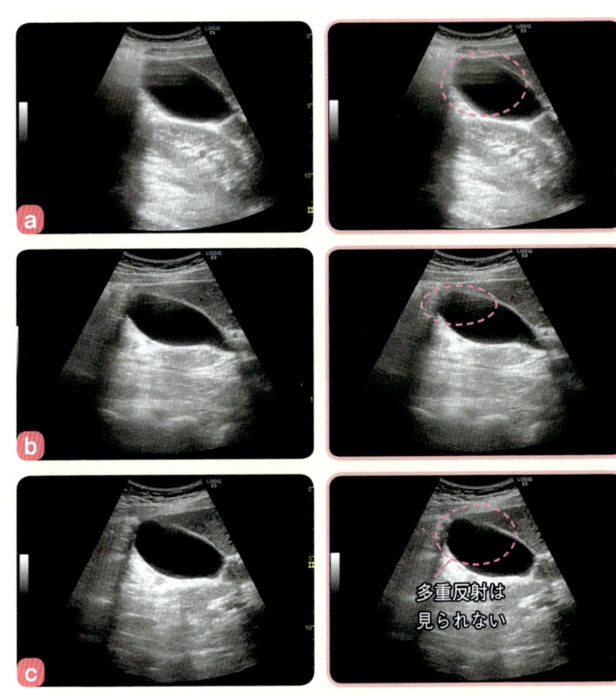

図胆-7 ● 多重反射と多重反射への対応
a：通常、b：フォーカス位置合わせ、c：腹式呼吸

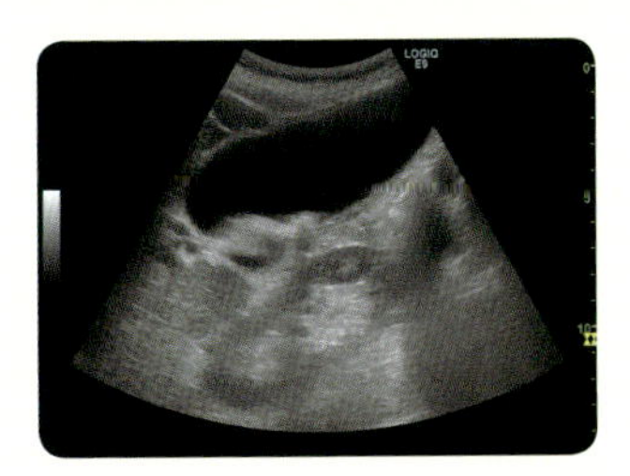

図胆-8 ● Sonographic Murphy sign
右季肋下縦走査（コンベックスプローブ）

胆嚢の観察　基準断面⑭

―右肋骨弓下斜走査〈肝外胆管〉―

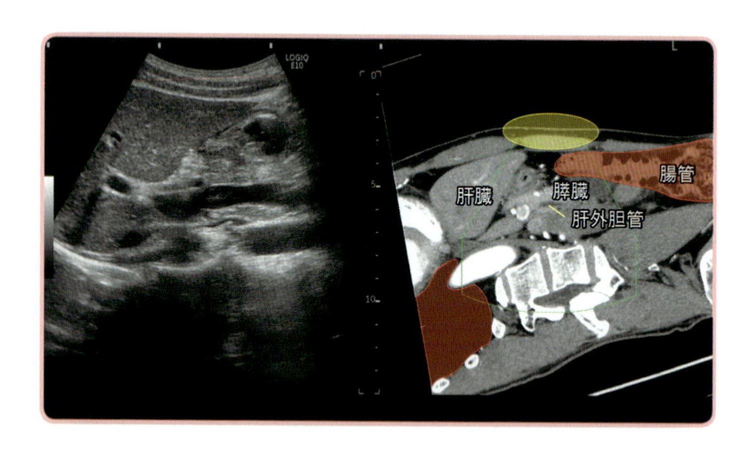

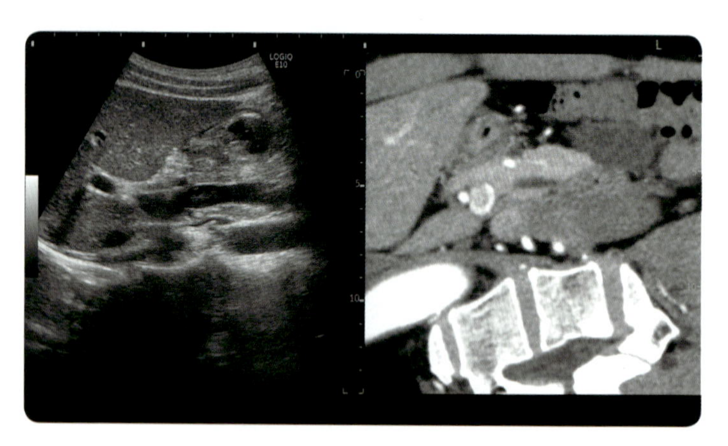

基準断面⑭では、肝外胆管を中心に観察します。肝外胆管は膵臓の背側を走行し、ファーター乳頭の直前で膵管と合流し十二指腸に繋がります。肝外胆管は 8mm 以上（胆嚢摘出後は 11mm 以上) を拡張とし、要精査の対象となります。胆管壁は 3mm 以上を肥厚としています。内側に低エコー域を認める場合、粘膜面の不整や壁の層構造の不整を伴う場合にはいずれも要精査の対象となります。測定方法は肝外胆管の周囲に実質臓器が無いこともあり、現時点では壁の前壁と後壁の内側となっています。

下部胆管まで連続的に観察するためには直線的にプローブを動かすのではなく、逆“くの字”にプローブを走査することがポイントとなります。具体的には、下部胆管まで長軸状で観察を行うためには、プローブを時計回りに回転させプローブを左側に倒し少し胆嚢の横から肝外胆管を観察するイメージが必要となります。必ず長軸のみではなく短軸と長軸の両方の観察を行うことも付け加えておきます。胆嚢の観察では圧迫をあまり行いませんがこの走査では消化管ガスの圧排や、内臓脂肪・皮下脂肪の圧縮を行うために適度の圧迫が必要となります（図胆-9）。

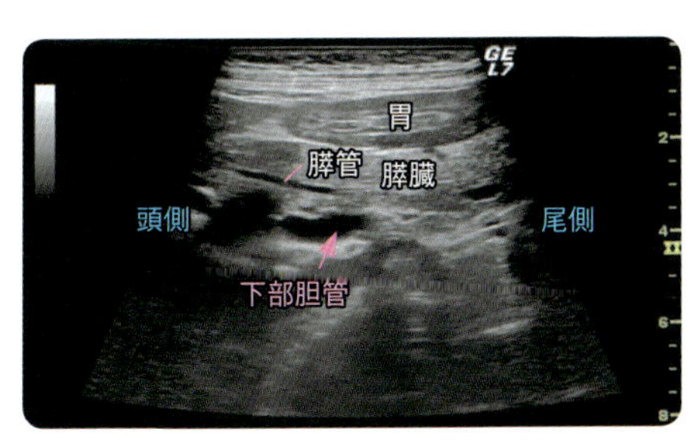

図胆-9 下部胆管膵内枝と膵管
右季肋下斜走査（高周波リニアプローブ）

胆嚢の観察　基準断面⑮

―右肋間走査〈胆嚢体部〉―

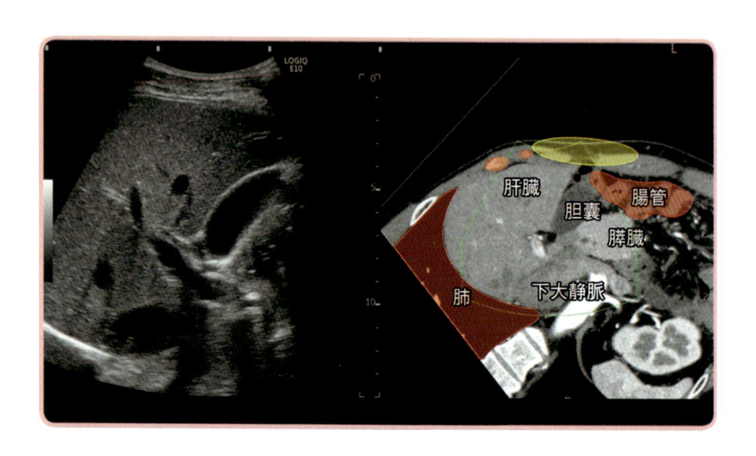

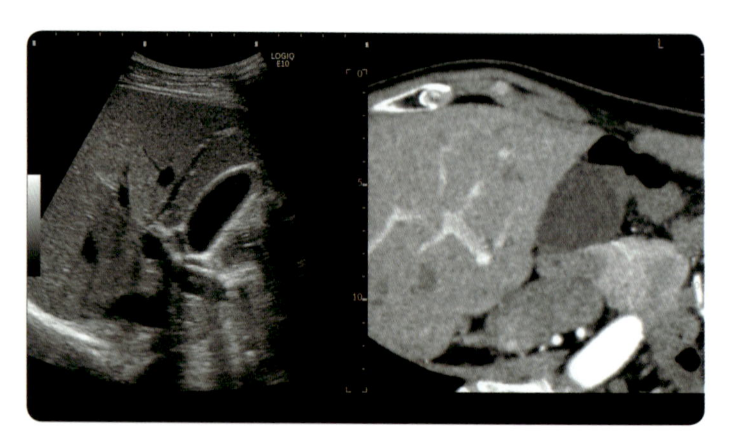

基準断面⑮では肝臓をアコースティックウィンドウとして利用できることから、胆嚢の腫大や壁の評価を行います。正しい肋間の方向を確認してプローブをあてることで、この走査断面でも胆嚢全体に近い像を描出することが可能となります。もちろん呼吸法により当てる肋間が異なることは理解する必要があります。胆嚢は肝臓の尾側についているので、呼気時に肝臓を挙上させて撮影を行うことが、胆嚢の変形を少なくしたきれいな像を出すコツといえます。

体型によりどうしても肋間で描出ができない場合には、肋間走査と同じ方向で肋弓下走査に近い部位で撮影をします。ここでは肋間での描出ではなくなりますが、肝臓越しに胆嚢を観察することが目的のため問題はありません。肝臓からの観察は被検者の状態（体型や消化管ガス・内臓脂肪など）の影響を最小限にとどめて評価ができる場所となります。

胆嚢の描出においては、個人的な体型の差により描出できないのか、有所見で描出できないのかを無症状の場合に悩むことがしばしばあります。そのため、多方向からの観察や体位変換、プローブによる振動など積極的に動的な変化を加えて観察することが重要となります。

1 腫大の評価

以前は腫大の評価に長径も入れていましたが、個人差があるために最大短径 30mm 以上を腫大とします。呼吸法・tilting を用いて胆嚢壁とプローブの関係を垂直に近いところで計測することが原則です。胆嚢の形態変化の次は壁の状態および内腔の観察を行います。

壁の評価

壁肥厚は小数点第一位を四捨五入し 4mm 以上の場合に要精査の対象としています。壁の肥厚は、炎症性疾患に伴う肥厚（含む循環不全）と悪性疾患の浸潤による肥厚に大きく分けることができます。胆嚢炎の際の壁肥厚は**ソノルーセントレイヤー**と呼ばれる層構造を保った肥厚が特徴で、癌の浸潤の場合には層構造が消失しさらに浸潤することで肝臓との境界も消失します。慢性的な炎症による壁肥厚には胆嚢腺筋腫症があります。肥厚した壁内にコメットサインを認めることで診断をしますが胆嚢腺筋腫症の分節型では部分的な肥厚を認め特徴的な**トライアングルサイン**と呼ばれます。

超音波用語をcheck!

●ソノルーセントレイヤー（Sonolucent layer）

1979 年に Marchal[11] が急性胆嚢炎のときにみられる超音波所見として報告した。肥厚した胆嚢壁が高・低・高の 3 層構造として描出され、粘膜と漿膜との間の低エコー層のことを意味する（図胆-10）。

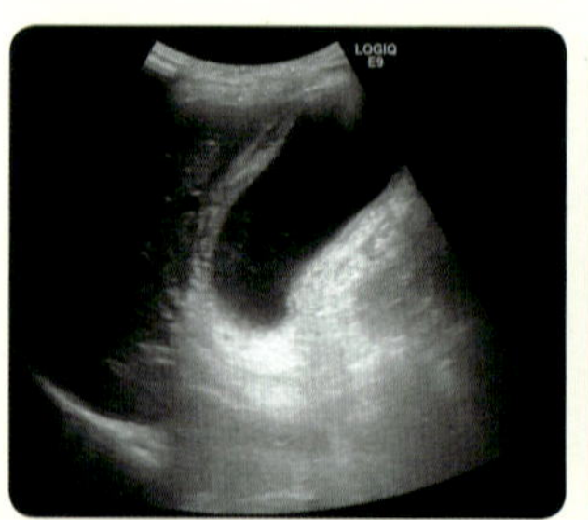

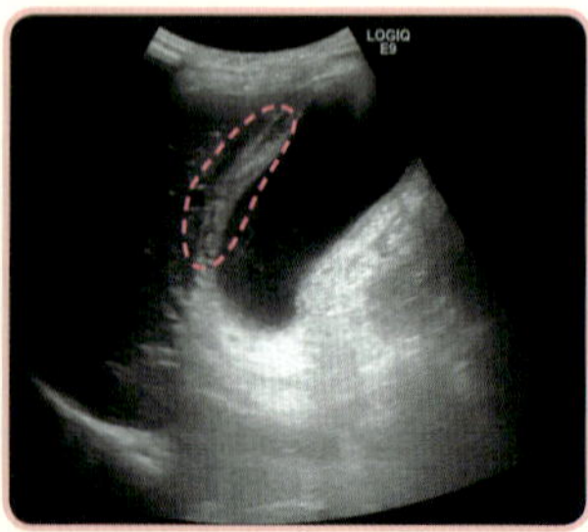

図胆-10 ● ソノルーセントレイヤー

●トライアングルサイン（Triangle sign）

胆嚢腺筋腫症の分節型の特徴的な所見。胆嚢体部または頸部に描出される三角形状の隆起像のこと。分節状かつ輪状の壁肥厚が認められる[1)]。壁内に RAS を推測させる無エコーが見られることが多い（図胆-11）。

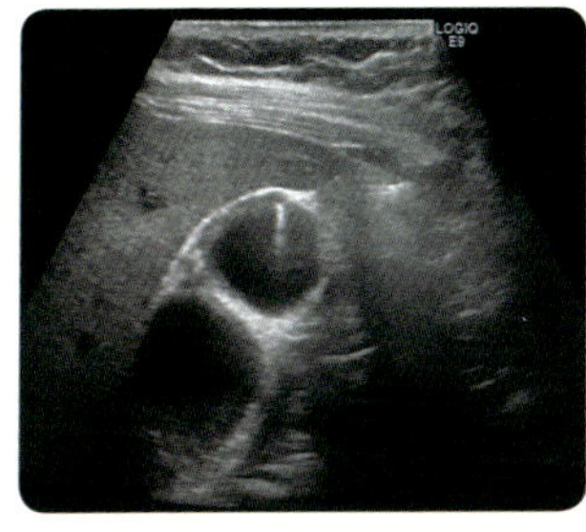

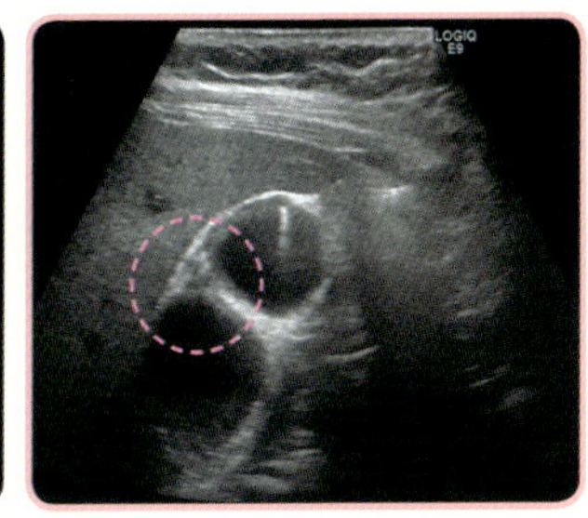

図胆-11 ● トライアングルサイン

MEMO

3 内腔の観察

胆嚢の内腔の観察としては、胆汁の状態、隆起性病変の有無、結石の有無の評価となります。胆石の診断には、**ストロングエコー**と**アコースティックシャドウ**を診断根拠とします（図胆-12）。胆石も単発とは限らず複数認める場合には内部の観察が不良となるために注意が必要となります。胆嚢内腔が見えない場合には壁自体が石灰化する陶器様胆嚢と**シェルサイン**などと呼ばれる充満結石を鑑別する必要があり、**ダブルアークシャドウサイン**などを利用し鑑別を行います。

超音波用語をcheck!

●ストロングエコー（Strong echo）

超音波が透過しにくく反射が強い場合に、きわめて強い高エコー（白いエコー）を呈した場合を指す。白いエコー像を呈するため高エコーに含まれるとも考えられるが、表面の強い反射帯を有する場合を指す（図胆-12）。

●アコースティックシャドウ（Acoustic shadow）

音響陰影ともいう。超音波が透過し難い組織の後方でエコーが減弱あるいは消失した領域を指す[1)]（図胆-12）。石灰化した結石の後方の無エコー域を指す。

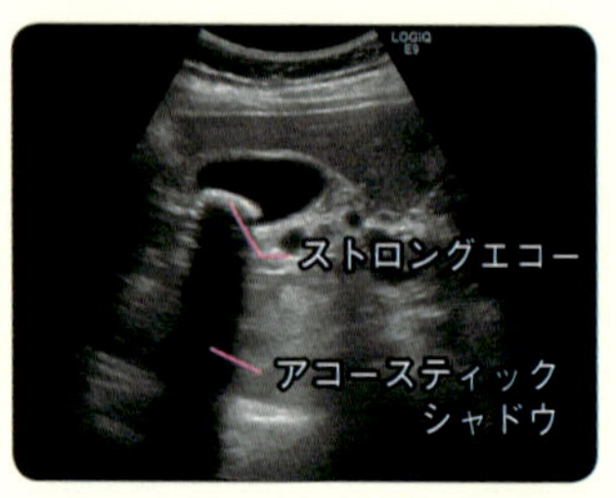

図胆-12 ● ストロングエコーとアコースティックシャドウ（胆石）

●シェルサイン（Shell sign）

胆石が胆嚢内に充満し胆嚢全体がストロングエコーと音響陰影を伴った貝殻（shell）に似た画像を呈した像を指す。

●ダブルアークシャドウサイン（Double-arc-shadow sign）

胆嚢内に胆石が充満している場合に表面のストロングエコーの腹側に胆嚢壁を示唆する低エコー像を指す。陶器様胆嚢（図胆-13c）などとの鑑別に用いる[12]。

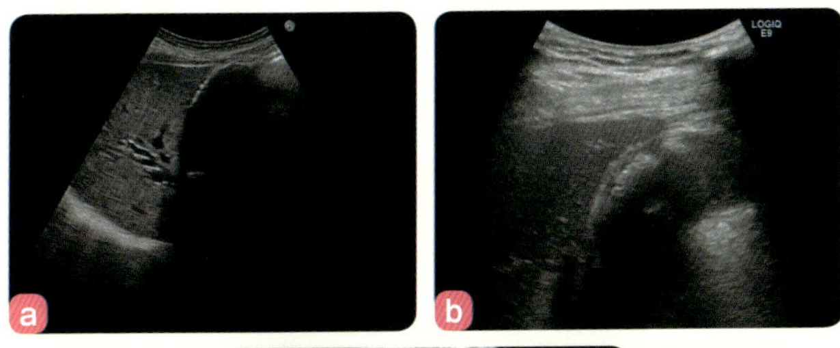

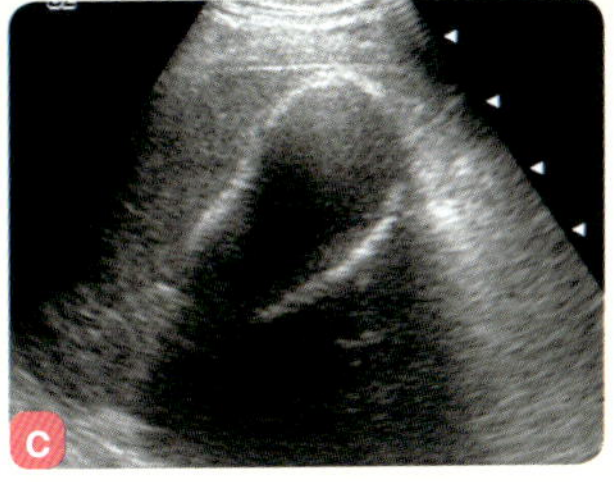

図胆-13 ● シェルサインとダブルアークシャドウサイン（充満胆石）
a：シェルサイン、b：ダブルアークシャドウサイン、c：陶器様胆嚢

胆嚢内腔は通常は無エコー域を呈しますが、炎症、出血感染により内部エコーを伴い、これは**デブリエコー**（スラッジエコー）といわれます。ただし気腫性胆嚢炎では内部が空気を反映した多重反射となるため、**ダーティーシャドウ**とも呼ばれる像を呈し内腔が観察できないため胆嚢を指摘できない場合もあるので注意が必要となります。

超音波用語をcheck!

●デブリエコー（Debris echo）

スラッジエコーともいう。液体の中に現われる膿や胆砂などの沈澱物に由来するエコーのこと[1]。

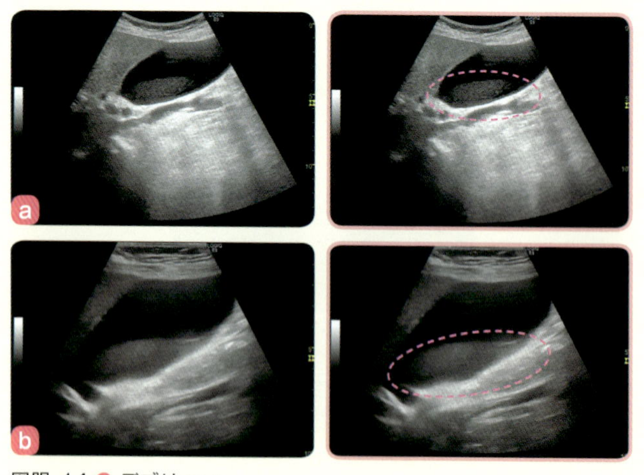

図胆-14 ● デブリエコー
右季肋下縦走査。a：コンベックスプローブ、b：高周波リニアプローブ

●ダーティーシャドウ（Dirty shadow）

胆嚢内腔に空気像を認めた場合の像を指す。アコースティックシャドウと異なり空気による多重反射が主となる。シェルサインとの鑑別に有用。

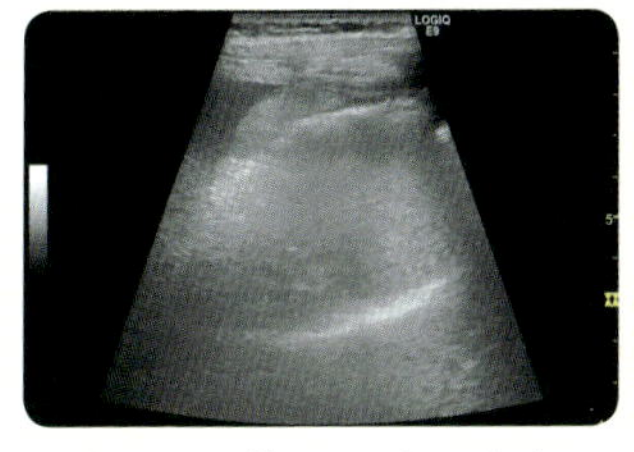

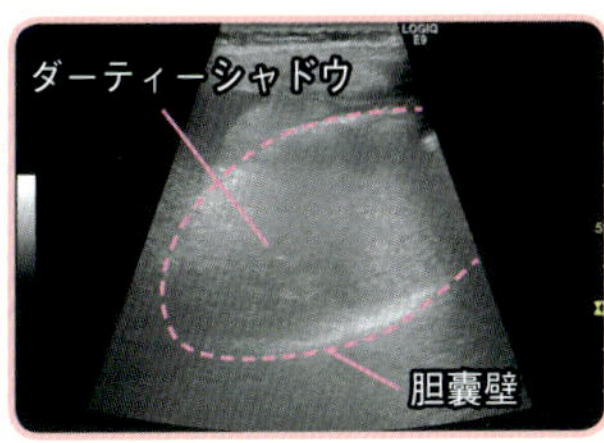

図胆-15 ● ダーティシャドウ
右季肋部縦走査。高周波リニアプローブ

MEMO

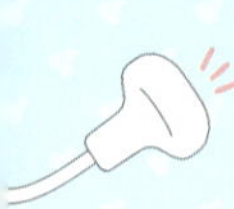

膵臓の解剖

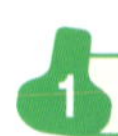

1 膵臓と他臓器の位置関係

膵臓は腎臓、副腎、十二指腸、門脈と総胆管の下部、上行・下行結腸、下大静脈、腹部大動脈とともに後腹膜臓器であり胃の背側に位置します。前面は腹膜に覆われ他の面は薄い結合組織に包まれています。膵頭部は外側で十二指腸に囲まれ鉤状突起は上腸間膜動静脈を取り巻くように位置しています。背側には下大静脈、大動脈があり膵尾部は脾門部に付着します。

膵臓は膵頭部（鉤状突起は頭部に含まれる）、膵体部、膵尾部に分けられます（図膵-1）。膵頭部と膵体部の境界線は門脈の左縁、膵体部と膵尾部の境界は腹部大動脈の左縁とされます。体外式の超音波検査では正中の前面にプローブを置くため、前述の臓器以外にも腹直筋、内臓脂肪、膵前面の脂肪、胃、大腸内のガス像など、描出を阻む条件が多い臓器でもあります。有効な手法として、圧迫や体位変換などに諸条件の改善を試みられていますが、基本はプローブ走査の際に圧迫を加え消化管のガスをコントロールする手法となります。しかし、過度の圧迫は膵臓の変形のみならず、膵管径にも影響を与えることがあります。

膵臓の栄養は、腹腔動脈からの胃十二指腸動脈からの膵辺縁動脈と脾動脈、上腸間膜動脈の両方から血流を受けます。膵臓実質内に走行する主膵管は、膵尾部から膵頭部に向かって膵液を排出し走行します。途中細かな導管と合流し膵頭部上部からの副膵管（Santorini 管）とつながり、足側へカーブし鉤状突起からの導管と合流しファーター乳頭の直前で総胆管と合流し共通管を形成し十二指腸へ開口します。

主膵管と十二指腸の交通が上手くいかない場合には副膵管が主たる導管となることもあります（主膵管が頭部で尾側に曲がっていない場合には注意が必要です）。

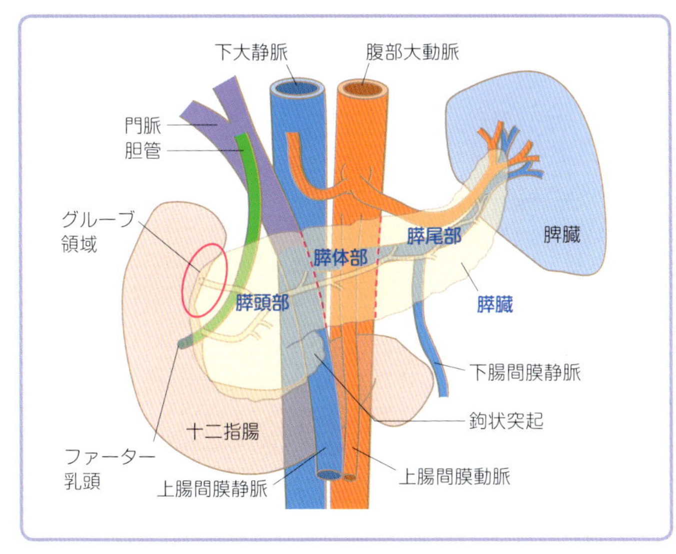

図膵-1 ● 膵臓と他臓器の位置関係

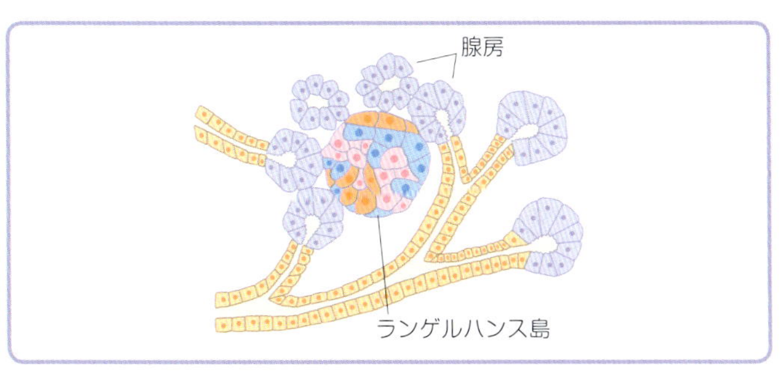

図膵-2 ● 膵実質の構造

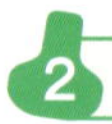

2 膵実質の解剖

膵臓の実質は 1 ～ 10mm 程度の多数の腺房からなる小葉から成り立っています（図膵-2）。腺房は消化酵素を含む膵液を十二指腸へ分泌する外分泌を担います。腺房の中のランゲルハンス島は、インスリンやグルカゴン、ソマトスタチンなどの数種類のホルモン分泌細胞からなる内分泌組織です。

膵癌と呼ばれるものは膵管癌がほとんどとなりますが、腺房細胞由来の腫瘍や内分泌腫瘍があることが膵腫瘍の特徴となります。

3 膵実質の超音波検査

超音波画像では膵像の実質は、肝臓とほぼ同じエコーレベルで、被膜が境界エコーとして高エコーとして描出されます（図膵-3）。膵臓が後腹膜臓器で深部に位置することや、膵前面に脂肪組織や消化管がありで音場が均質でないことが膵臓の描出がしにくい原因となっています。

膵実質の中には、主膵管が描出されます。内部は膵液であるため実質との音響インピーダンスの差により高エコーの縁取りとなります（図膵-4）。膵管拡張は膵癌ハイリスクグループとなるため、膵管の測定は正確に計測する必要があります。膵臓は加齢や慢性的な炎症により、膵実質に脂肪化や線維化をきたし実質が高エコー化を呈します。これにより前面の内臓脂肪との境界が不明瞭となるため膵臓の輪郭が描出されにくくなります（図膵-5）。また、腹側膵や背側膵は、脂肪沈着が少なく相対的なエコーレベルの差により、低エコー腫瘤として間違われることがあるため注意が必要となります（図膵-6）。

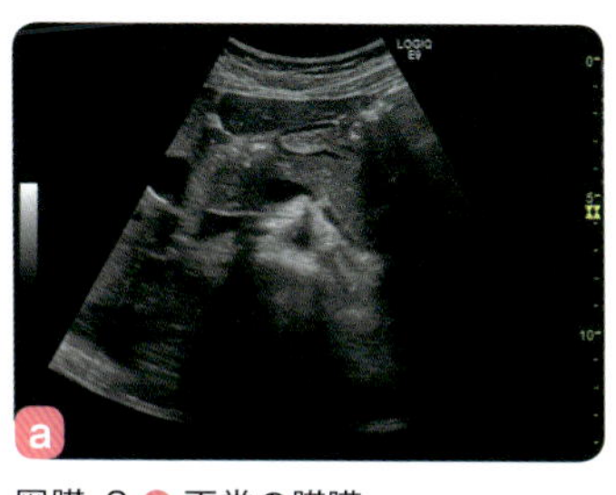

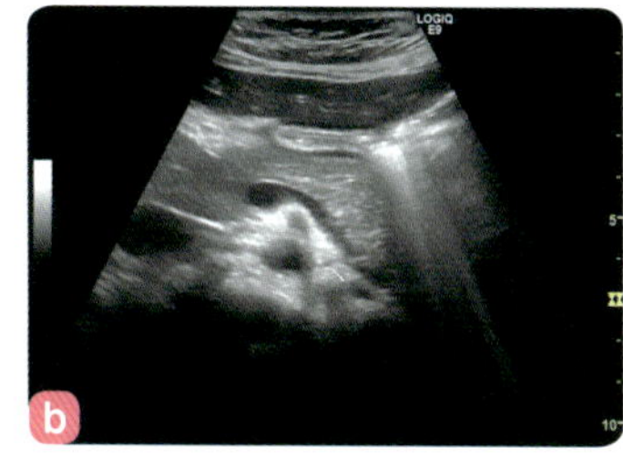

図膵-3 ● 正常の膵臓
a：正中横走査（コンベックスプローブ）、b：正中横走査（高周波リニアプローブ）

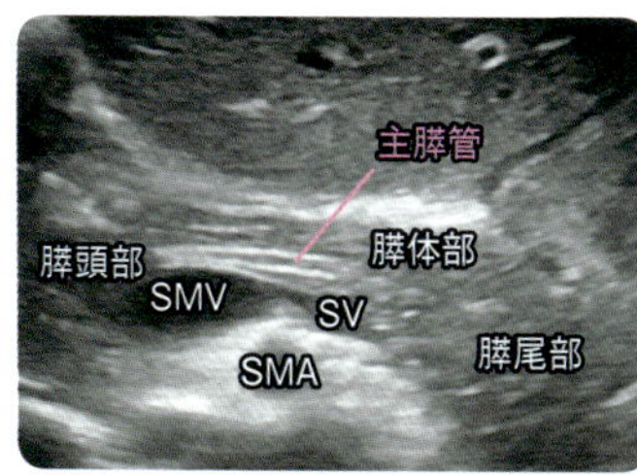

図膵-4 ● 膵管
正中横走査

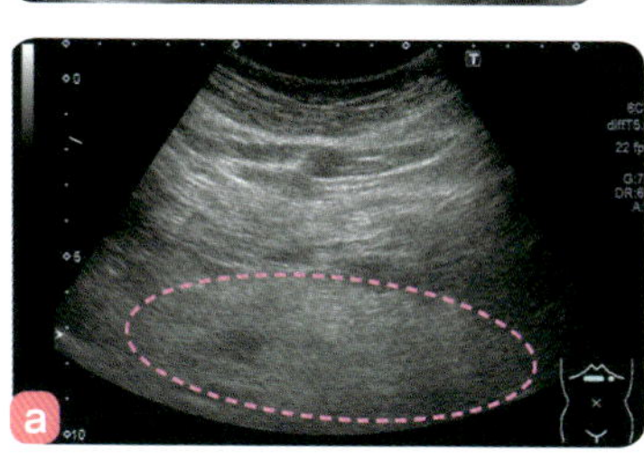

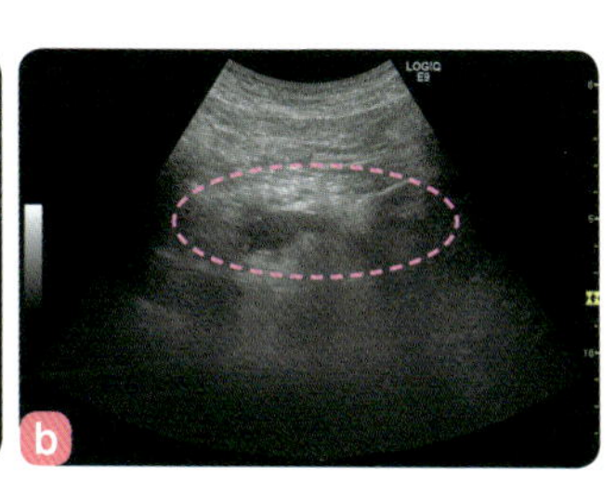

図膵-5 ● 実質が高エコー化した膵臓
a：脂肪膵、b：慢性膵炎

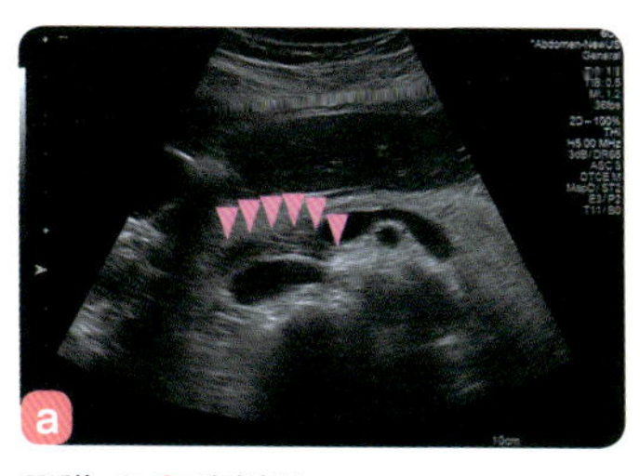

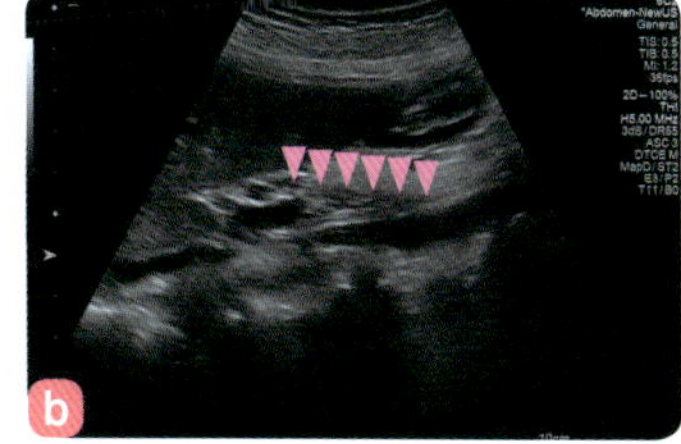

図膵-6 ● 腹側膵
a：横走査、b：縦走査

膵臓の観察

—基準断面③　左肋間走査〈膵尾部〉—

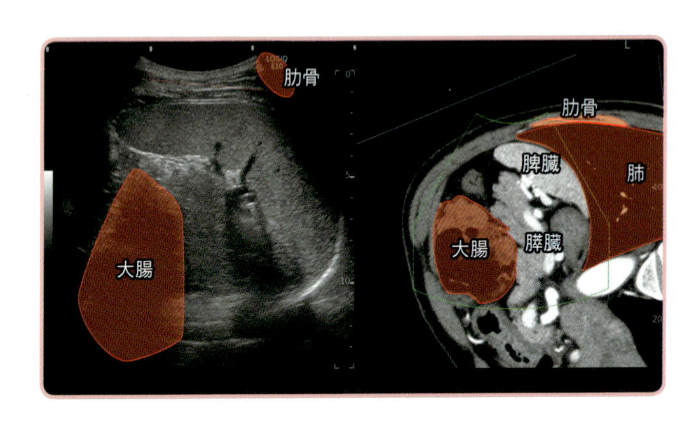

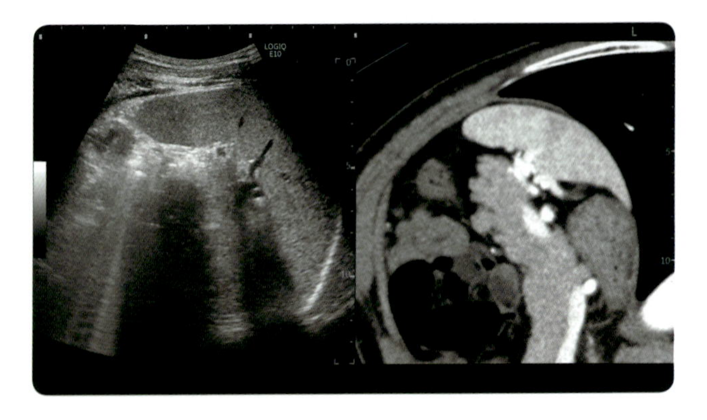

基準断面③は、脾臓越しの膵尾部の観察となります。大動脈の左縁から左側が膵尾部となりますが、正中からの観察では膵尾部の脾臓側は深部に位置します（図膵-7）。ここからの観察は、膵尾部の腹側にある内臓・皮下脂肪や消化管ガスの影響を受けやすく描出不良となる割合が高くなります。そこで左肋間から背部側より**経脾走査**を行い、脾臓を**音響窓**として脾門部および膵尾部の観察する断面を基準断面にいれています。

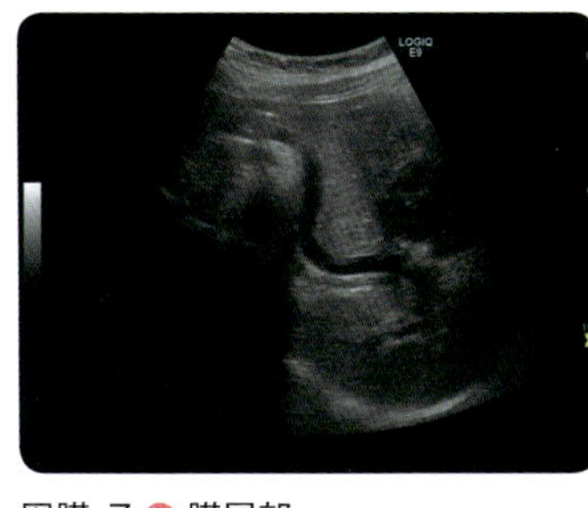

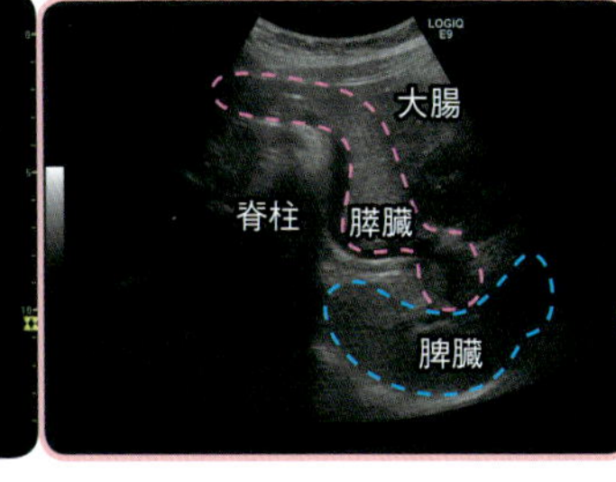

図膵-7 ● 膵尾部

超音波用語をcheck!

●経脾走査（Transsplenic scan）

脾臓は均質な臓器であり、左肋間走査では、脾臓を音響窓として脾門部近傍を描出することができる。この脾臓を音響窓とする走査のこと。主に膵尾部を描出する際に行われる。

●音響窓（Acoustic window）

超音波の減衰を少なく入射できる間隙・領域を指す[1]。組織が均質な肝臓や脾臓を用いる他、飲水法などにより胃内の水を音響窓として用いることがある。

注意点として、基準断面②と③は同じではないことを確認します。基準断面②は側臥位からの観察となるため、脾臓をやや腹側から観察しており、脾門部の膵尾部は内臓脂肪・消化管越しの描出となります。基準断面③では、背臥位にしてやや背部側から脾臓を経由して腹側に向かって走査し、膵尾部の描出をしています。したがって同じ体位で一気に基準断面②から③と撮影をしてはいけません（図膵-8、9）。

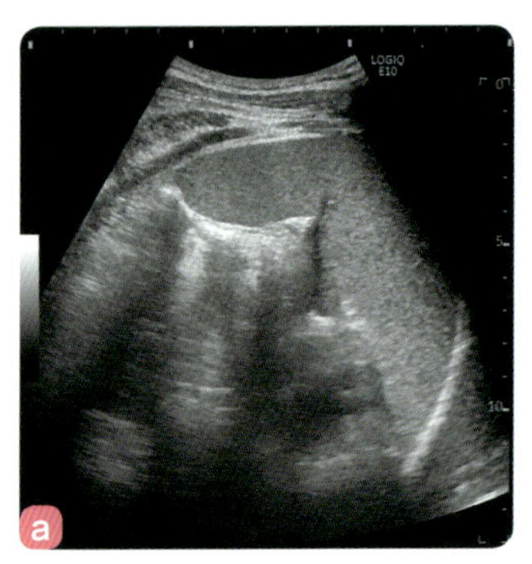

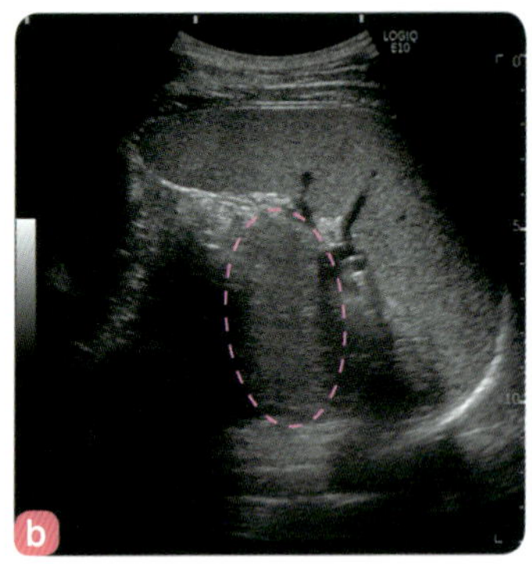

図膵-8 ● 側臥位と背臥位の違い（超音波画像）
右肋間走査、a：側臥位（基準断面②）、b：背臥位（基準断面③）

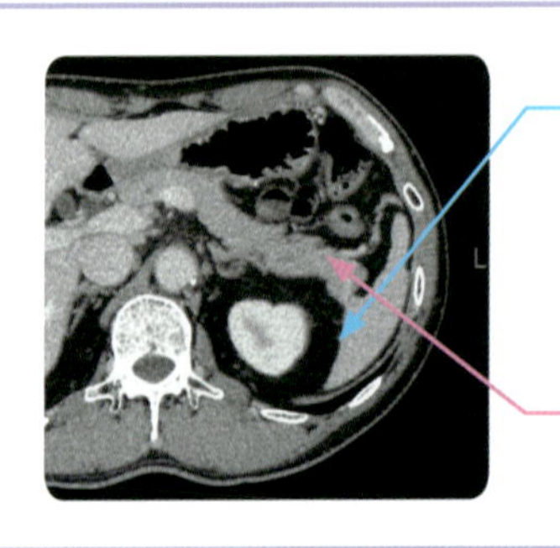

図膵-9 ● 側臥位と背臥位の違い（CT）

撮影のコツ

- 超音波学会では縦走査では画面の左を頭側としています。しかし、斜走査については限定をしていない点、肋間走査は斜走査となる点、図に示すように膵尾部の評価時に画像を反転すると連続性をもって評価し難くい点、さらに途中でプローブを持ちかえるのは違和感がある点、などの理由から画面の左に脾臓がくるように表示しています。こうすることでCT画像と近いイメージでの評価が可能となります（図膵-10a）。
- これまでの経験上どうしても走査がしにくくなる場合には、リバース機能を使用し左右反転の画像表示を行うことで解決されます（図膵-10b）。

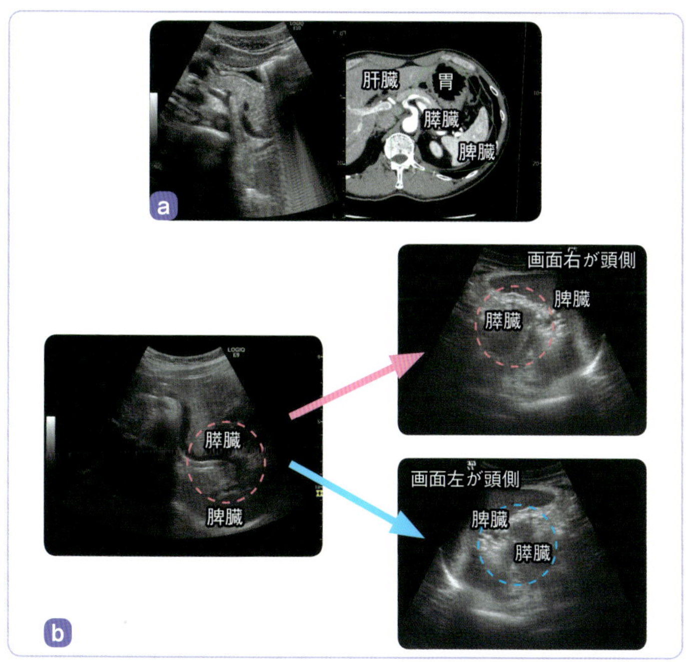

図膵-10 膵尾部表示法
a：造影CTとの統合画像、b：リバース機能を使用した左右反転表示

膵臓の観察　基準断面⑤

—正中縦走査〈肝左葉、腹部大動脈、膵体部、胃〉—

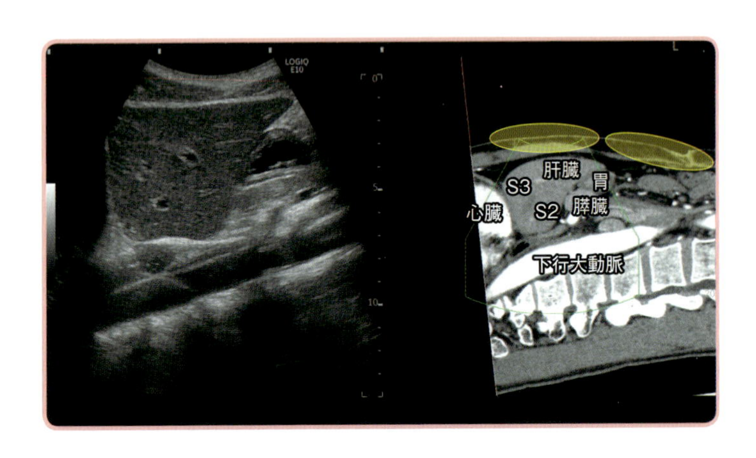

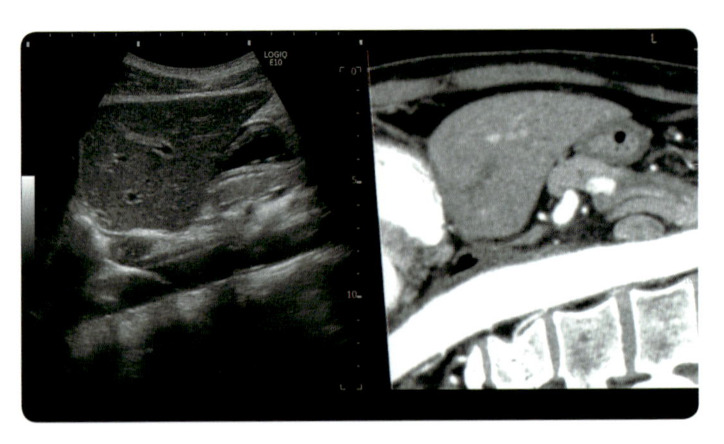

基準断面⑤は、本来、肝左葉で肝臓の形態変化の観察を行うことを推奨する断面ですが、かなり多くの臓器を観察することが可能であり、膵臓もその一つです。膵頭部を縦走査と明記している基準断面は⑦のみとなっていますが基準断面⑤、⑥でも膵臓は描出されています。

膵体部の縦走査（短軸像）の観察が可能となります。膵臓の観察においても、縦走査を行うことが重要となります。一断面のみではなく膵尾部が深部方向に描出できなくなるまで大きくプローブを振り、尾側から連続的に観察を行います。その後、基準断面⑥、⑦と頭部側の観察に移ることが大切です。膵尾部においても、縦走査の断面では胃の背側・腎臓の前面に膵臓が位置していることがよくわかります（図膵-11）。

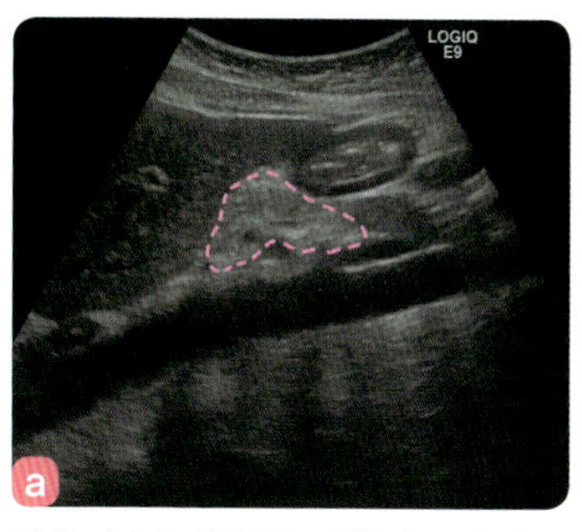

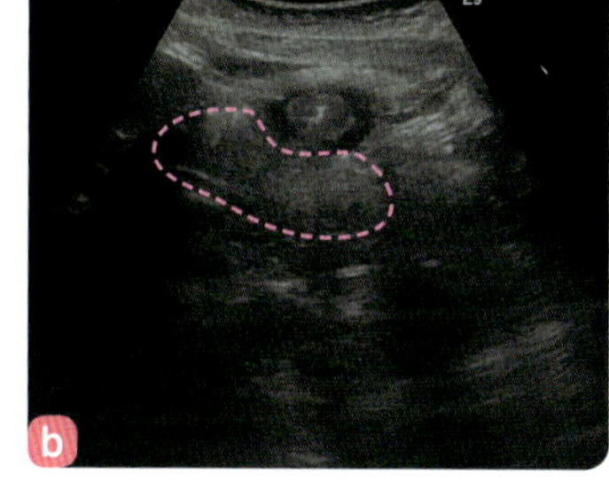

図膵-11 ● 膵体部・膵尾部の縦走査
a：膵体部（大動脈面）、b：膵尾部

膵臓の観察　基準断面⑥

―正中縦走査〈肝左葉（下大静脈面）、下大静脈、S１〉―

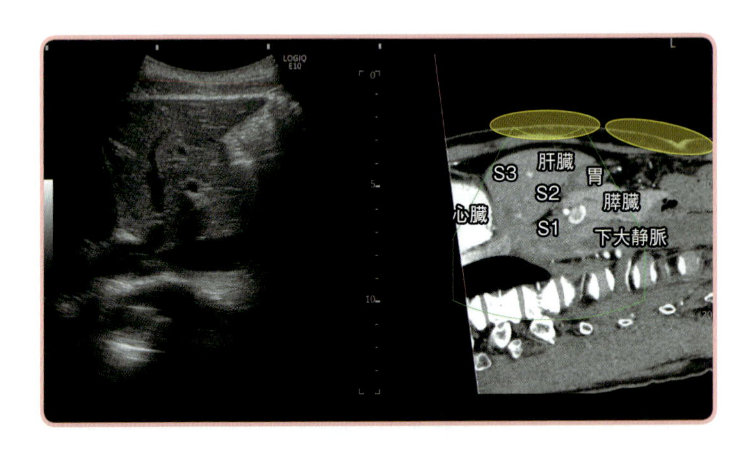

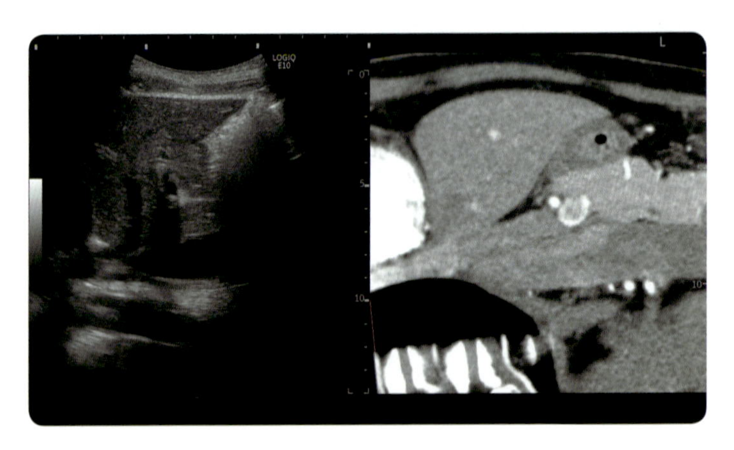

基準断面⑥は肝左葉、特に尾状葉の観察の断面となります。下大静脈面の縦走査であり膵臓の場合は膵頭部〜膵体部の境界部付近の観察となります。上腸間膜静脈の背側となる膵頭部の鉤状突起の観察がしやすく、基準⑦とともに連続的なイメージで膵頭部の観察が可能となります。この断面で、上腸間膜静脈の背部が**鉤状突起**となることを確認します。

解剖用語をcheck!

●鉤状突起

膵頭部は膵臓の右端の膨大した部分であり、十二指腸の左方の湾曲部に入り込んでおり膵頭部の下左方にのびる部分を鉤状突起という（図膵-1：p.121）。鉤状突起の切れ込みを膵切痕といいこの部分に上腸間膜静脈（SMV）が走行する（図膵-12）。

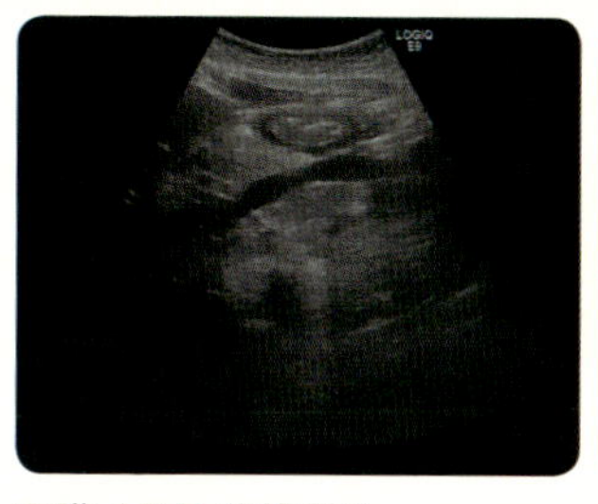
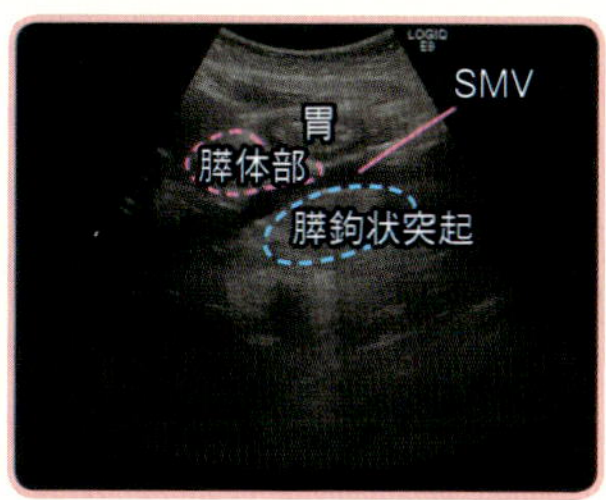

図膵-12 ● 鉤状突起
正中縦走査

膵臓の観察　基準断面⑦

―正中縦走査〈膵頭部～膵鉤部〉―

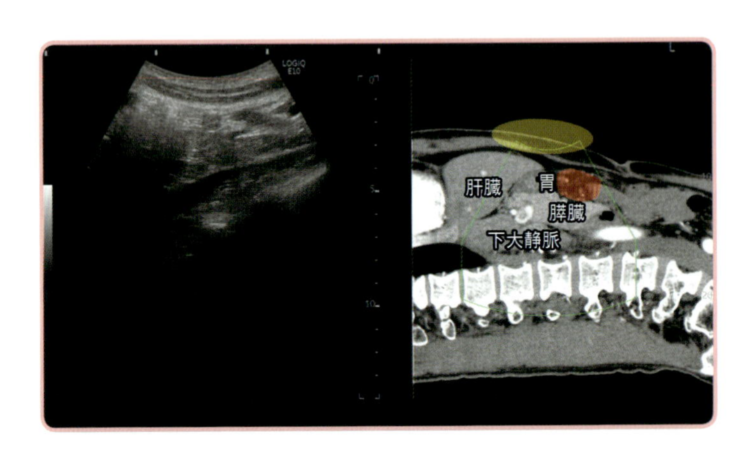

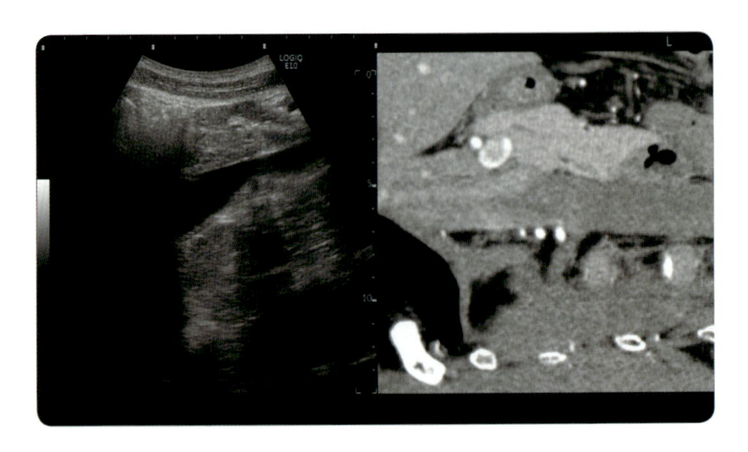

　基準断面⑦は、鉤状突起も含めた膵頭部の観察を中心に行います。膵頭部は意外と頭尾側方向に長いことを知っておくことが大切です。このイメージが無い場合、走査範囲が狭くなるため膵頭部の**グルーブ領域**や尾側の腫瘍を見落とす症例をしばしば経験します。グルーブ領域の癌は主膵管より先に十二指腸に浸潤したりするので注意が必要です。

解剖用語をcheck！

●グルーブ領域（Groove area）

　膵頭部と十二指腸の間の溝のこと。膵頭部、十二指腸下行脚下部、肝外胆管に囲まれたグルーブ（groove）溝の領域を指す（図膵-1：p.121）。発生学的には副膵管領域に一致する。同部の脂肪織内を胃十二指腸動脈が走行する。

　グルーブ領域に発生した膵癌症例を呈示する（図膵-13）。横走査では、外側に突出する腫瘍が把握しにくい場合がある。CT 同様、超音波検査でも縦走査が有効となる。

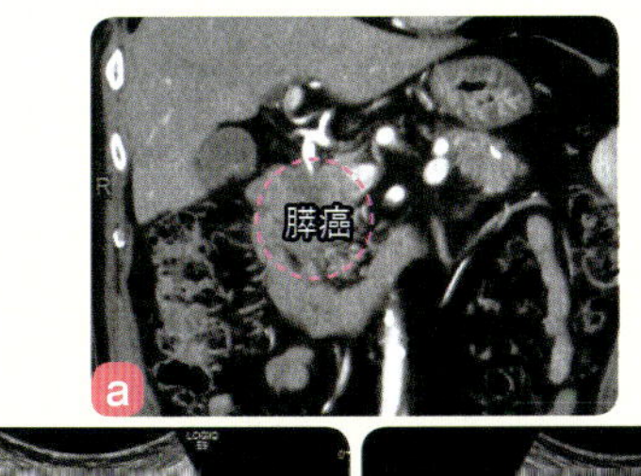

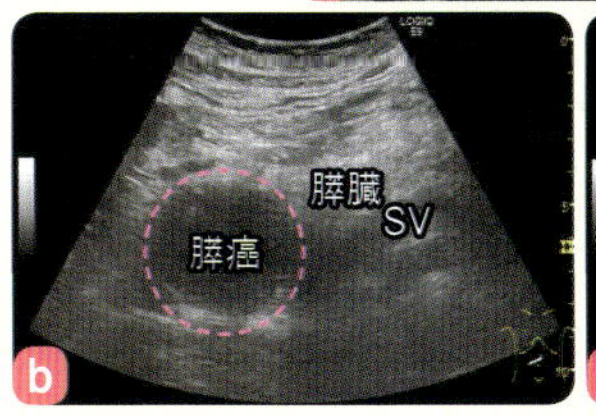

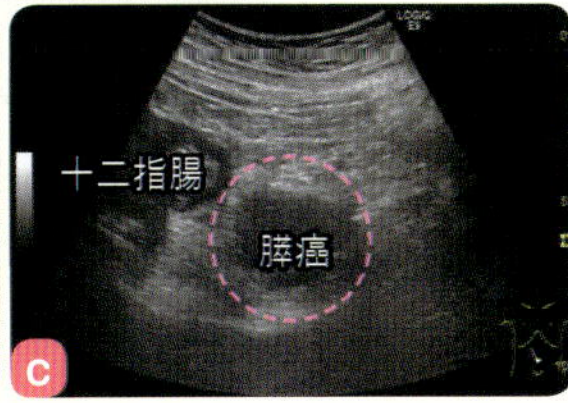

図膵-13● グルーブ領域に発生した膵癌症例
a：造影 CT 前額断面、b：正中縦走査、c：正中横走査

CT 画像の水平断面のイメージが強いためか、正中横走査から斜走査の観察では尾側方向の観察が不十分であることが多いようです。そこで膵頭部上・下端を意識した縦走査断面を基準断面に入れています。特にファーター乳頭より尾側やグルーブ領域の腫瘍では、主膵管の拡張や閉塞性黄疸などの間接所見は腫瘍が大きくなるまで出現しないため注意が必要になります。図膵-14 に健常者の膵臓の正中横走査の超音波画像と CT の 3D 合成画像を呈示します。水平断面と前額断面で比較をすると、膵頭部の尾側を正しく理解できると思います。

MEMO

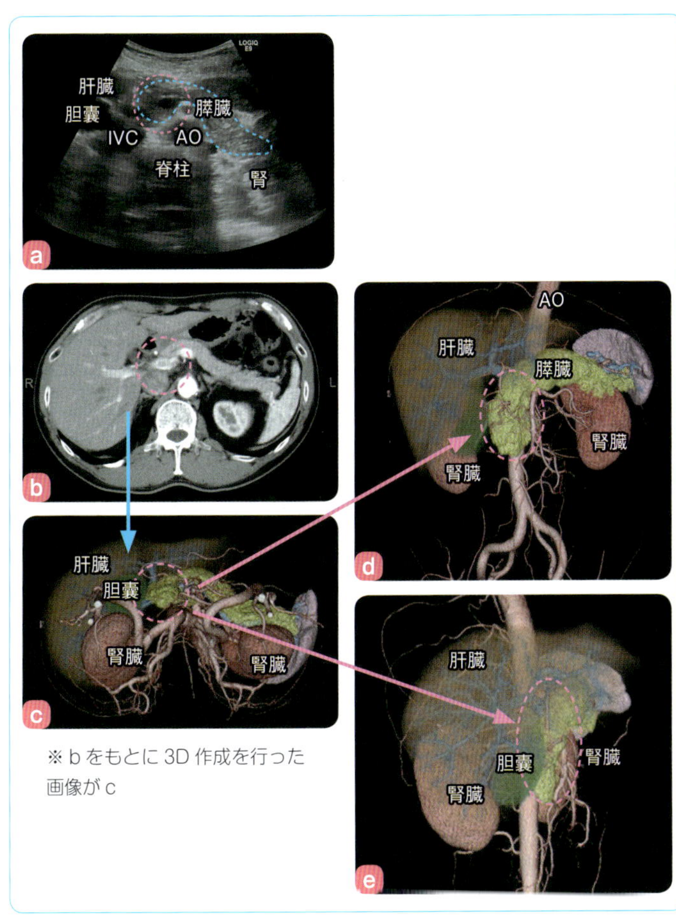

※ b をもとに 3D 作成を行った画像が c

図膵-14 ● 超音波像と 3DCT
a：b モード、b：CT、c：3DCT（下側から）、d：3DCT（正面）、e：3DCT（側面）

膵臓の観察　基準断面⑧

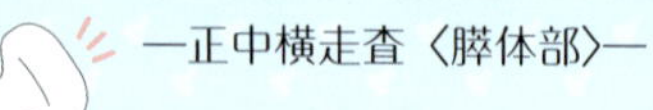

―正中横走査〈膵体部〉―

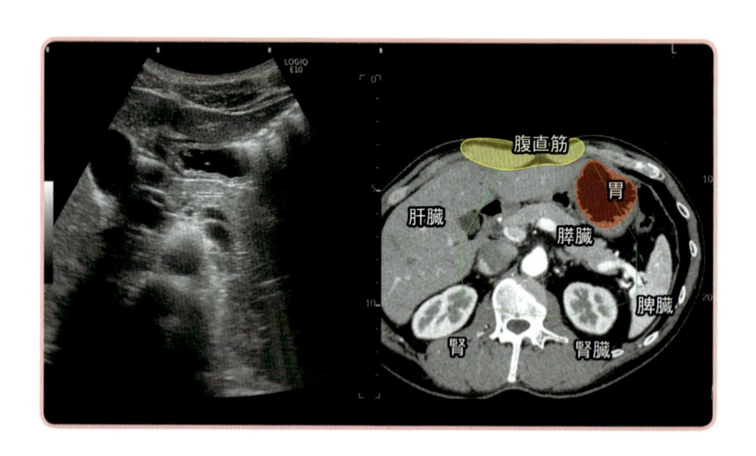

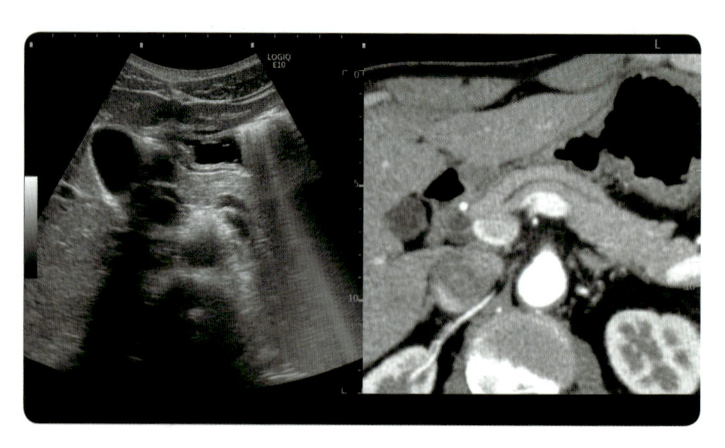

基準断面⑧は、CT 検査の水平断面とほぼ同じ断面のため、オリエンテーションがつきやすい画像です。膵臓全体の観察を行いますが、主に体部中心の観察となります。この画像をもとにどの部分の縦走査のオリエンテーションを付けると各臓器との位置関係が把握しやすくなります。

この断面と基準断面⑤、⑥、⑧の縦走査がどの部分でプローブを90 度回転させた画像であるかを確認しておくことも大切です。膵臓の形態変化は、最大短軸径 30mm 以上を腫大、10mm 未満を萎縮として要精査の対象となります。この断面では脾静脈を除いた計測ができない場合も多く、基準断面⑤～⑦の画像と合わせて評価することが重要となります。

膵臓のエコーレベルの評価は健常では肝臓とほぼ同等となりますが、加齢的な変化や線維化により高エコー化を呈します。膵癌初期では随伴性膵炎の併発により、膵実質の脂肪化が減弱し低エコー領域となることがいわれており、膵実質のエコーレベルの分布にも注意を払うことが大切となります。

膵臓の観察においては、主膵管の観察も重要なポイントとなります。膵癌の中の大多数を占める浸潤性膵管癌では、癌の浸潤による狭窄・途絶と中枢側の急峻な膵管の拡張が特徴となります。これに対し、慢性膵炎では拡張蛇行した膵管と膵管内の膵石・蛋白栓の存在、粘液産生腫瘍では平滑の末梢側の膵管の拡張および内部の粘液の存在、などの特徴が現れます。したがって、評価は拡張の有無のみではなく、狭窄・不整・途絶などの形状変化と膵管内の粘液や結石の存在などの評価も同時にすることが重要です。また、腫瘤形成性膵炎の診断に特徴的な所見として**膵管穿通徴候**（➡p.144）があります。

膵臓の観察　基準断面⑨

—正中横走査〈膵体部、膵管計測〉—

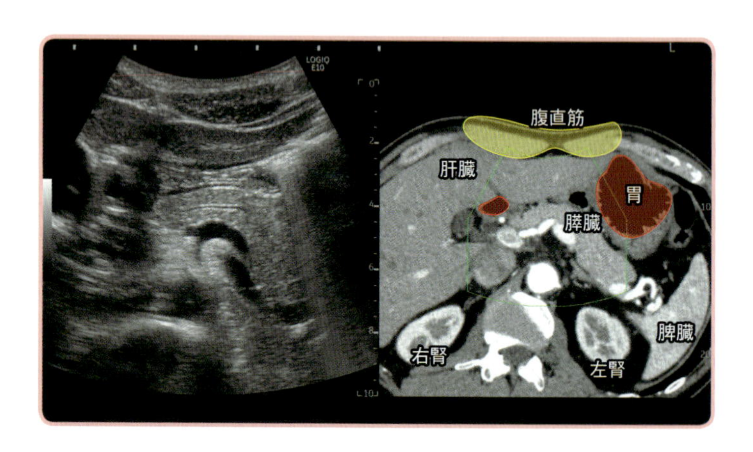

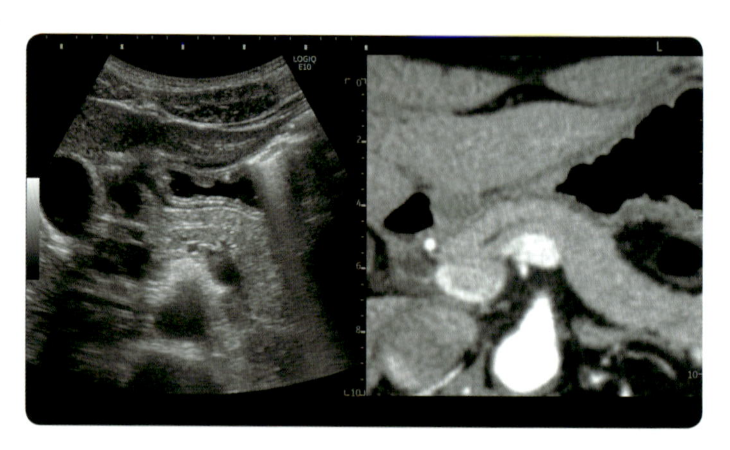

基準断面⑨では、膵管の計測を行います。膵管の評価は、膵疾患の特徴を表す所見として重要であることは述べましたが（➡p.122）、膵管拡張は膵癌の高危険群（high-risk group）として重要な間接所見となるため、基準断面⑧と一緒にするのではなく、正確に計測する目的で単独で拡大撮影を行い、主膵管の撮影・計測をスクリーニング検査においても行います。膵管拡張2.5mm以上は、家族歴、糖尿病の罹患、膵管内乳頭粘液腫瘍、5mm以上の小嚢胞性病変の保有者とともに膵癌の高危険群と報告されています[13-15]。

計測方法は、膵実質と膵管内の膵液との境界が最も超音波のインピーダンスの差が生じるため、膵管の計測は白く描出される膵管の前壁と後壁のそれぞれ腹側寄りで行います。膵管の計測はほかの部位での膵管に異常がない場合には膵体部で最も描出できる部分で、垂直に描出されるようにして計測を行います（図膵-15）。小数点以下を四捨五入し、3mm以上が要精査の対象としています[8]。

膵臓は後腹膜臓器ではありますが、過度の圧迫や体位変換で膵管径が観察中に変化することをよく経験します。一瞬でも3mm以上となった場合の所見を取るのか、という疑問が投げかけられますが、まだ正解は出ていません。しかし、膵管の拡張は膵管内圧の上昇を間接所見として取っているため、再現性がある場合に要精査とした方が良いと考えます。もちろんこれは慢性疾患も含めてほかに異常がない場合の解釈となります。

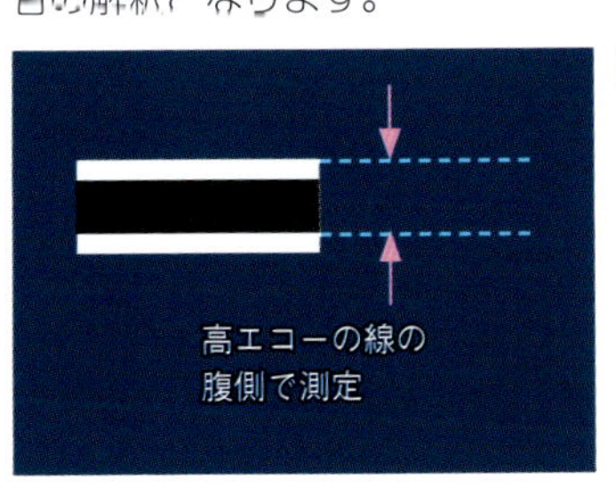

図膵-15 膵管の計測

膵臓の観察　基準断面⑩

—正中斜走査〈膵尾部〉—

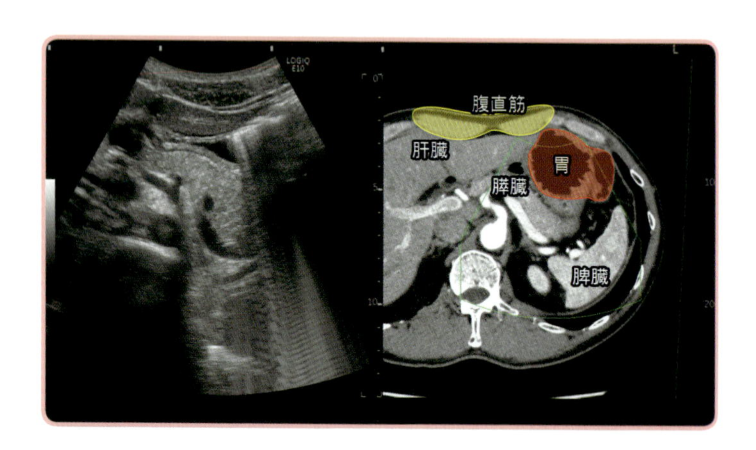

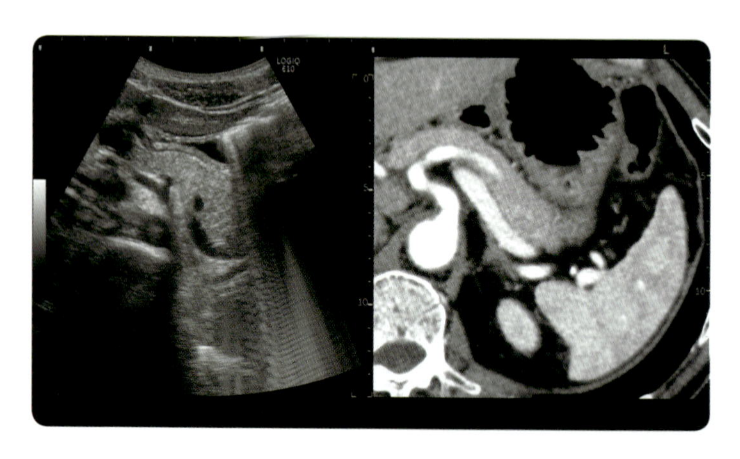

基準断面⑩は、膵尾部を中心に観察する断面です。膵尾部は大動脈左縁から左側となったため、膵尾部がすべて描出不良ということは少なくなりました。ただ、膵尾部の脾臓側は、描出不良となる条件がそろっています。そこで、基準断面には、⑤、⑥でも膵体部〜膵尾部への縦走査と③の脾臓越しの膵尾部の観察が入っています。縦走査の際にも、膵尾部を意識して左側までプローブを振ることが大切です。

ここでの走査方法は、膵尾部の長軸方向の断面となるため膵臓が左側に向かうに従い、背側上方へ脾門部まで走行しているためプローブは右上斜めに当てることと、距離が近くなるように呼気時の観察も上手く使用し呼気時に距離が近くなることも知ることが重要です。膵前面の胃・大腸の消化管ガス像と内臓脂肪・皮下脂肪、さらには腹直筋が超音波の描出における妨げになります。いずれもプローブの圧迫と回転、被検者の呼吸法の調節、体位変換でより良い描出を心がけます。胃内の空気は多重反射のためにその背側にある膵臓の描出が不良となります。この解決方法としては**胃充満法**があり、胃内に水を貯めこれを**音響窓**（➡p.125）として膵臓を描出する手法となります。

超音波用語をcheck!

●胃充満法（Liquid-filled stomach method）

胃内を脱気水などの飲水により充満して体外から走査する方法のこと[1]（図膵-16）。飲水をして胃内の水を音響窓として膵臓の描出をする。飲水の際に一気に飲水をして空気を多く含まないように飲ませることが重要。膵臓の観察としてミルクティーを使用する施設もある。

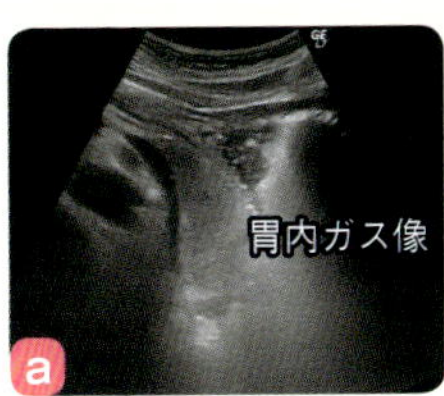

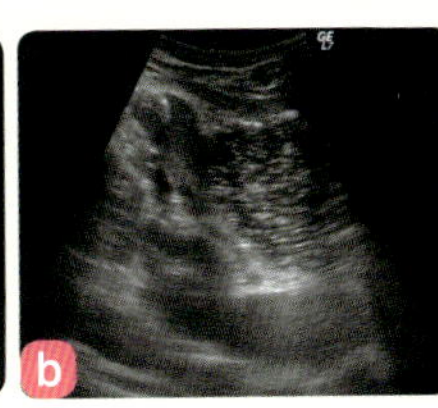

図膵-16 ● 胃充満法
a：正中斜走査飲水前、b：正中斜走査飲水後

膵臓の観察　基準断面⑪

—正中斜走査〈膵頭部〜膵鉤部〉—

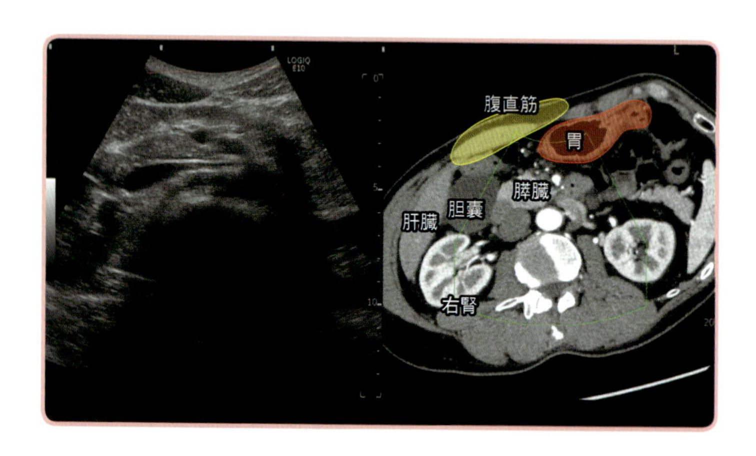

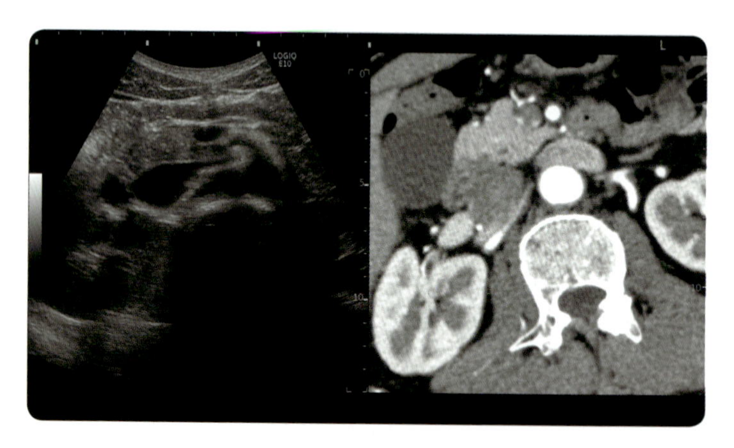

基準断面⑪では、膵頭部の観察を中心に行います。基準断面⑦と合わせて評価を行います。観察のポイントは前述した膵頭部は尾側方向へ意外と長いことを自覚することです。肝外胆管の膵内枝の描出が終わったところでやめることなく、十二指腸水平部が観察されるまでプローブを振ることが重要となります。基準断面⑧の位置からプローブを左・下へプローブを反時計回りに回転をさせて、消化管ガスを外側に圧排することで綺麗に描出されます。

十二指腸も下降脚より尾側は空気が無いために、膵臓との鑑別に戸惑う場合がありますが内部の腸液の可動やケルクリング襞の存在で識別を行います（図膵-17）。また、主膵管を体部から頭部方向に連続的に描出すると頭部でクランク状に尾側に屈曲するため、途絶と間違わないように注意が必要です。

主膵管から水平に直接十二指腸まで膵管の走行が追える場合には、**副膵管**（➡p.145）の拡張や**膵管癒合不全**（➡p.145）を考慮する必要があります。健常人においても**腹側膵**（➡p.145）が背側膵と比較しエコーレベルが低く膵腫瘤性病変と間違われることがあるので注意が必要となります。

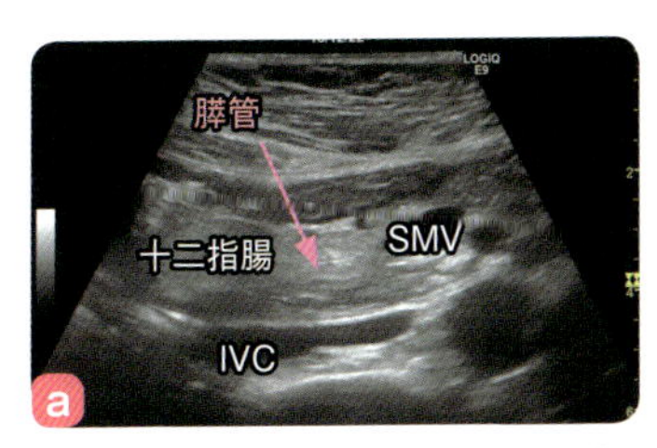

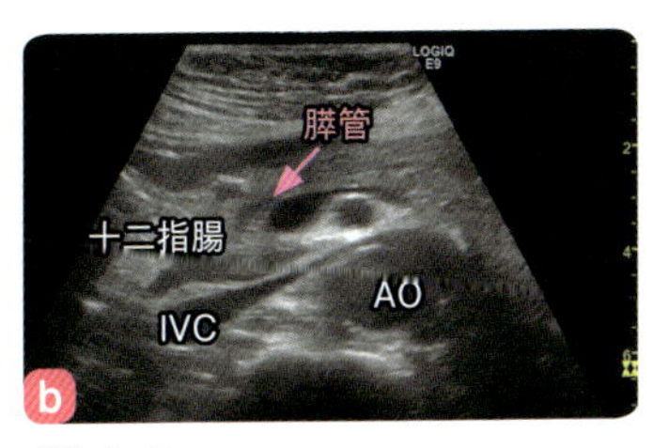

図膵-17 ● 膵頭部描出例（正常例）の膵管走行
a：高周波リニアプローブ、b：正中横走査

解剖用語をcheck!

●膵管穿通徴候（Penetrating duct sign）

腫瘤内に拡張した膵管が途絶しないで貫いている所見[1]（図膵-18b）。膵癌の場合で認める膵管の不整な狭窄や途絶、狭窄後の尾側膵管の急峻な拡張と比較し、腫瘤部に一致した主膵管の平滑な狭窄像で尾側の膵管の拡張も穏やかな所見が特徴で、腫瘤形成性膵炎の膵管像の特徴とされる。精密検査で行う細径超音波プローブを胆管、膵管などの管腔内に挿入して行う超音波検査を管腔内超音波検査（intraductal ultrasonography：IDUS）という。

●副膵管（Santorini 管）

背側膵原基の主導管が主膵管（Wirsung 管）と呼ばれ、背側膵原基の主導管の腹側膵管との癒合部の近位側を副膵管（Santorini 管）という。発生過程において退行する例が多い。主膵管が膵頭部に入った付近からはじまり小十二指腸乳頭に向かってほぼ直線的に水平に近く走行する。

●膵管癒合不全（Pancreas divisum）

膵臓の発生過程で起こる形成異常で背側膵管と腹側膵管の癒合不全がおこる。膵臓の形成異常の中で最も頻度が高い。膵管非癒合と膵管不完全癒合に分類される。

●腹側膵（Ventral pancreas）

膵臓は胎生期に前腸・十二指腸原基に腹側膵原基と背側膵原基が発生し、発育とともに回転をして背側膵原基の下方に移動して癒合する。背側膵は膵頭部前面と膵体尾部を形成し、腹側膵は膵頭部の後面を主に形成する。

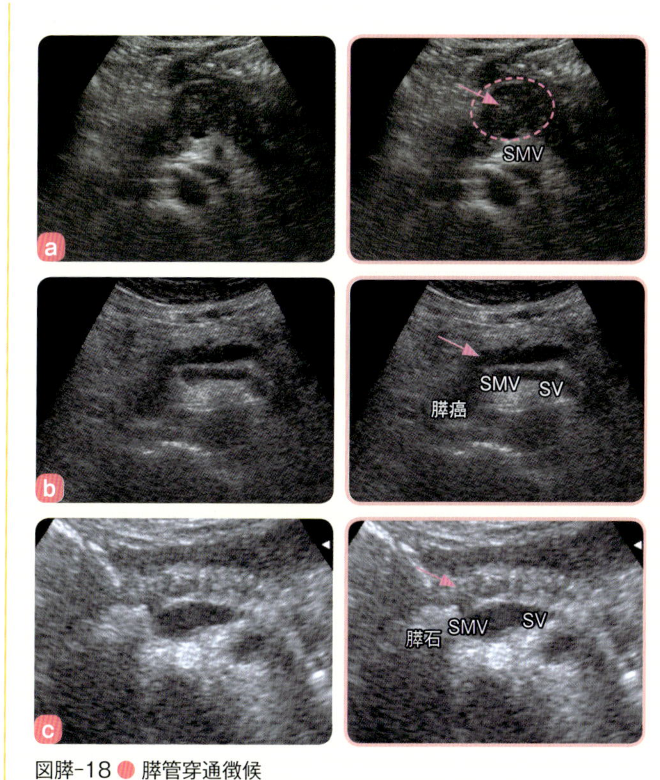

図膵-18 ● 膵管穿通徴候
a：膵癌、b：腫瘤形成性慢性膵炎、c：慢性膵炎
◌の腫瘤内にも膵管の走行を認めている。

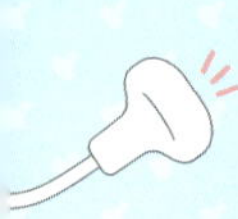

腎臓の解剖

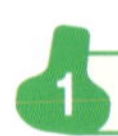

1 腎臓と超音波検査

泌尿器領域は、尿が無エコーとして描出されるため、超音波検査で観察に適している領域です。尿をつくる腎臓と尿を運びだす排尿路に分けられ、排尿路は腎内の腎杯、腎盂と腎外の尿管、膀胱、尿道となります。腎臓は、左右2個ある臓器で正常変位もあり注意が必要となりますが、評価法については基本的に左右ともに同じです。

腎臓は後腹膜臓器です。したがって腹膜の背側に位置します。腹側から言うと、腹膜⇒①腎傍脂肪組織（膵臓・十二指腸・上行・下行結腸も位置する腔）⇒②腎筋膜 (Gerota 筋膜）⇒③脂肪被膜⇒④腎被膜⇒⑤腎実質となります。

また腎臓は周囲を脂肪組織に囲まれた中で動くことが可能な臓器と

腎傍脂肪：腎被膜の外周を占める部分で、状態や量により低～高エコーとして描出され、内部に点状～線状の高エコーが不均質にみられるのが特徴。

腎筋膜：強い反射帯として線状の高エコーとして描出されることもあるが、脂肪組織に埋没され明確に識別できないことのほうが多い。

腎被膜：強い反射帯として線状の高エコー像として描出され、腎臓の輪郭を表現する。腎腫瘤性病変は腎臓の外方に突出する症例が多く、腎臓の観察においてはこの被膜を意識し輪郭を追うように全周をしっかりと観察をすることが大切。

なっています。したがってこの支持組織が弱いと腎臓が動く遊走腎、下垂腎となります。いつも観察をしている場所に描出されない場合に備え、頭に入れておくことが必要となります。

基準断面では腎臓は長軸の方向の最大割面の2画面のみとなっていますが、あくまでも保存断面であり検査時には短軸の観察を行ったのちに長軸断面の観察を行います。

2 腎実質と超音波画像

腎被膜の内側は皮質と髄質で構成されており、超音波検査では、**腎実質エコー像**（➡p.149）と呼ばれます。腎髄質は、円錐状に腎洞に突出したより低エコーに描出される扇型の部分で、腎錐体とも呼ばれます。1個の腎臓に10～15個存在します。腎杯から錐体の部分までが腎髄質となり、髄質の外側が腎皮質となります。超音波検査では、**腎髄質エコー像**（➡p.149）の識別には高エコーを呈する腎杯をメルクマールにすることで識別ができます。扇形領域のやや低エコー領域で腎杯に連続している部分が**腎錐体エコー像**（➡p.149）となります。腎実質エコー像の中でより低エコーに描出され腎杯に接する部分が曲線となるため腫瘤性病変として間違われることがあるので注意が必要です。その周囲のやや高エコー領域が**腎皮質エコー像**（➡p.149）となります。つまり腎実質エコー像から髄質エコー像を除いた部分が皮質のエコーとなります。

錐体と錐体の間には皮質が腎洞まで達しておりこれを腎柱（ronal column、ベルタン柱：columns of Bertin）と呼びます。腎柱は大きな場合に腫瘤性病変と間違われることが多いので注意が必要となります。しかし、この腎柱は腎皮質部分であるため、外側には境界エコーを認めず、皮質と連続的に描出されることから腫瘤性病変との鑑別が可能です。腎柱の部分には葉間動静脈が走行し前述の錐体周囲の弓状動静脈に連続しています。

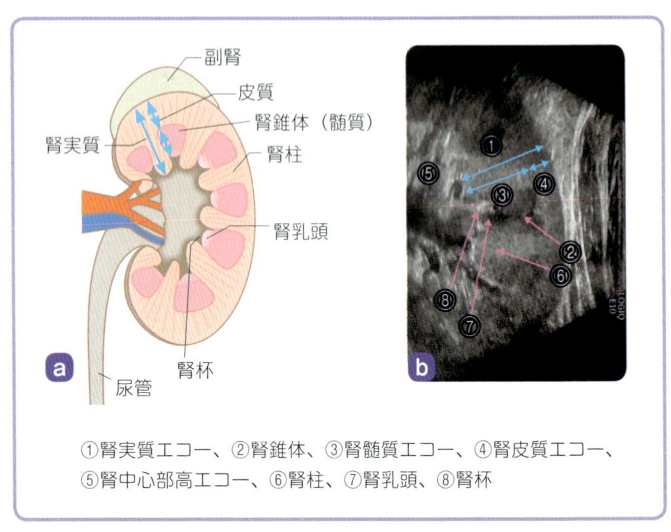

図腎-1 ● 腎臓の解剖

3 腎門と超音波画像

腎臓の内側の凹んだ部分が腎門と呼ばれ、腎盂、腎杯、腎動脈、腎静脈、腎洞内脂肪組織などからなり、この複雑な組織がエコー源となります。腎門は腎臓内の腎洞という空間につながり、超音波検査では**腎中心部エコー像**として描出されます。境界も複雑な形態をした強い高エコー像を呈します。腎門内部に無エコーに観察される部分は、脈管および腎杯腎盂内の尿ということになります（図腎-1、2）。ドプラを使用することで腎杯と動・静脈との鑑別は容易にできます。

腎盂の中枢測である小腎杯が腎錐体に被さり腎乳頭を介して尿を受け取る部分となっています。

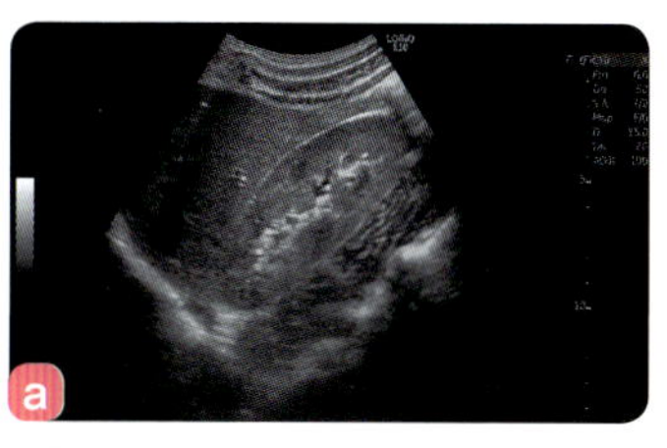

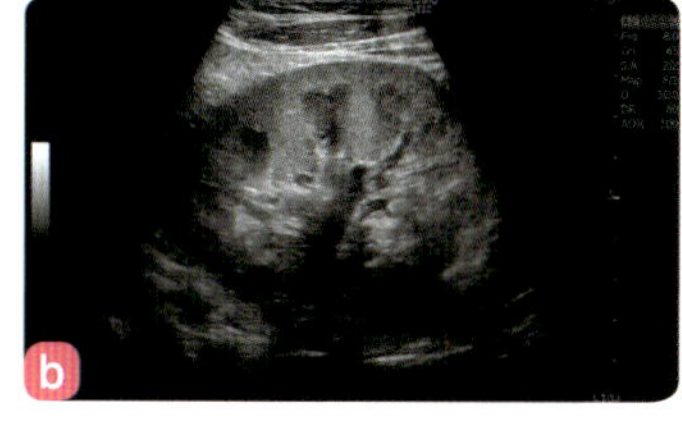

図腎-2 腎臓の超音波画像
a：コンベックスプローブ、b：高周波プローブ拡大像

超音波用語をcheck!

●腎実質エコー像（Renal parenchymal echo、Echo of renal parenchyma）

腎実質（皮質および髄質）からのエコー像。腎中心部の高エコー像の外側を指す（図腎-1b-①）。髄質が皮質より低エコーに識別描出されることが多い。

●腎髄質エコー像（Renal medulla echo、Echo of renal medulla）

腎錐体エコーともよぶ（図腎-1b-②）。腎錐体を含む腎皮質の内側の部分を指す（図腎-1b-③）。腎実質エコー像内で、より低輝度に描出される扇形領域のこと。

●腎皮質エコー像（Renal cortex echo、Echo of renal cortex）

腎実質エコー像から腎髄質エコー像を除いた外側部分のこと（図腎-1b-④）。

●腎中心部エコー像（Renal central echo、Central echo complex：CEC）

腎杯より中心の高エコー領域を指す（図腎-1b-⑤）。腎盂、腎杯、腎内血管、腎洞内脂肪組織などからなる高エコー像のこと。

日本超音波医学会．医用超音波用語集．https://www.jsum.or.jp/terminologies（2019年 4 月閲覧）より引用改変

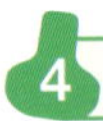

腎臓の正常変異

腎臓は、正常変異も多い臓器となります。知らないと安易に腫瘍と診断してしまうので必要な知識の一つです。**ひとこぶラクダのこぶ**や**重複腎盂尿管**などがあります（図腎-4、5）。

腎臓は血管が豊富な臓器でもあり、カラードプラを使用することでそれが実感できます。多くは腎錐体を取り囲むように弓状動脈、弓状静脈が走行しておりさらに小葉間動・静脈として皮質内に豊富に張り巡らされています。近年は微細血流が表示できる装置や加算像も容易に可能であるため血管の構造が把握しやすくなっています（図腎-3）。泌尿器科領域では体外からの観察以外にも尿管内からや経直腸からの観察方法もあり、**尿管内超音波法**、**経直腸超音波法**と呼ばれます。

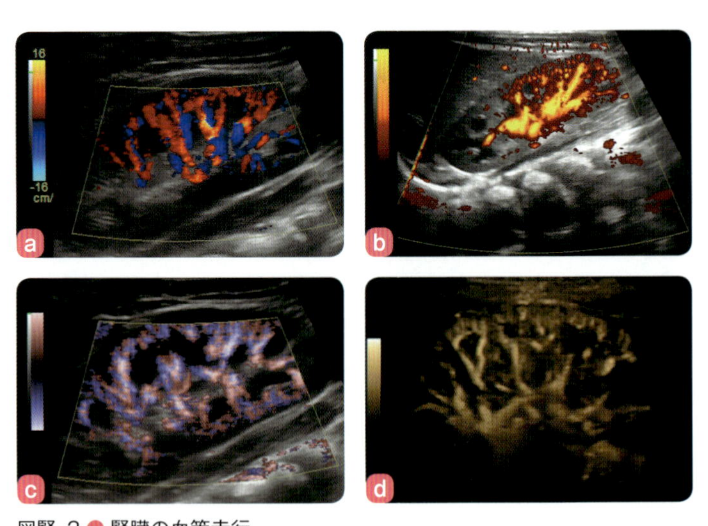

図腎-3 ● 腎臓の血管走行
a：カラードプラ、b：パワードプラ、c：高感度ドプラ、d：高感度ドプラ（加算像）

超音波用語をcheck！

●ひとこぶラクダのこぶ（Dromedary hump）

脾腫などにより腎臓が圧排され、腎臓の一部が突出した像を呈すること（図腎-4）。腎腫瘍との鑑別が重要。

●重複腎盂尿管（Double renal pelvis）

重複腎盂、重複尿管ともいう。腎盂と尿管が重複する先天異常のこと。中心部高エコー像が分離しているために中心部が腫瘍と間違われやすい（図腎-5）。上部尿路先天異常の中で最も多い。完全重複尿管、不完全重複尿管がある。

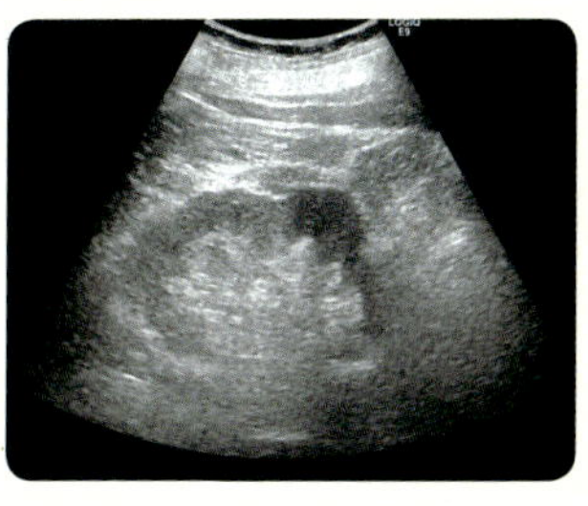

図腎-4 ひとこぶラクダのこぶ

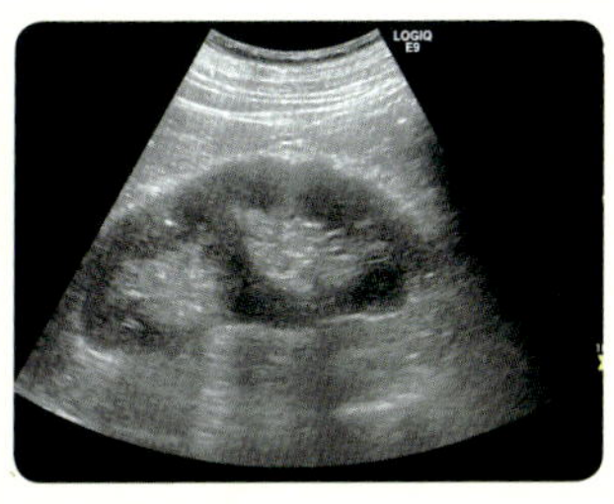

図腎-5 重複腎盂尿管

●経直腸超音波法（Transrectal ultrasound：TR-US）

直腸内から観察をする超音波検査法。膀胱や前立腺の観察に特に用いる。

●尿管内超音波法（Intraureteral ultrasound：IU-US）

経尿管走査による超音波検査法。腎杯、腎盂、尿管の超音波検査法の観察を行う[1]。

日本超音波医学会．医用超音波用語集．https://www.jsum.or.jp/terminologies（2019年 4 月閲覧）より引用改変

腎臓の観察　基準断面①

—左肋間走査〈左腎臓〉—

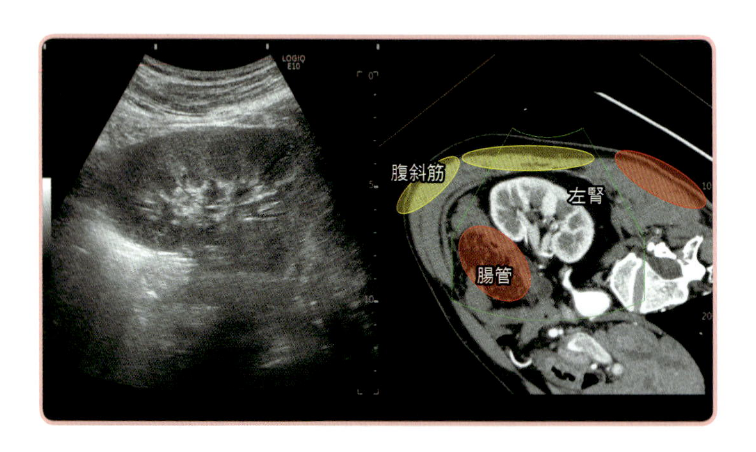

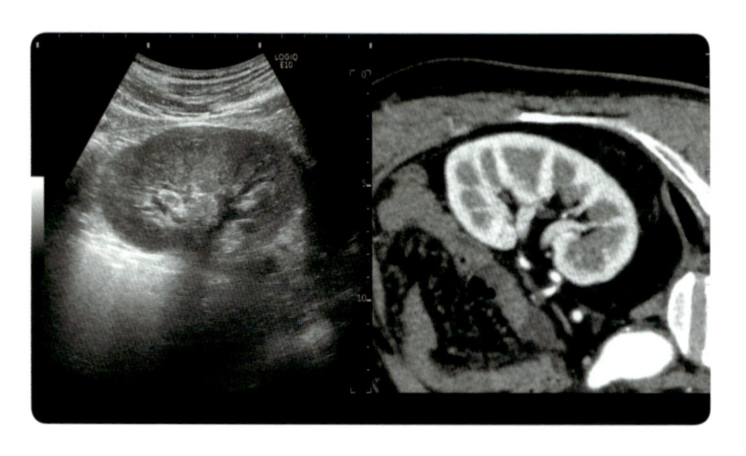

基準断面①では、左腎の観察を行います。左腎を撮影するには、通常は右側臥位で行います。理由は以下の 2 点です。

①筋肉・脂肪・消化管などを避け最も近い部位からの観察場所が得られやすい（左図）。また前面の消化管のガスは圧迫による調整が筋肉より容易であることも考慮することが大切です。
②背部からの観察、前面からの観察の両方が選択できる。

短軸の観察を行ったのちに、プローブを 90 度回転させ長軸での観察を行います。腎腫瘍や腎嚢胞は腎臓から外側へ突出する症例も多く、最大割面のみではなくプローブを十分に tilting して、端から端まで観察することが重要となります。腎臓の角度が内側寄りに偏位し、内側の輪郭が十分に追えない場合には**馬蹄腎**（➡p.156）を疑う必要があります。

腎臓の外側に突出した腫瘤の場合、他臓器由来の腫瘍が腎臓を押しているのか、腎臓由来の腫瘍か分かり難い場合もあります。どの臓器由来であるかは診断に際し重要な因子となります。この際重要となるのが腫瘤と臓器の境界部分（立ち上がりの角度）の所見となります。この所見は**ビークサイン**（➡p.156）とも呼ばれています。

また、左腎静脈が腹部大動脈と上腸間膜動脈に挟まれ腎静脈のうっ滞がおこると、同部での乱流が観察されます。これは血尿の原因であり、**ナットクラッカー サイン**（➡p.157）と呼ばれています。

腎臓の観察　基準断面㉕

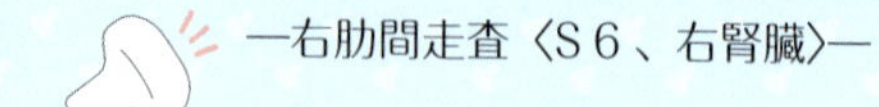

―右肋間走査〈S６、右腎臓〉―

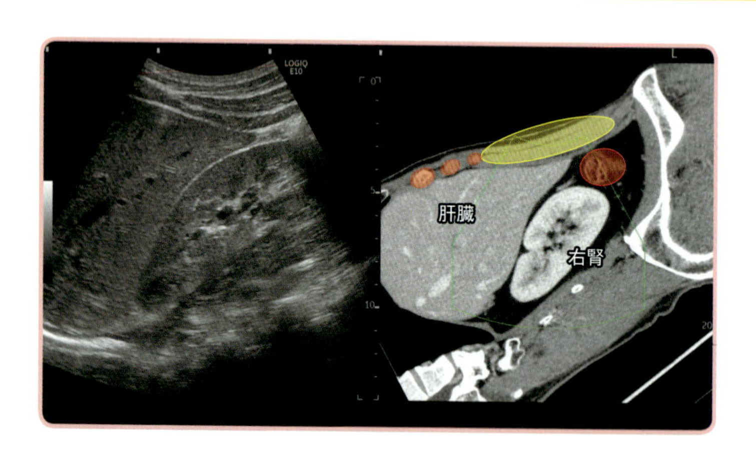

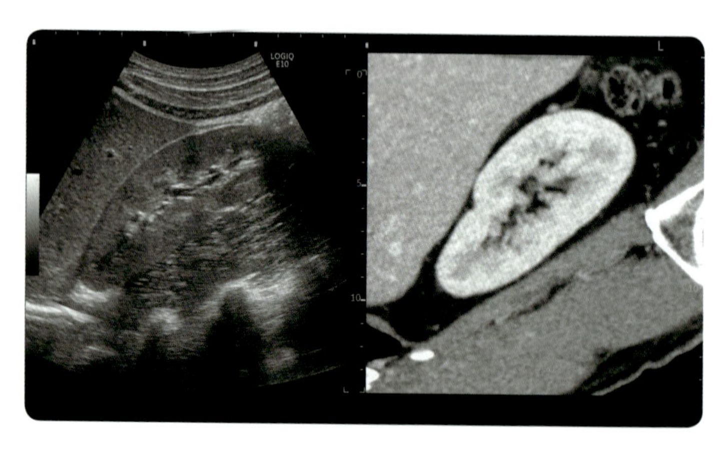

基準断面㉕では、右腎の観察を行います。この断面では背臥位のままの撮影としています。この理由としては、右側は、被検者の位置やベッドの工夫（同部の切れ込みのあるベッド）で背部側からの観察も可能となるためです。しかし、描出不良と感じた場合には、基準断面①と同様の考え方で右側臥位にして観察を行うことを推奨しています。

この断面では、腎実質には脂肪化がみられないことより肝臓の脂肪化の程度の評価として用いられることを述べました（➡p.82）。しかし、腎実質は慢性変化の進行とともに高エコー化や萎縮を伴うようになるため、慢性腎障害症例では脾臓の実質と、エコーレベルを比較します（肝脾コントラスト）。このように慢性腎障害のエコーレベルの表現として、健常人の肝実質のエコーレベルと比較し、高エコーとなるため脂肪肝の肝腎コントラストに対し**逆肝腎コントラスト**（➡p.157）といわれます。

MEMO

超音波用語をcheck!

●馬蹄腎（Horseshoe kidney）

左右の腎臓が癒合している腎臓の先天異常の代表的な奇形である。本邦人では0.19～0.48%、欧州人では0.03～0.49%といわれ腎下極で癒合するものが多い[16]（図腎-6）。

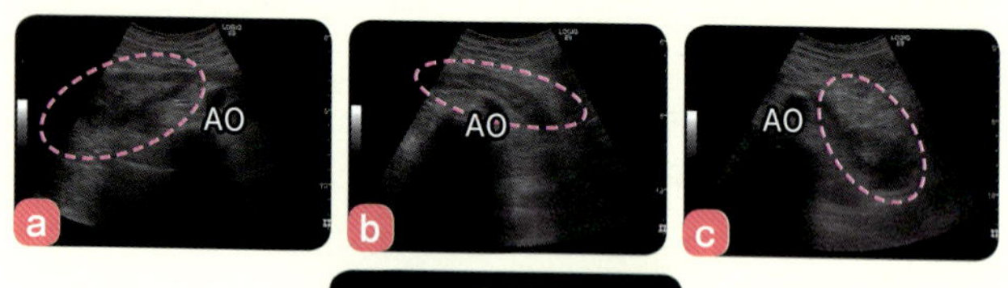

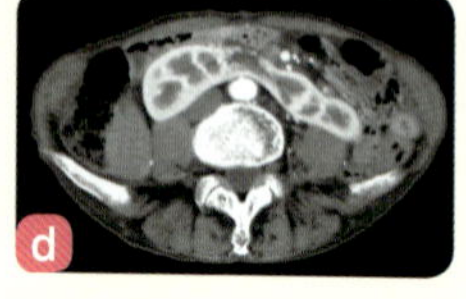

図腎-6 ● 馬蹄腎
a：右腎、b：正中、c：左腎、d：CT画像

●ビークサイン（Beak sign）

腎由来の腫瘤の場合に、腫瘤と腎皮質との境界部が鳥のくちばし状（beak）に鋭角になること指す[7]。本来は、放射線科領域の診断学で広く使用されている用語。特に腎腫瘍に限定することなく腫瘍性病変で広く使用されている（図腎-7）。

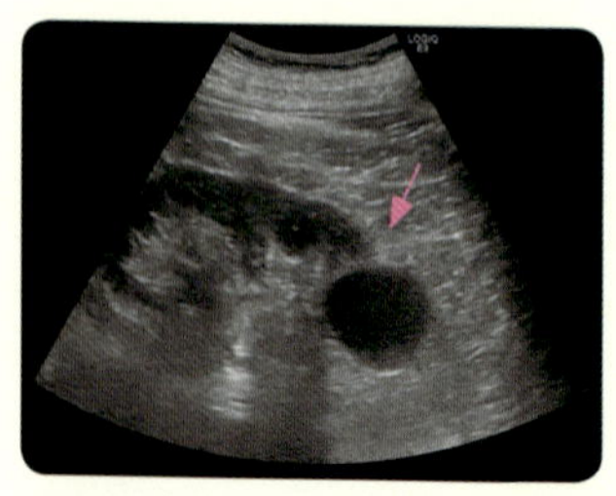

図腎-7 ● ビークサイン
腎腫瘍

●逆肝腎コントラスト

慢性腎不全、ネフローゼ症候群、アミロイド腎などで、腎皮質のエコーレベルが肝臓より上昇しているもののこと。

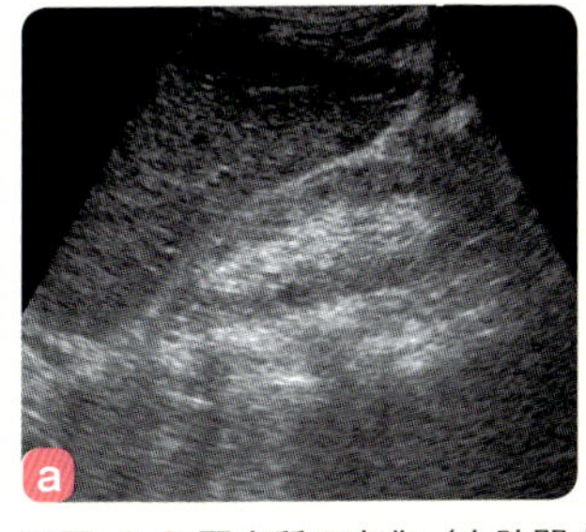
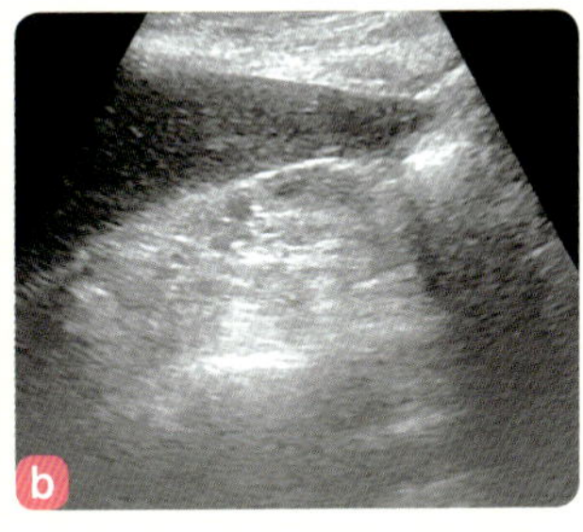

図腎-8 ● 腎実質の変化（右肋間走査コンベックスプローブ）
a：慢性腎不全、b：透析腎

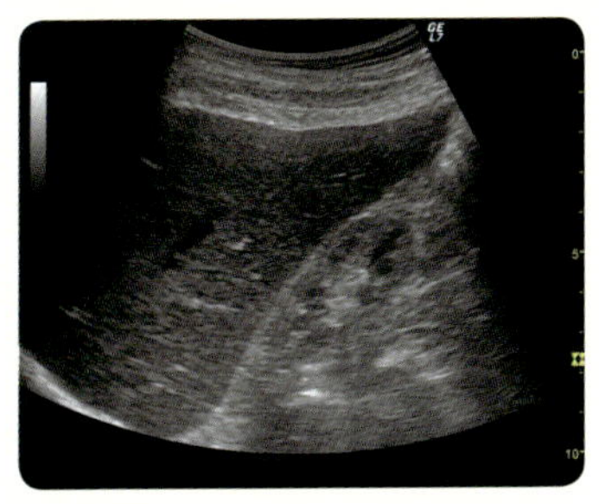

図腎-9 ● 逆肝腎コントラスト（右肋間走査コンベックスプローブ）

●ナットクラッカーサイン（Nutcracker sign）

Nutcracker phenomenonともいう。痩せた症例で多く、心窩部横走査にて、左腎静脈が腹部大動脈と上腸間膜動脈との間に挟まれて狭窄し、中枢側がくるみ割り器のように怒張する現象のこと。左腎静脈が上腸間膜動脈と腹部大動脈の間を通り、大動脈を越えて下大静脈に流入するため、狭窄が生じた場合に腎静脈圧が上昇し腎盂、尿管の粘膜の静脈叢が拡張し出血しやすくなる。血尿の原因となる所見である。

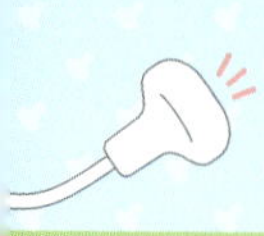

大動脈の解剖

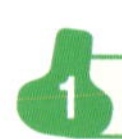

1 大動脈

心臓から全身に血液を送り出す動脈の本幹であり、左心室動脈円錐頂の大動脈口から始まり上行大動脈、大動脈弓、胸大動脈、腹大動脈で構成されます（図動-1）。

腹部の超音波検査では横隔膜の大動脈裂孔より椎体前を下行し、第4腰椎で左右の総腸骨動脈を分枝するまでの腹部大動脈のみの観察となります。血管壁は、1層の扁平な内皮細胞と結合組織からなる内膜、主として周囲を輪走する平滑筋からなる中膜、周囲の結合組織からなる外膜の3層で構成されています。

超音波検査では主に3層に描出され、内側（内腔側）の2層が内膜と中膜を合せた内膜中膜複合体とよばれ、**内膜中膜複合体厚**を動脈硬化の指標として用います。大動脈疾患は突然死の原因ともなるため、これからの超高齢者社会に向けスクリーニング検査においても腹部大動脈を意識した観察が重要と考え、スクリーニング検査25断面法の保存画面にも単独の断面として入っています。

超音波用語をcheck!

●内膜中膜複合体厚（intima-media thickness：IMT）

内膜と中膜を明確に識別できないため内膜中膜を合わせて評価を行う。

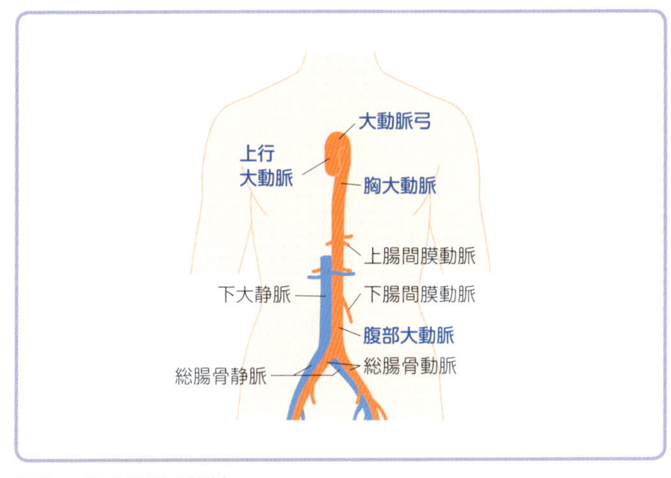

図動-1 ● 大動脈の解剖

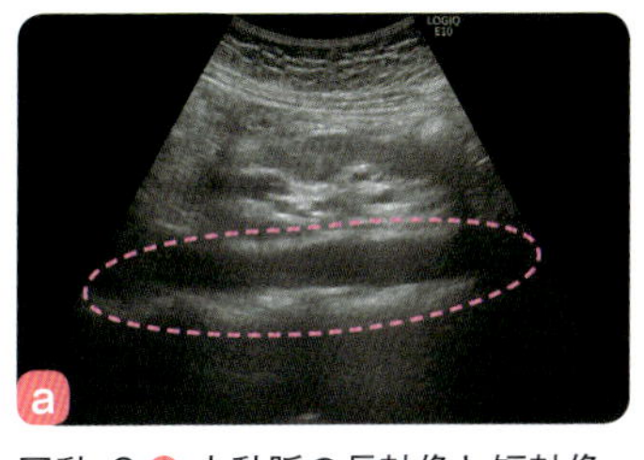

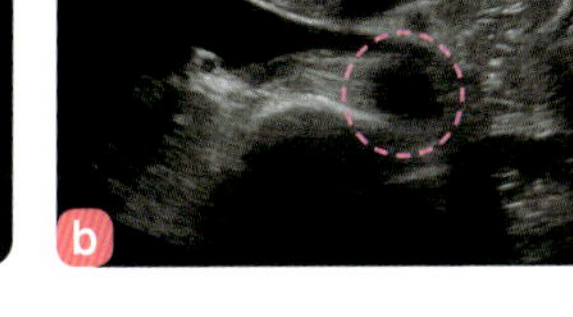

図動-2 ● 大動脈の長軸像と短軸像
a：長軸像、b：短軸像

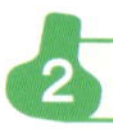

2 大動脈の観察

基準断面④と⑤が大動脈の観察・保存断面としています（基準断面④：p.166、基準断面⑤：p.168）。高齢者など大動脈の蛇行症例も多く、異常所見が必ずしも最大割面の位置にないために、綺麗な長軸像を描出し難い症例にもしばしば遭遇します。実は、大動脈の走行を把握せずに長軸で評価するのは困難な症例も意外と多いのです。これに対し短軸は、1 枚で広範囲の評価は不可能な反面、どの方向に突出しているかなどの評価がしやすいのが特徴となります。そこで、まず短軸像で心窩部から臍部まで頭側から画面の中央に大動脈の短軸を表示するように走行や病変の有無を確認し、その移動した方向に対しプローブ 90 度を回転させることで簡単に綺麗な長軸が表示可能となります。

3 大動脈の評価

1 内腔の評価

大動脈の評価で重要なのは内腔の評価と周囲の変化といえます。特に内腔の評価においては動脈の粥状硬化の変化として内腔に膨隆した**プラーク（plaque）**の有無と状態を的確にとらえることが重要となります。明らかな隆起が無い場合には内膜中膜複合体の肥厚が動脈硬化の指標にもなります。また、本来大動脈内は血液で満たされているため無エコーに表示されますが、内部に線状のエコー像が見えることがあります。これは実際に構造物があるわけではなく**多重反射**によるアーチファクトです。

超音波用語をcheck!

●プラーク（Plaque）

動脈硬化により血管壁の内面が、周りの部分より隆起した病変（粥腫）のこと[1]。

●多重反射（Multiple reflection）

用語の解説は、p.108 参照。特に痩せている人で出現しやすく、大動脈の壁の多重反射が出現していると考えられるため、圧迫を緩めたり、角度を変えて変化が出ることでアーチファクトであることが確認可能となる（図動-3）。

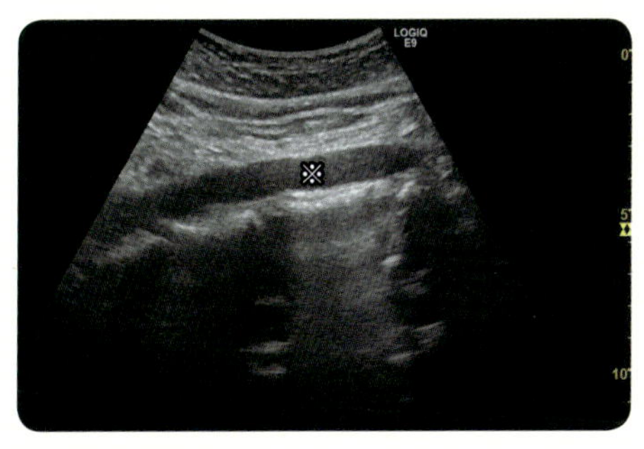

図動-3 ● 多重反射

❷ 外形の評価

大動脈の外形の評価は大動脈瘤（Aortic aneurysm）の有無を評価することになります。大動脈瘤とは、大動脈瘤・大動脈解離診療ガイドラインによると「大動脈の一部の壁が、全周性または局所性に（径）拡大または突出した状態」とし、大動脈壁の一部が局所的に拡張して瘤を形成する場合、または直径が正常径の1.5倍（胸部で45mm、腹部で30mm）を超えて拡大した（紡錘状に拡大した）場合に「瘤（aneurysm）」と称すると定義されています。大動脈瘤は動脈硬化性、外傷性、炎症性、感染性などの原因により形成され、瘤壁の形態により動脈壁成分（内膜・中膜・外膜の三層構造）からなる真性（True aneurysm of the aorta）、瘤の壁には動脈壁成分がなく本来の動脈腔外にできた「新たな腔」で大動脈内腔と血流がある状態である仮性（Pseudoaneurysm of the aorta）、大動脈壁が中膜のレベルで二層に剥離して本来の大動脈腔（**真腔**）以外に壁内に生じた新たな腔（**偽腔**）を有する解離性（Dissecting aneurysm of the aorta）に分類されます。また瘤の形状からは、大動脈全周での拡張である紡錘状（Fusiform type）と、局所的に拡張した嚢状（Saccular type）に分類されます[17]。

超音波 用語をcheck!

●真腔（True lumen）

動脈解離において、本来からあった動脈の内腔。

●偽腔（False lumen）

大動脈解離において、本来は無い中膜の層に新たに生じた腔を指す。

日本超音波医学会．医用超音波用語集．https://www.jsum.or.jp/terminologies（2019年4月閲覧）より引用

大動脈解離（Aortic dissection）は「大動脈壁が中膜のレベルで二層に剥離し、動脈走行に沿ってある長さを持ち二腔になった状態」で、大動脈壁内に血流もしくは血腫が存在する動的な病態とされます。超音波検査での観察のポイントは**真腔**・**偽腔**・**フラップ**および**エントリ**・**リエントリ**の部分の評価となります。解離性大動脈瘤（Dissecting aneurysm of the aorta）という用語も使用しますが、これは瘤形成をした大動脈解離のことを指します。大動脈解離の診断では、心エコーの際に大動脈を併せて観察する手法として4Sサイン（Superior view、Small scale view、Subxiphoid-abdominal view、Supra-stern view）があります。

超音波用語をcheck！

●フラップ（Flap）

動脈解離により動脈内腔に解離した内膜と中膜の一部。

●エントリ（Entry）

大動脈解離において、解離フラップの亀裂部を真腔から偽腔に向かって流れる血流とその流入口。

●リエントリ（Re-entry）

大動脈解離において、解離フラップ亀裂部を偽腔から真腔に向かう血流とその流出口。

●亀裂（Tear）

裂孔、内膜裂口、裂口、とも呼ばれ、大動脈解離おける内膜と中膜の裂け目を指す。

日本超音波医学会．医用超音波用語集．https://www.jsum.or.jp/terminologies（2019年4月閲覧）より引用

❸ 動脈瘤と大動脈解離の症例

図動-4 に動脈瘤、図動-5 に大動脈解離の症例を呈示します。また、大動脈瘤に関しては、マントルサインや AC sign などの用語があり確認をする必要があります。

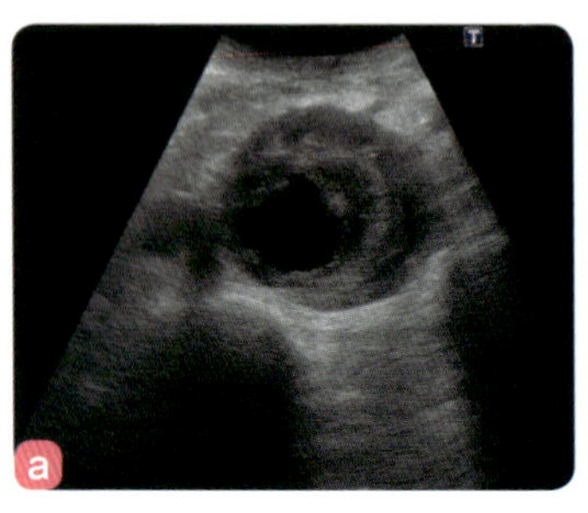

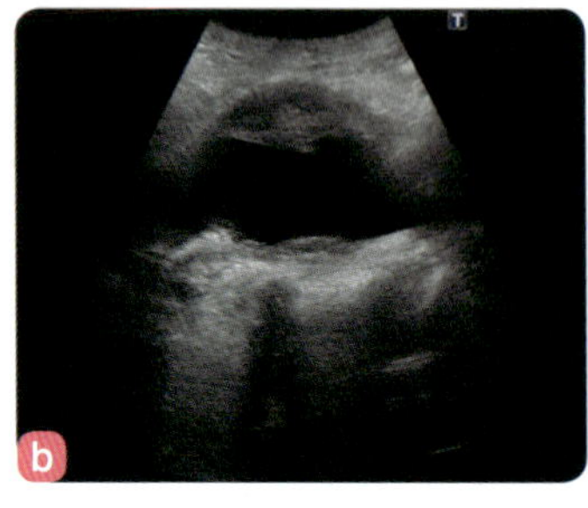

図動-4 ● 炎症性腹部動脈瘤
正中横走査（コンベックスプローブ）。a：短軸像、b：長軸像

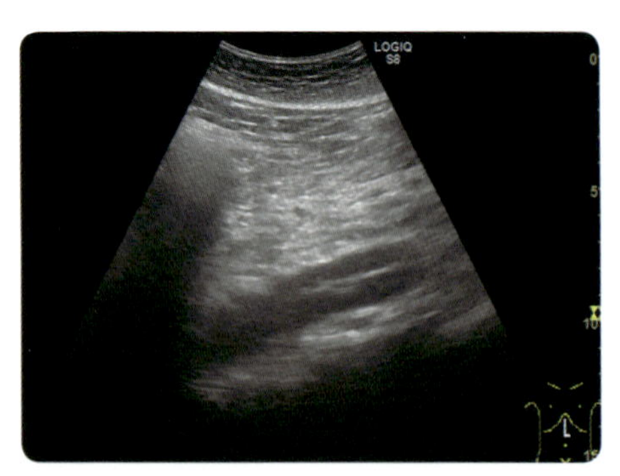

図動-5 ● 大動脈解離
正中縦走査（コンベックスプローブ）

超音波用語をcheck!

●マントルサイン（Mantle sign）

炎症性の腹部大動脈瘤の前方にみられる外膜の肥厚像。後壁にはみられない特徴があり、炎症性細胞の浸潤を伴う著明な線維性肥厚のこと[1]。大動脈破裂、高度動脈硬化プラーク、馬蹄腎、などとの鑑別が重要となる。

● AC sign（Anechoic crescent sign）

腹部大動脈瘤の壁在血栓内にみられる三日月状の無エコー域のこと。血栓の部分的な溶解を指す[1]。紡錘状動脈硬化性真性腹部大動脈瘤にみられ大動脈解離との鑑別を要するエコー像。単純 CT で大動脈壁に沿ってみられる三日月型の高吸収域は High-attenuation crescent sign（HAC sign）と呼び、新鮮な血腫とされるサインである。混合しないよう注意が必要。

MEMO

大動脈の観察　基準断面④

—正中縦走査〈腹部大動脈〉—

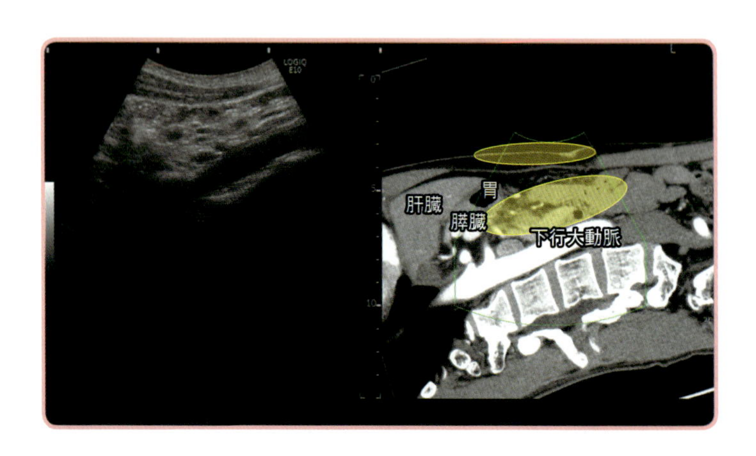

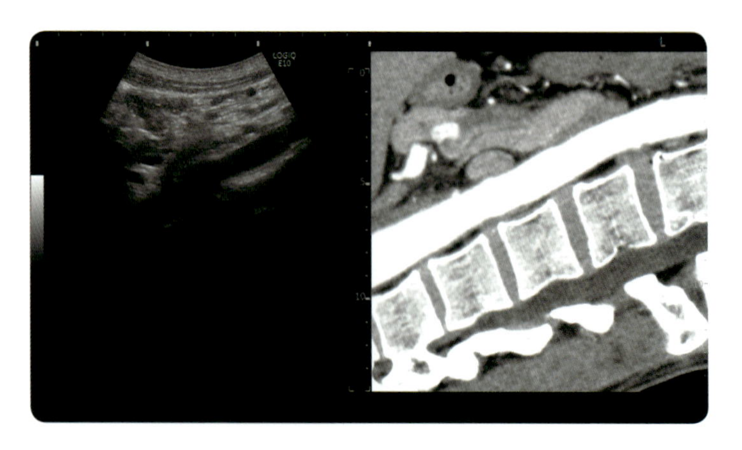

基準断面④では横走査での大動脈の短軸の観察の後に、縦走査にして大動脈の画像を保存しています。基準断面⑤の尾側の大動脈の観察が中心となります。

従来は肝臓の縦走査の際に大動脈を観察し、肝左葉を大動脈が入る断面のみを保存画像としていましたが、高齢社会になり腹部大動脈瘤の合併率の増加を反映し、突然死の減少を目指すため腹部大動脈を単独で観察するようにして、スクリーニング走査の保存画像に追加しています。一つの画像に複数の臓器の評価目的がある場合、見逃しの増加にもつながるため単独評価にしたということです。必ず総腸骨動脈の分岐（臍部）まで観察を行うようにすることで、総腸骨動脈瘤の発見の報告も増加しています。

腹部大動脈の評価においては肥満症例では深部になるために、描出不良となることも少なくありません。この場合には呼気時にお腹の力を抜かせた状態で圧迫を加えることで距離が縮まり上手く描出できます。また、高齢者では大動脈が蛇行している症例も多く長軸を一枚の断面で出すことが難しい症例もあります。この場合短軸⇒長軸の順に評価を行うことがポイントなります。短軸の評価の際にモニターの中央に大動脈を描出するように頭側から尾側にスキャンを行いその右手の動いた軌跡に対して 90 度回転をさせて長軸を描出することが最も正確かつ効率的であるといえます。この断面では瘤以外にも大動脈壁肥厚や石灰化により動脈硬化の評価も行うほか、走査に慣れてきたら起始部付近のみでもよいので腹腔動脈・上腸間膜動脈・左右の腎動脈の状態も確認することが大切です。さらに大動脈周囲のリンパ節の腫大もこの断面で指摘されることが多いので内腔のみではなく周囲の変化にも気を配れるようになることが理想となります。

大動脈の観察　基準断面⑤

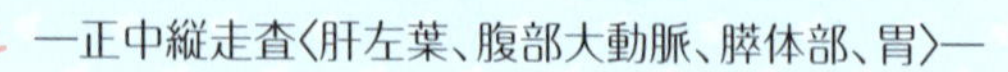

—正中縦走査〈肝左葉、腹部大動脈、膵体部、胃〉—

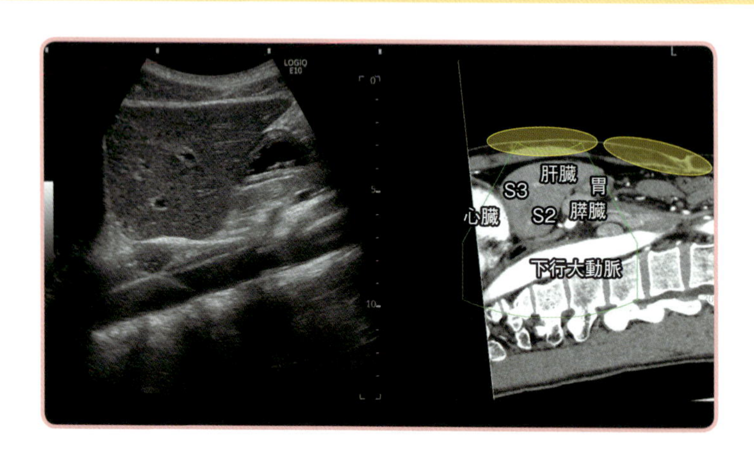

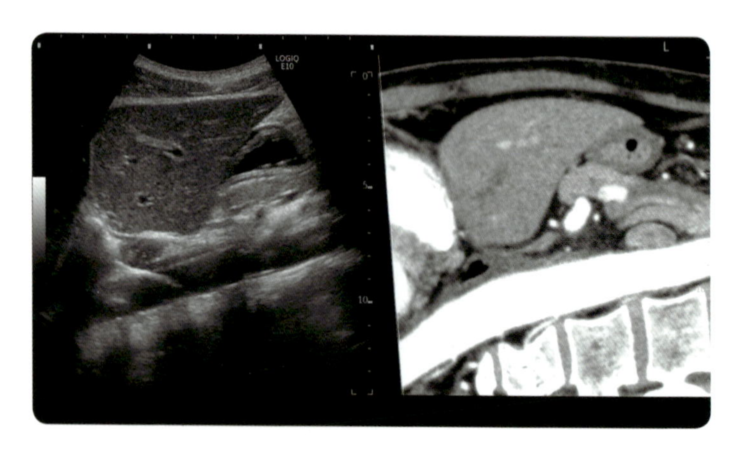

基準断面⑤は、左葉の形態変化の観察とびまん性肝疾患の評価を行う断面です。しかし、この断面は、肝臓のみならず心臓の動きや心嚢液貯留の有無、大動脈、下大静脈、大動脈周囲のリンパ節腫大、腹部食道、胃、十二指腸、膵臓、横行結腸、小腸、胸腹水貯留の有無などの大きな異常があるか無いかを観察する断面でもあります。つまり病態把握を行い大きな異常の有無を把握する断面でもあります。保存断面のみではなく、プローブを左右に大きく入って病態把握のつもりで全体像を把握することが重要となります。

またこの断面では、内臓脂肪や皮下脂肪も含めた個人差による各臓器の位置関係や予想外の臓器変形や腫瘤性病変なども確認する断面ともいえます。広い視野を持って観察を行うことが大切です。

大動脈周囲のリンパ節の腫大はここで指摘されます。**サンドイッチサイン**（➡p.171）もここでみられます。リンパ節の観察のポイントは、リンパ節の有無や最大断面の観察のみではなく、形態的変化や内部エコーの評価も適切におこなうことです。扁平の腫大は炎症性、球形の場合がリンパ節転移をはじめてとする悪性疾患を疑う所見となります（図動-6）。悪性リンパ節の場合に、内部エコーが無エコーに近い低エコーとなるのが特徴とされます。脈管と間違うこともあるので、積極的にカラードプラなどを用いて脈管との鑑別を行うことが重要となります。

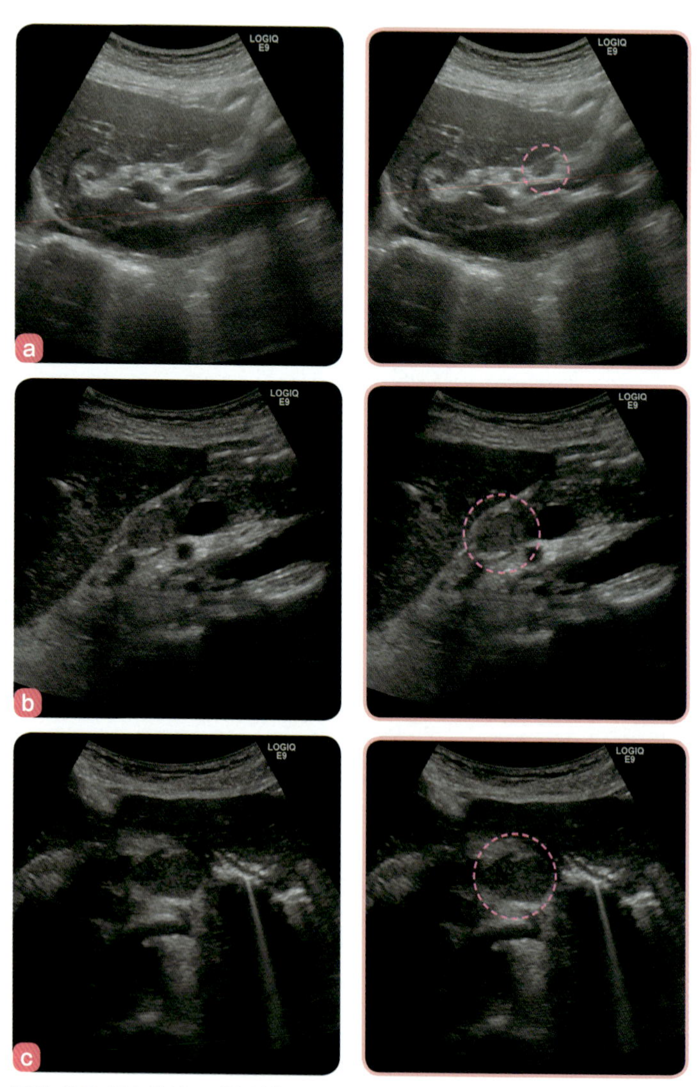

図動-6 ● 反応性リンパ節腫大とリンパ節転移
正中縦走査（コンベックスプローブ）。a、b：リンパ節転移、c：反応性リンパ節腫大

超音波用語をcheck!

●サンドイッチサイン（Sandwich sign）

腫大した腸間膜リンパ節が上腸間膜動静脈を取り囲みサンドイッチ様の像を呈するエコーパターンのこと（図動-7）。特に悪性リンパ腫を示唆する所見である[1]。悪性リンパ腫では低エコーが強く無エコーに近いことも特徴になる。

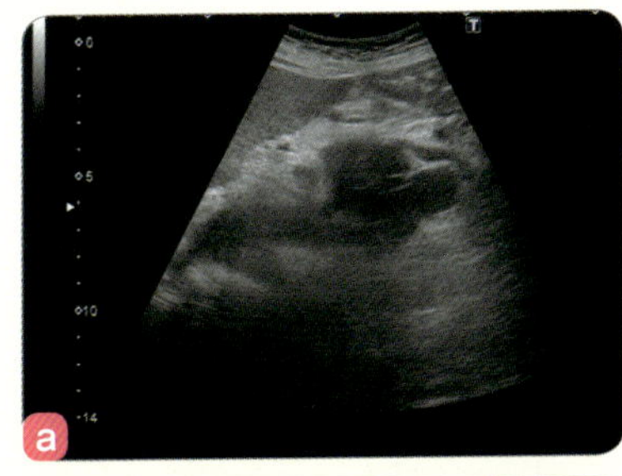

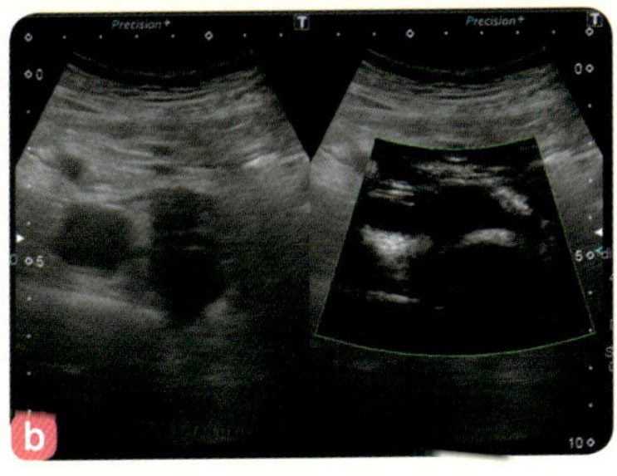

図動-7 ● サンドイッチサイン
正中縦走査（コンベックスプローブ）。a：b モード、b：M-SMI

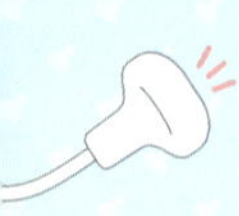

下大静脈の解剖

下大静脈は、腹部内臓、腹壁、骨盤内蔵、下肢の静脈血が注がれます。下大静脈は、左右の総腸骨静脈と合流した部分からはじまり、途中肝静脈と合流をし、第８胸椎の高さで横隔を超え右心房に合流する部分までを言います（図静-1）。下大静脈に流入する静脈は下横隔静脈、腰静脈、肝静脈、腎静脈、左右副腎静脈、右精巣（卵巣）静脈などがあります。これらの静脈との関係を確認するためには他の臓器の観察と同様に横走査も交えて観察することが重要です。

したがって下大静脈の変化は心臓の状態を反映しますが、門脈系の影響も受けることになります。静脈は動脈と異なり平滑筋は無く、流防止の役割を担う内膜のヒダによる静脈弁を有することが特徴となります（図静-2）。

超音波検査では大動脈と比較し壁は１層の高エコーに描出され、健常者においては呼吸性の変動により径の変化を認めるのが特徴となります。肝静脈の拡張や呼吸性の変化が無くなる場合には右心不全を、逆に縮小の場合には脱水を疑います。さらにBudd-Chiari症候群のように膜様閉鎖や狭窄がある場合にはその下部の拡張や奇静脈・半奇静脈などの拡張所見を認める場合があります。脈管を正確に評価する場合には長軸・短軸の両者で評価することと強く圧迫しすぎないことも大切となります。基準断面④の前に大動脈の短軸の評価をすることを記載していますが、検査に慣れてくるとその際に一緒に下大静脈にも目が届くようになります。

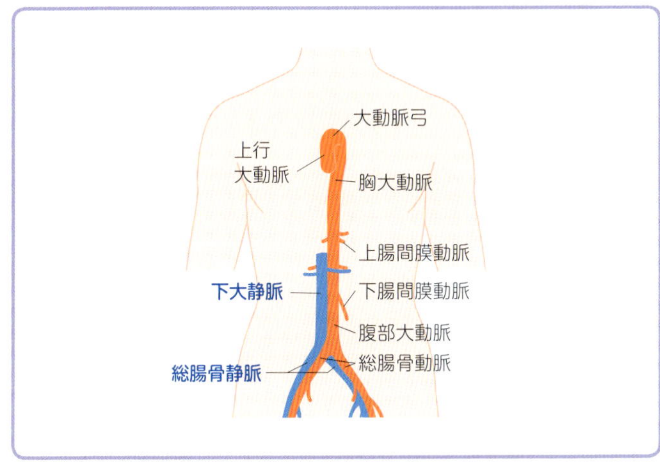

図静-1 下大静脈の走行

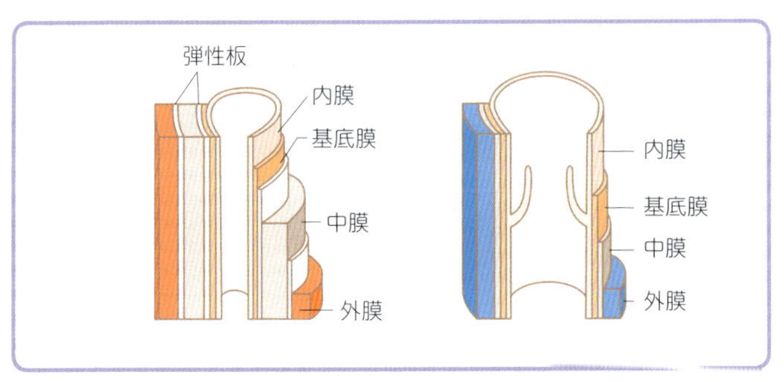

図静-2 大動脈と下大静脈の内腔構造

下大静脈の観察　基準断面⑥

—正中縦走査〈肝左葉（下大静脈面）、下大静脈、S１〉—

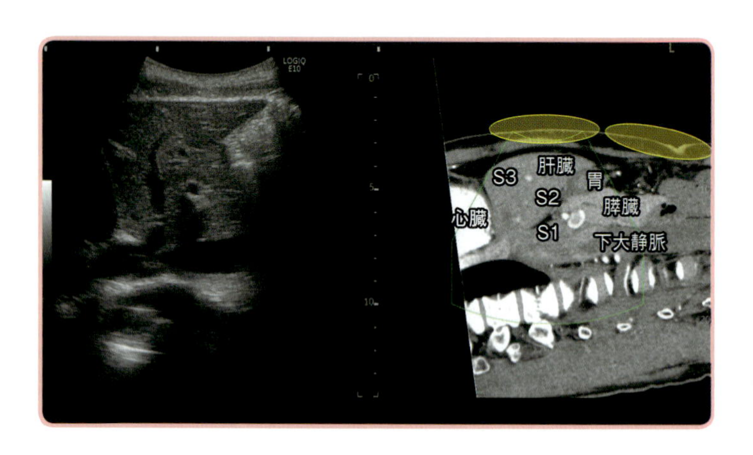

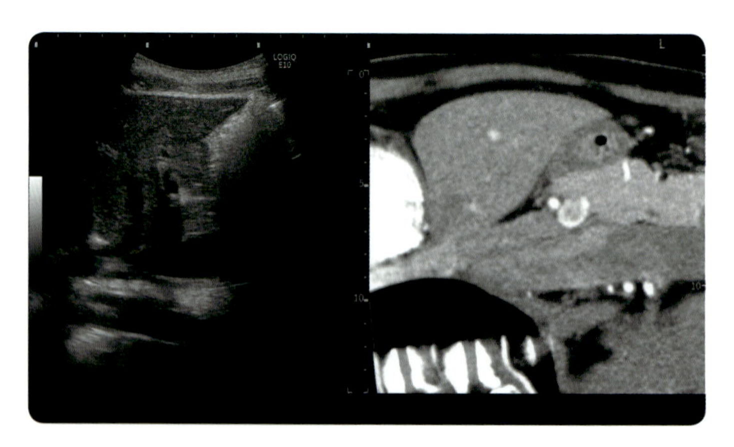

　基準断面⑥は、肝左葉と特に尾状葉の観察に重要な断面となりますが、基準断面⑤で動脈系の評価を行い、この断面では静脈系の評価を行うことが重要ともなります。静脈の評価においては圧迫が強すぎると圧排され評価不良となるので注意が必要です。特に超音波検査は動的変化を捉えることが可能な検査でありここでは呼吸の差による下大静脈の変化に着目して評価を行います。評価の手法としては**コラプシビリティインデックス**があります。

超音波用語をcheck!

●コラプシビリティインデックス（Collapsibility index：CI）

　右心不全の評価として用いられる呼吸に伴う下大静脈径の変化率。呼吸性変動の程度を示す指標のこと。下大静脈（IVC）の最大径（Dmax）と最小径（Dmin）を計測し、CI＝[(Dmax − Dmin)/Dmax]×100（%）で算出する。

第4章

他臓器にまつわる そうなんだ！

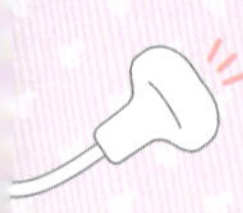

消化管

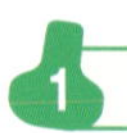

1 消化管の解剖

1 消化管と超音波検査

消化管は、食道からはじまり肛門に至るまでの管腔臓器のことです(図 1)。実質臓器と異なり、毎回同じ場所・同じ形ではないことが多いこと、管腔内に空気を含む場合があるため描出不良部位があること、などにより超音波検査には馴染み難い臓器です。しかし、健常者では小腸内には空気が無いこと、胃・大腸内のガスはその背部の臓器の描出の妨げとなりますが、比較的腹壁に近い部位に位置するため腸管の前壁は空気の影響を受けずに観察が可能であることなどより、十分な評価対象臓器となります。消化管ガスの背側となる後壁など、一部描出不可の部分があるため、無症状である健常者に対して“異常なし”といいきることができないために、健診などのスクリーニング検査としては馴染みませんが、日常診療における有症状例に対してはさまざまな変化が捉えられるために臨床的スクリーニング検査としては極めて有用な検査法となります。

例えば急性炎症においては第三層の高エコー層となる粘膜下層の肥厚が特徴となり、悪性疾患の場合には浸潤により層構造を破壊し低エコー化する特徴があります（図 2)。進行癌では癌の浸潤がほぼ全周性におよび肥厚し、低エコー化した壁と内腔は出血・壊死や通過害などによる内容物と空気が混在した高エコーとなることより腎臓のエコーに似ているために**シュードキドニーサイン**（➡p.182）と呼ばれる所見があります（最近の装置では腎臓も皮質や髄質まで描出可能で、消化管も層構造まで描出できるため少し古い概念となります)。

このように消化管も超音波検査で十分評価可能な臓器となります。

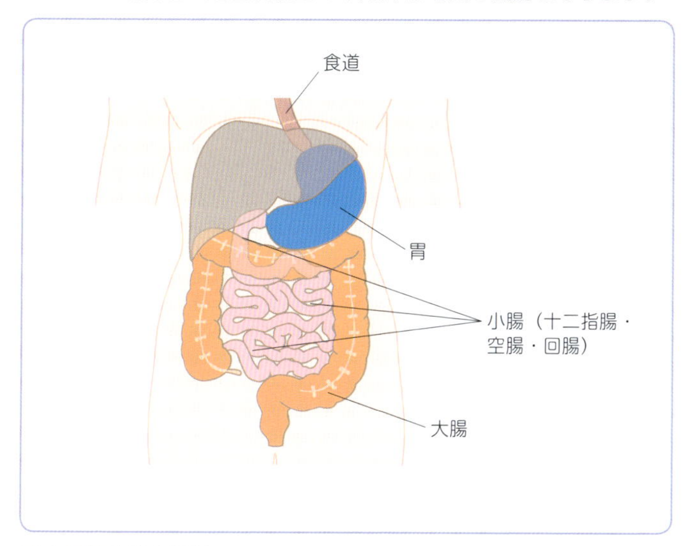

図 1 ● 消化管の解剖

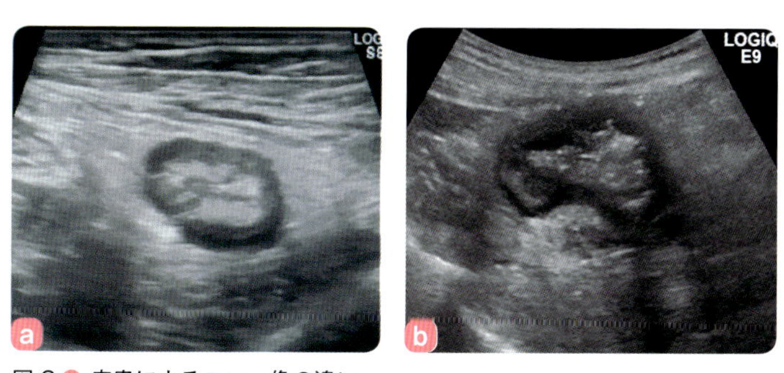

図 2 ● 疾患によるエコー像の違い
a：急性腸炎、b：大腸癌（シュードキドニーサイン）

❷ 消化管の評価方法

消化管の特徴として部位により筋層が発達の違いや内容物の有無、そして蠕動の状態によって壁の状態も変化に富む場合が多く、単純な“厚さ”のみでは評価ができないことも付け加えておきます。

臨床の場における超音波検査の意義としては、急性腹症の診断や手術適応の決定、重症度の把握、特定の疾患の除外診断、既存疾患の経過観察、他の検査法の補助診断などが挙げられます。

消化管に対して超音波検査で評価をするためには他臓器と同様解剖を理解することにつきますが、観察時には以下のポイントを合わせて総合的に判断を行います。

①異常所見の範囲（部位と分布状態（必ずしも連続性病変ではないため））
②壁肥厚の有無と状態（層構造の状態）
③エコーレベルとエコーパターン
④壁外の変化（周囲の変化）
⑤蠕動の状態
⑥拡張・狭小の有無および内腔の状態
⑦壁の変形の程度
⑧血流の状態

これらを的確に観察するためには、周囲の脂肪、内部のガスによるアーチファクトを意識し、これらを避けながら細かな観察することが重要となります。したがって状態を把握しやすいように、肝臓などの実質臓器のスクリーニング検査の条件と少し異なる装置の再調節を行うことが望まれます。設定条件は、ティッシュハーモニックイメージを使用するほか、積極的に高周波プローブ（7～10MHz 程度）や拡大撮影を使用する、ゲインを低めに設定する、ダイナミックレンジを狭めに設定する、関心領域の近傍にフォーカスを再設定する、などの変更を行います。図3にコンベックスプローブを用いて撮影したエコー像を呈示します。また、拡大撮影はズームではなく深度を上げた拡大撮影とすることがフレームレートを上昇させるために重要となります。

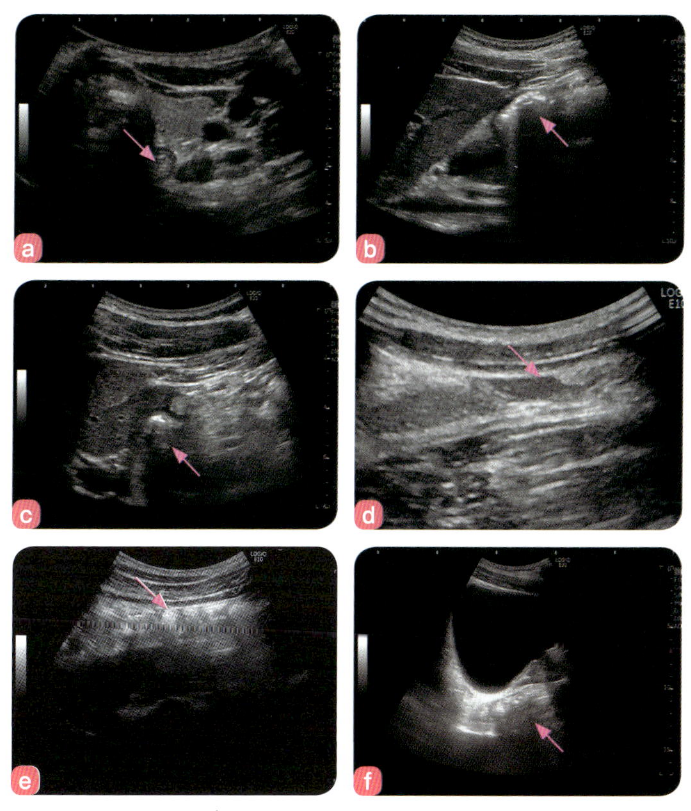

図3 ● コンベックスプローブで観察した各腸管の違い
a：食道、b：胃、c：十二指腸、d：空腸、e：上行結腸、f：直腸

消化管内の観察では、噴門部や十二指腸、上行結腸、下行結腸など決められた位置にあり描出が容易となる部分を中心に、解剖学的な知識によりそのポイントとポイントをつなぎながら観察をすることが重要となります。各消化管の働きはそれぞれ異なるため、粘膜や壁の状態も異なり、超音波検査で描出される像も異なります。次ページより各臓器のポイントついて述べます。

超音波用語をcheck!

●シュードキドニーサイン（Pseudo-kidney sign）

肥厚した消化管壁とその内容などによって作られる腎臓のエコー像に似た低エコー腫瘤像のこと[1]（➔p.179：図 2b）。

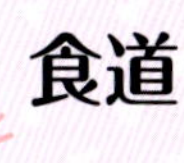

食道

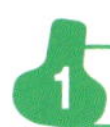

1 食道の解剖

体外式超音波検査における食道の観察は、頸部食道と腹部食道の一部となります。したがって嚥下障害などの有症状例に対して、甲状腺左葉の背側で頸部食道の食道入口部の状態の観察や肝臓の背側で腹部食道の一部から噴門部の状態などの観察が可能となります（図 4、5-1・2）。また、腹部食道～噴門は肝左葉と大動脈の間に位置しています。

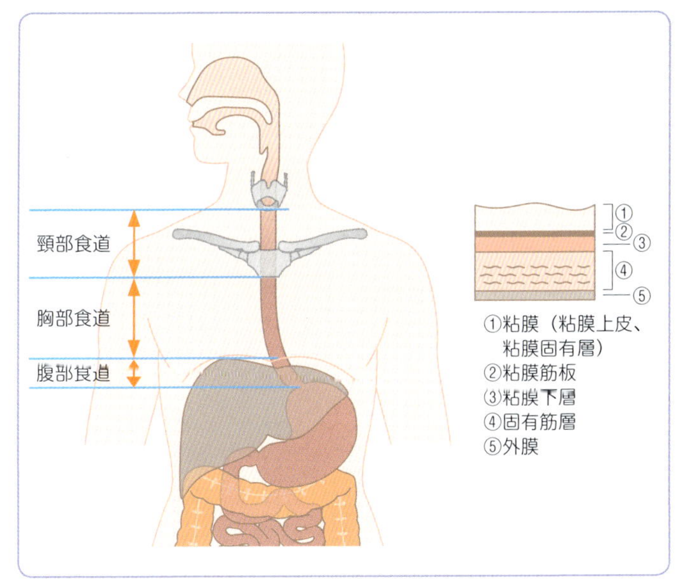

図 4 食道の区分

食道の組織構築は基本的に他の消化管と共通です。入口部と出口が重層の扁平上皮で機械的刺激から守られ、他は単層の円柱上皮となっています。また粘膜固有層と軟膜下組織に静脈が網の目のように走行しており、肝硬変の際に食道静脈瘤は同部に形成されます。腹部食道周囲に脈管エコーが発達している場合には静脈瘤の存在を疑います。カラードプラで FFT（➡p.43）をすることで定常流≒門脈血であることが証明されれば、門脈の側副血行路と診断が可能となります（図6）。

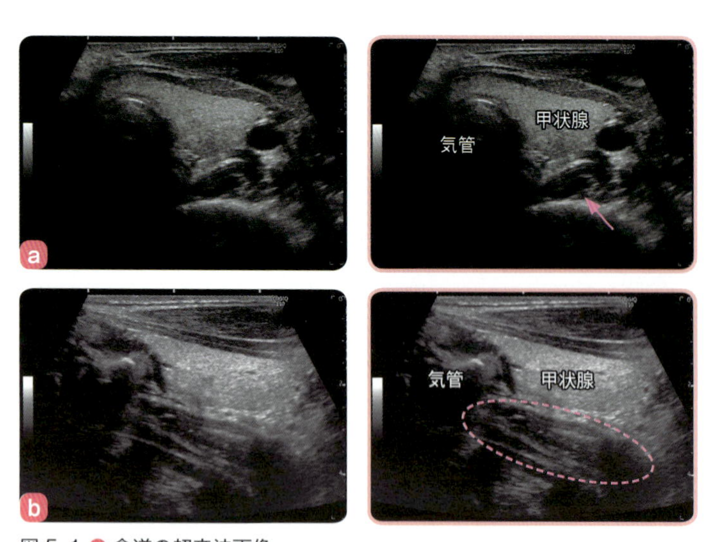

図 5-1 ● 食道の超音波画像

a：頸部食道（短軸像）、b：頸部食道（長軸像）

頸部食道⇒甲状腺左葉の背側

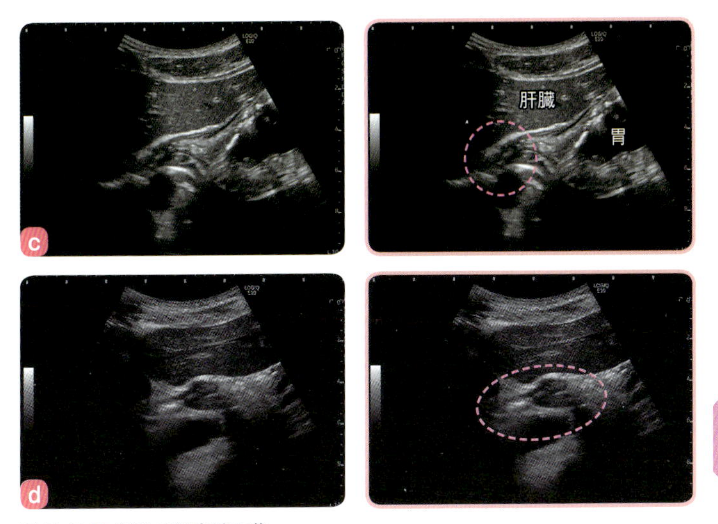

図 5-2 ● 食道の超音波画像

c：腹部食道～噴門（短軸像）、d：腹部食道～噴門（長軸像）

腹部食道～噴門⇒肝左葉と大動脈の間

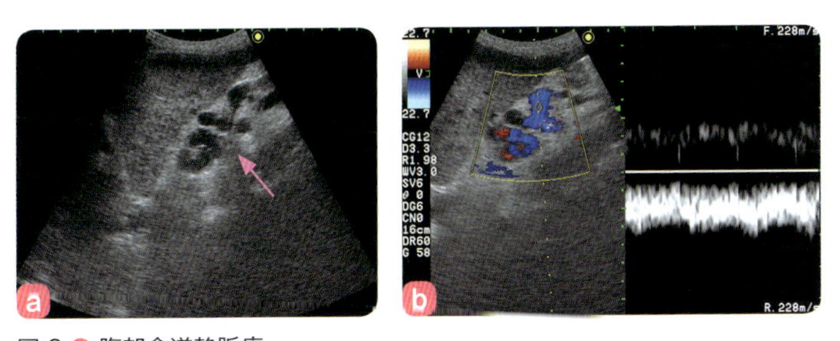

図 6 ● 腹部食道静脈瘤

a：正中縦走査、b：正中縦走査（FFT）

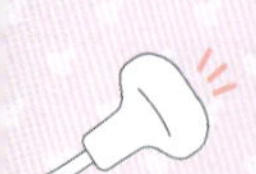

胃

胃は頭側から噴門、胃底部（穹窿部）、胃体部（胃角部を含む）、幽門部（前庭部）、幽門で構成され上縁を小弯、下縁を大弯、前面を前壁、後面を後壁と呼称します。

胃の粘膜は一層の円柱上皮からなる粘膜、その下に疎な結合織からなる粘膜固有層、その下に二層の平滑筋で構成される粘膜筋板、その下に結合組織の粘膜下組織となります（図 7）。

超音波検査では、拡大像や高周波プローブを用いることで胃壁は高エコーと低エコーが交互に 5 層に描出されます。内腔面より第 1 層の高エコー層が粘膜層（内腔と粘膜表面の境界エコー）、第 2 層の低エコー層が粘膜筋板を含む粘膜層、第 3 層の高エコー層が粘膜下層、

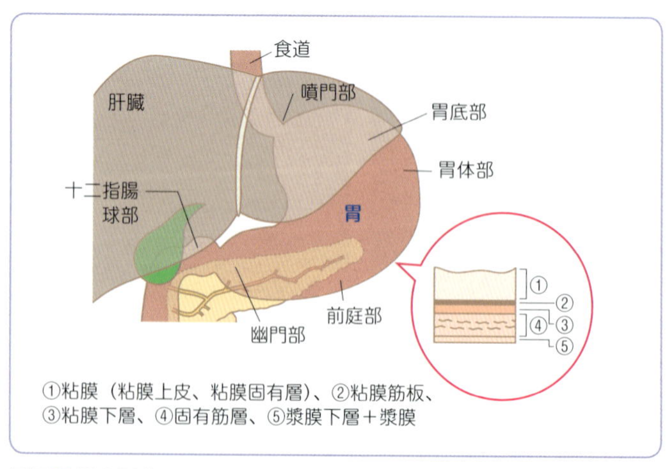

図 7 ● 胃の区分

第４層の低エコー層が固有筋層、第５層の高エコー層が漿膜層との境界エコーとなります（図８）。胃小窩、胃腺の長さは噴門部、胃体部、幽門部で異なるため部位により層構造の厚さが異なります。壁肥厚は6mm以上で異常としています。前庭部では筋層が発達していて第４層が厚めであることや蠕動の状態や胃内腔の有無や量による進展度合いによっても変化することが特徴といえます。したがって胃の観察を行う場合では空気を抜いた状態の脱気水を飲水させる**胃充満法**（➡p.134）を試みることで詳細な観察が可能となります。通常でも胃液の存在により後壁も観察が可能な部位もありますが胃充満法を用いることで壁構造が綺麗に観察可能となります（図９）。

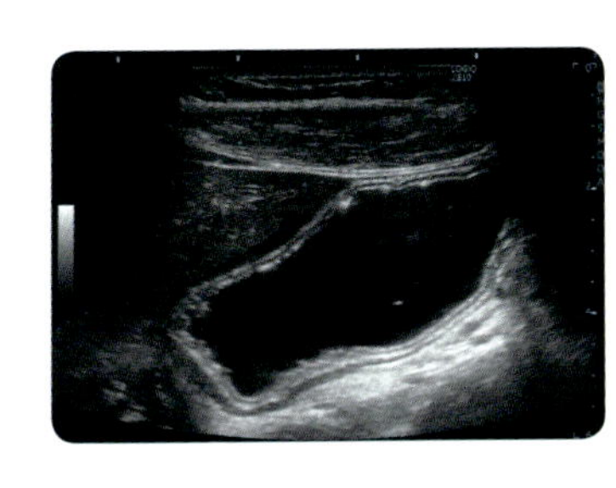

図８ ● 胃壁の層構造
正中縦走査

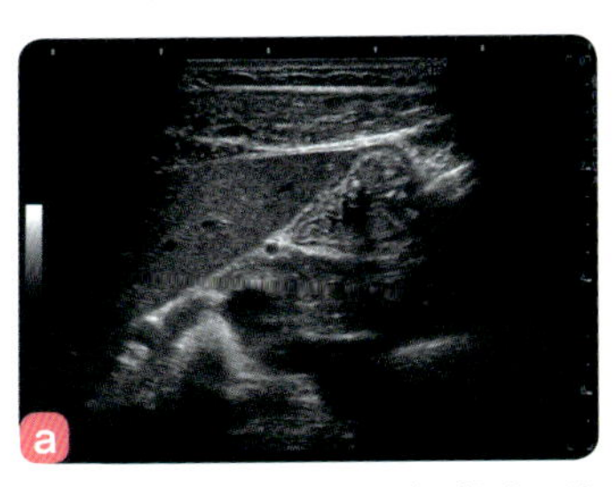

b

図９ ● 胃充満法による壁の観察の違い
正中縦走査。a：飲水前、b：飲水後

胃の観察のポイントは、噴門部は横隔膜の食道裂溝を通るためほぼ同じ場所を通る点、胃小弯は肝胃間膜で固定されている点、十二指腸は肝十二指腸間膜で肝臓と固定され、さらに膵頭部に接して後腹膜へ進む点を理解し、噴門部と幽門部の２点を確認し胃の形をイメージして連続的に観察することといえます（図 10a、b）。胃は一部脾臓とも接しているため、左の肋間走査の際に脾臓越しに観察されます（図 10c、d）。胃管挿入後の確認などではこの部位から観察が可能であることを知っておくと便利となります。

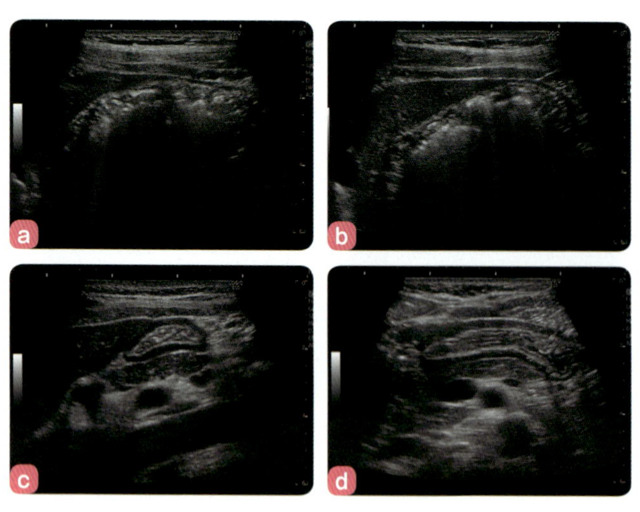

図 10 ● 胃の超音波像
a：胃体上部（短軸像）、b：胃体上部（長軸像）、c：胃前庭下部（短軸）、d：胃前庭部（長軸）

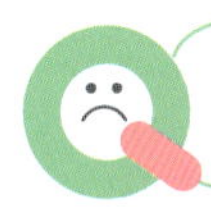

コンベックスプローブとリニアプローブの違いは？

超音波診断装置のプローブは、開発当時リニアプローブのみでした。その後コンベックスプローブが作製されています。

肋間走査に代表されるように、超音波検査ではプローブの接触がしにくい場所が沢山あります。コンベックスプローブは、このような場合に狭い場所から放射状に超音波を入れて広い視野を得ることを目的に開発されています。さらに凸状の面を上手く圧迫に使用すれば、消化管のガス像などがコントロールしやすいために、主として腹部の検査で使用されています。

しかし本書では高周波リニアプローブを多く使用しています。技術革新により、高周波リニアプローブは、10MHz 程度の高周波を中心に用いた場合でも体表から約 7 ～ 10cm まで描出可能となったことや、リニアでもコンベックスのように視野を広くする手法が開発されたことにより腹部においても使用頻度が増えています。またリニアプローブは超音波が垂直に入るため、近距離においてはアーチファクトも少なく微細な変化の描出も可能となることが特徴です。特に消化管の検査においては体表から近い部分に標的臓器があることから高周波リニアプローブを頻用しています。

超音波検査は一回での描出範囲が狭いことや死角の存在により、“氷山の一角”しか見ていないと揶揄されますが、逆に見えやすい部分を集中的に観察することで詳細な病態把握を行うことが可能であり、“一を知って十を知る”ことができる検査法なのです。この気持ちで細かな部分にこだわって観察することが大切となります。

小腸（十二指腸・空腸・回腸）

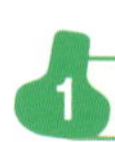

1 十二指腸の解剖

十二指腸は、胃幽門より小腸のはじめの部分を指し、約十二横指の高さに膵臓の外側を走行し、幽門から大動脈と上腸間膜動脈の間を走行しトライツ靭帯を越え空腸となる部分となります。十二指腸球部と呼ばれる上部、膵臓の右側を走行する下行部、水平部、上行部と4部に分けられC型の走行をしています（図11）。

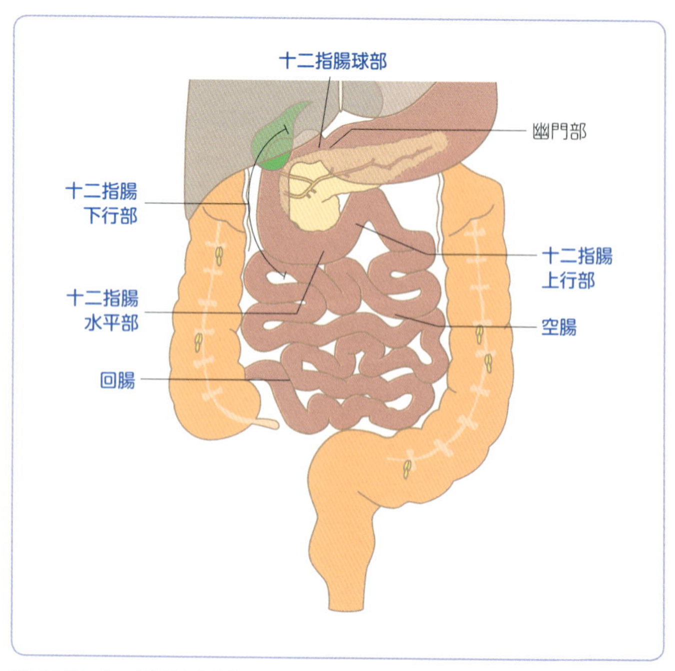

図11 ● 十二指腸の解剖

2 小腸の解剖

小腸は、伸ばすと6～7mの長さにおよぶ管腔であり空腸と回腸が2：3に分かれているといわれますが、その両者に明確な境界線はありません。空腸は平滑筋が発達しているため運動が活発であり、よく動いている腸管が空腸となります。内腔は輪状襞（ケルクリング襞：Kerckring's folds）が特徴で、この表面には絨毛という突起が無数に発達し栄養吸収の主役を担います。十二指腸は不完全な輪状襞が多く、回腸と比較しても空腸は輪状襞の数が多く絨毛も太く高いのが特徴となります（図12）。

小腸最内層の粘膜は絨毛と陰窩、粘膜固有層、粘膜筋板からなり次いで粘膜下層、筋層、漿膜下層、漿膜となります。小腸の特徴としてリンパ小節が発達していることが挙げられ、回腸では集合リンパ小節を作りパイエル板（Peyer's patches）といわれ粘膜襞の欠如した小隆起が存在します。

腸閉塞の際に小腸内に腸液が貯留した場合にケルクリング襞が顕著に観察されこれは**キーボードサイン**（➡p.193）と呼ばれています。

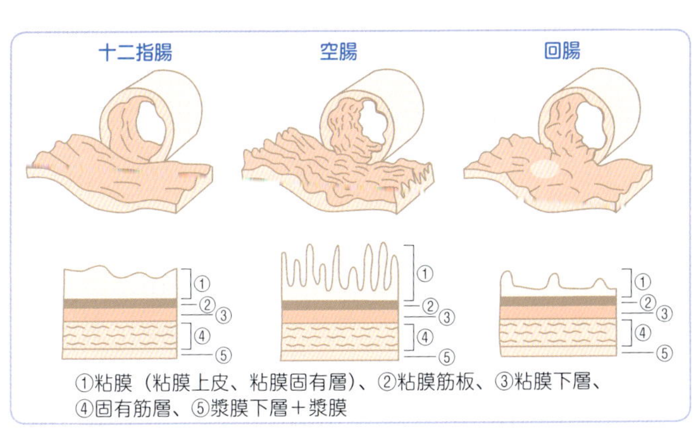

図12 小腸：ひだの違い

3 超音波での小腸の観察

超音波検査で十二指腸の観察はできない？　と思っている方も多いようですが、実は十二指腸球部も背側では後腹膜に固定され、下行部、水平部と膵頭部を囲むように後腹膜を走行しているため、膵臓頭部の観察では隣接臓器として一緒に観察をしている部分です（図13、14）。つまり十二指腸の観察ができない人は膵臓の観察も不十分ということになります。下行部には胆管・膵管の出口となるファーター乳頭も存在し、膵・胆道系の疾患においてもチェックポイントとなります。

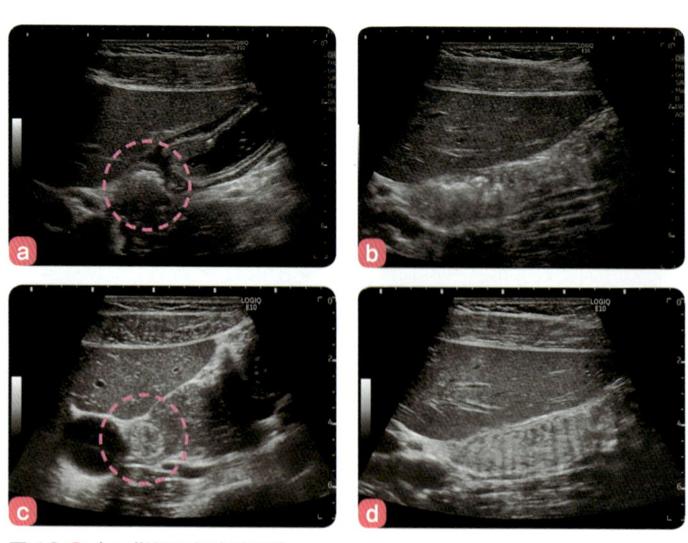

図13 ● 十二指腸の超音波画像
a：十二指腸球部（短軸像）、b：十二指腸球部（長軸像）、c：十二指腸下行部（短軸像）、d：十二指腸下行部（長軸像）

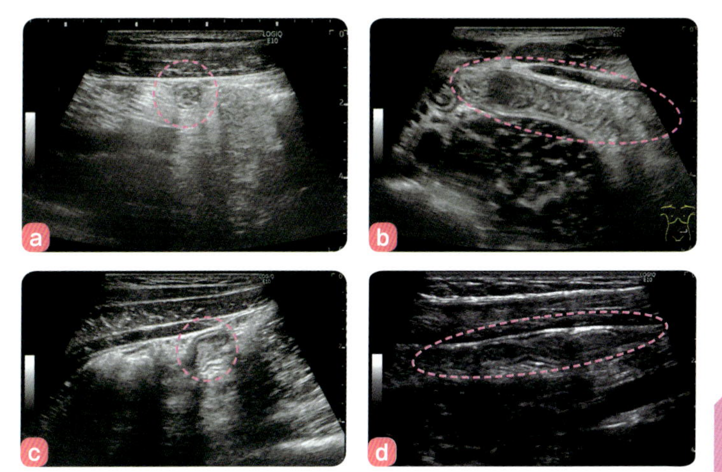

図 14 ● 空腸・回腸の超音波画像
a：空腸（短軸像）、b：空腸（長軸像）、c：回腸（短軸像）、d：回腸（長軸像）

超音波用語をcheck!

●キーボードサイン（Keyboard sign）

腸閉塞の際に、拡張した小腸のケルクリング襞が鍵盤状に観察される所見のこと[1]（図 15）。

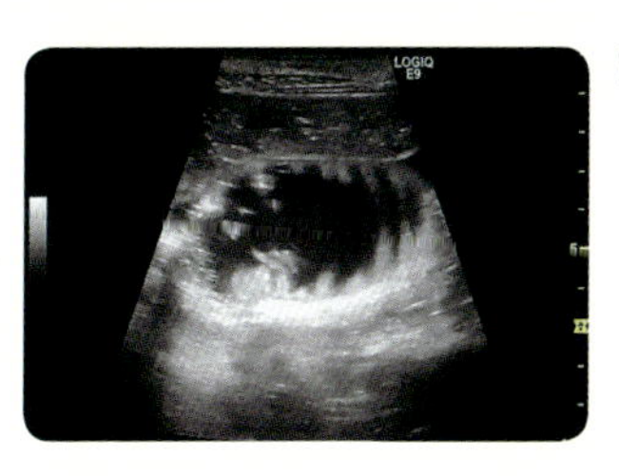

図 15 ● キーボードサイン

大腸

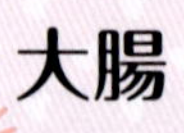

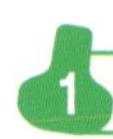

1 大腸の解剖

大腸は、盲腸、結腸、直腸で構成されます。結腸は小腸と異なり絨毛が無く陰窩が発達し粘液を分泌する杯細胞が多く、粘膜表層の円柱上皮が水分の吸収を行っています。超音波検査でも小腸と比較し壁は非常に薄く内部に消化管ガス像の存在が特徴となります。結腸は上行結腸、右結腸曲（肝彎曲部）、横行結腸、左結腸曲（脾彎曲部）、下行結腸、S 状結腸からなります。上行結腸と下行結腸は発生の過程で後腹壁に固定されています。したがって超音波検査を行う際には最外側・最背側を走査することで描出が何時でも可能となります。結腸は表面には結腸ヒモ（自由ヒモ、間膜ヒモ、大網ヒモ）が虫垂から直腸に至るまで発達し、この収縮によりくびれ（半月襞）ができ結腸膨起（ハウストラ：Haustra）が特徴となります。また、結腸ヒモの外側にはところどころに脂肪の塊が垂れ下がっており、これを腹膜垂といいます。これらは大腸を同定するための目印となります（図 16）。

例えば潰瘍性大腸炎症例では、大腸の連続性の硬化・短縮によりこのハウストラが消失し鉛管状となる特徴的な所見を呈します（図 17）。

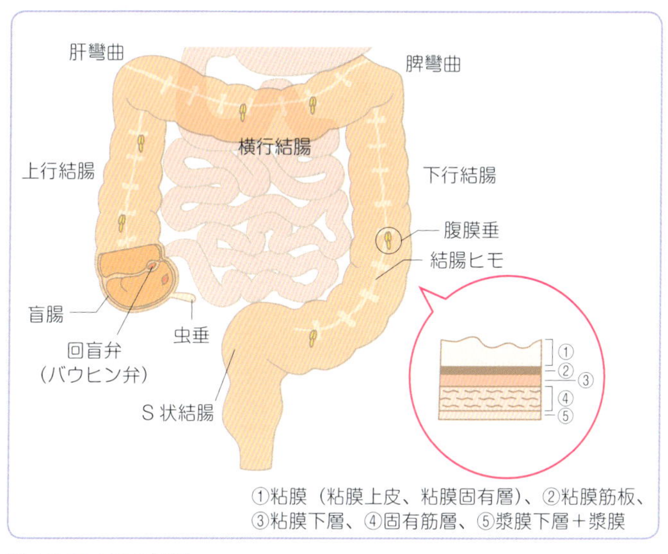

図 16 大腸の解剖

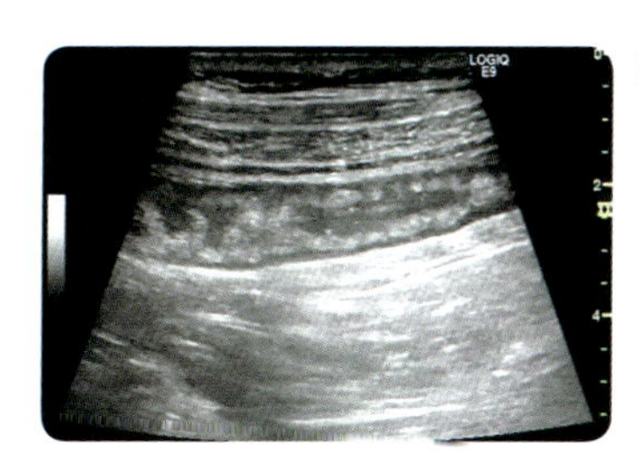

図 17 潰瘍性大腸炎

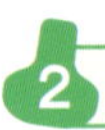

2 上行結腸～直腸の超音波画像

上行結腸は大腸の始まりの部分であり、回腸の末端には二葉の粘膜ヒダである回盲弁（バウヒン弁）があります。盲腸に飛び出すように連絡し回腸への逆流防止の役割を担っています。上行結腸と回腸の異なる運動方向の合流する場所でもあるために回腸が腸間膜と共に盲腸に入り込んでしまう腸重積症の乳幼児期の好発場所となっています。超音波検査では特徴的な所見を呈し **Multiple concentric ring sign** （➡p.198）と呼ばれます。

回盲口の尾側大腸を盲腸と呼びます。盲腸の下端に連続し、回腸の裏を通る虫垂間膜に吊り下げられた部分に虫垂があります。虫垂口は回腸側に必ず開口するため超音波検査で虫垂を描出する場合には、回盲弁から虫垂開口部を探しこの部分から連続的に描出して盲端を確認することがコツとなります（図 18、19）。

直腸は、仙骨に沿って後方に湾曲し、その後膀胱の背側で前方に屈曲し肛門管となります。直腸の下方で腹膜は反転し直腸膀胱窩を作り、女性では直腸子宮窩となりダグラス窩（Douglas pouch）と呼ばれ、急性腹症の際の体腔液の有無の確認場所ともなっています。

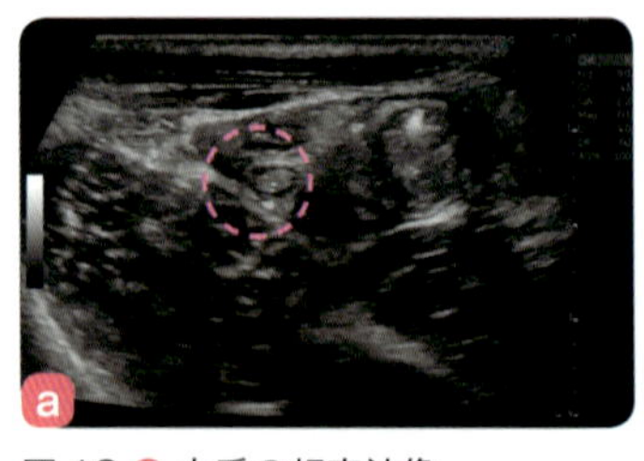

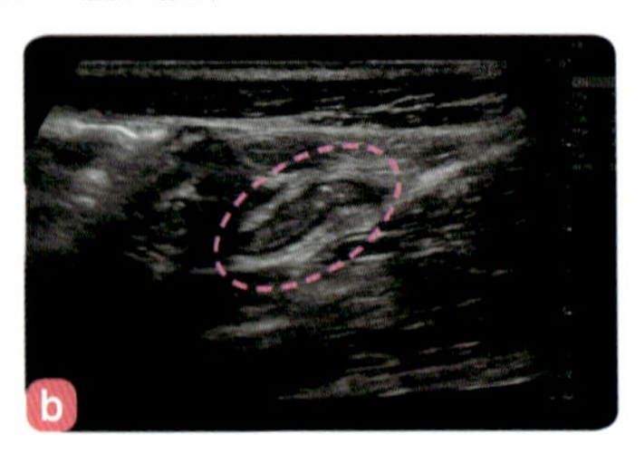

図 18 ● 虫垂の超音波像
a：虫垂（短軸像）、b：虫垂（長軸像）

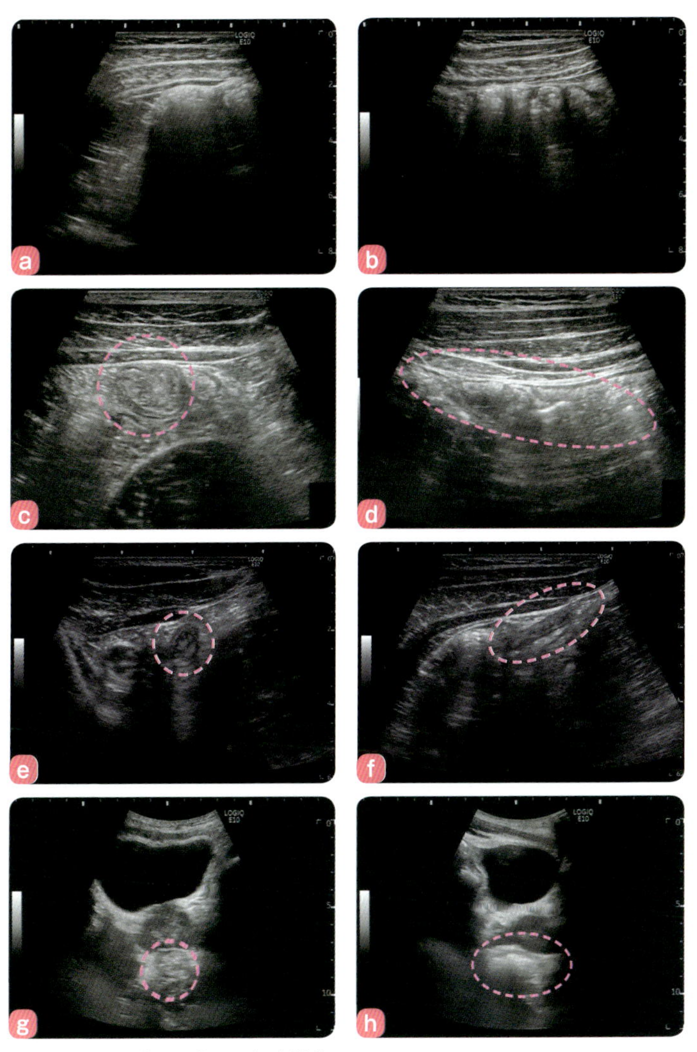

図 19 ● 上行結腸～直腸の超音波像

a：上行結腸（短軸像）、b：上行結腸（長軸像）、c：下行結腸（短軸像）、d：下行結腸（長軸像）、e：S 状結腸（短軸像）、f：S 状結腸（長軸像）、g：直腸（短軸像）、h：直腸（長軸像）

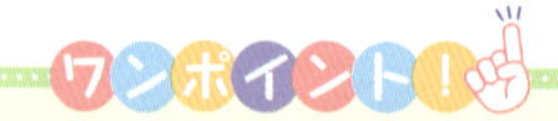

- 上行結腸・下行結腸⇒腹腔内の最外側・最背側に頭尾側方向に走行（p.195：図 16）、横行結腸は下垂など個人差の多い部分となりますが上行結腸や下行結腸と連続的に描出することを心がけることで観察が可能となります。
- 直腸⇒膀胱の背側にある前立腺・膣のさらに背側（p.200：図 23、p.201：図 24）

　直腸上部の後面結合織を介して仙骨に密着する。前面は、男性では、直腸膀胱窩、女性では直腸子宮窩というスペースを作り臨床的にはダグラス窩と呼ばれここがこれらのポイントを軸に病態に応じた部位の観察を行います。

超音波用語をcheck!

● Multiple concentric ring sign

　腸重積でみられる特徴的所見のこと。重積腸管部分が短軸像で高エコーと低エコーの層からなるリング状（多層同心円構造）を呈する[1]（図 20）。特に回盲部で起こるものを指しているものではない。

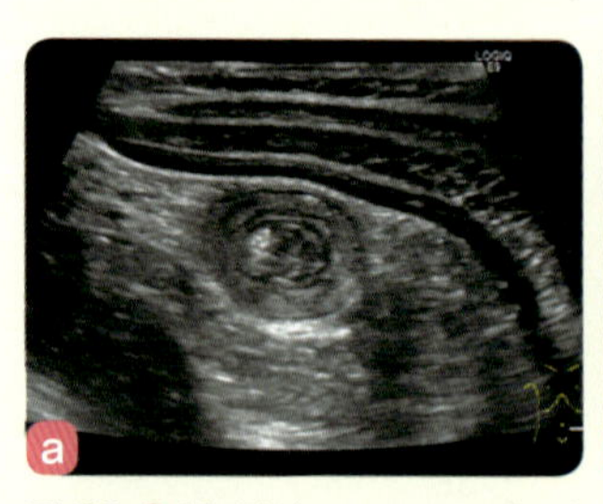

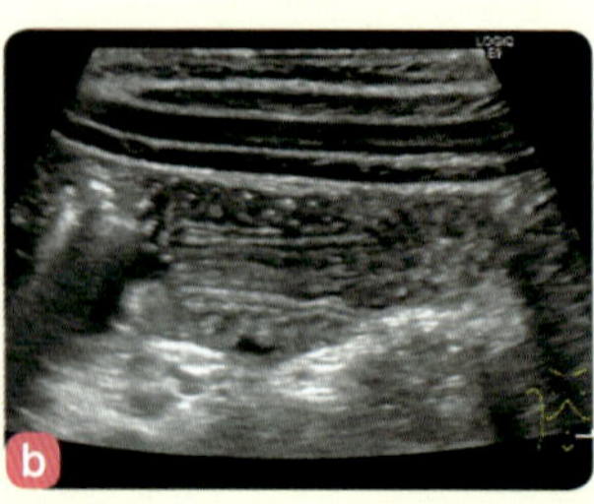

図 20 ● Multiple concentric ring sign
a：短軸像、b：長軸像

泌尿器系

ここでは前述した腎臓（➡p.146）を除いた、膀胱および前立腺についての観察を行います。

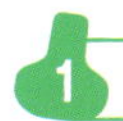

1 膀胱

膀胱は尿を一時的に貯める臓器であり、尿は健常者においては無エコーであるため尿の有無を確認するのみではなく尿をある程度貯めた状態にすれば経腹的な超音波検査でも膀胱内腔がよく観察できるため超音波検査には適した臓器といえます（図 21、22）。

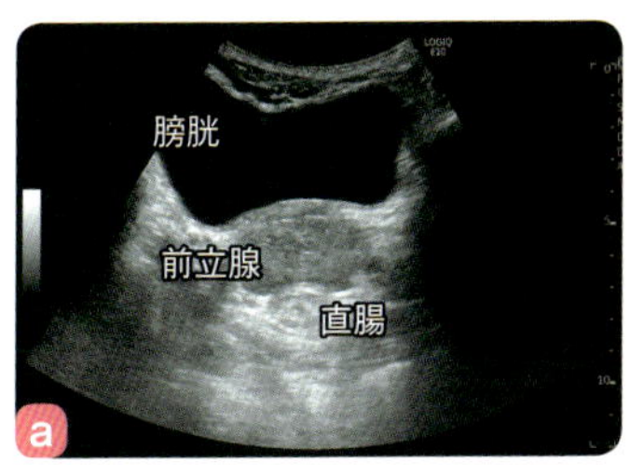

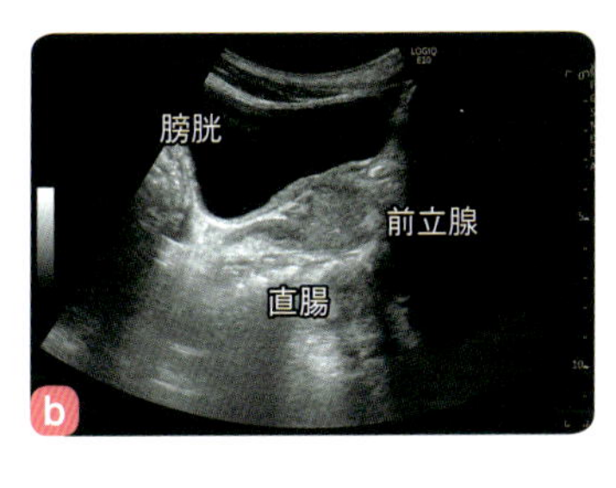

図 21 ● 膀胱の超音波画像
a：正中横走査、b：正中縦走査（コンベックスプローブ）

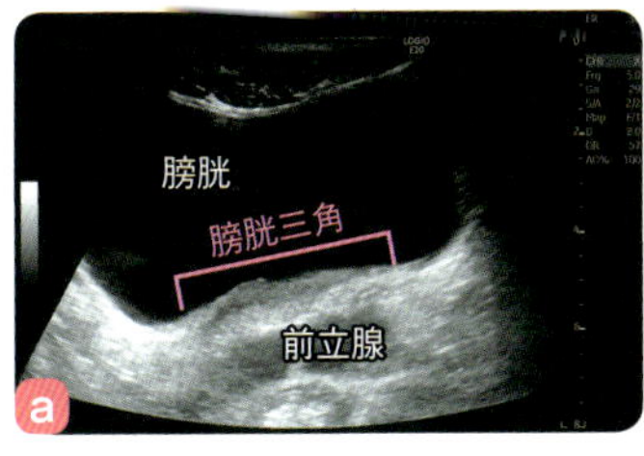

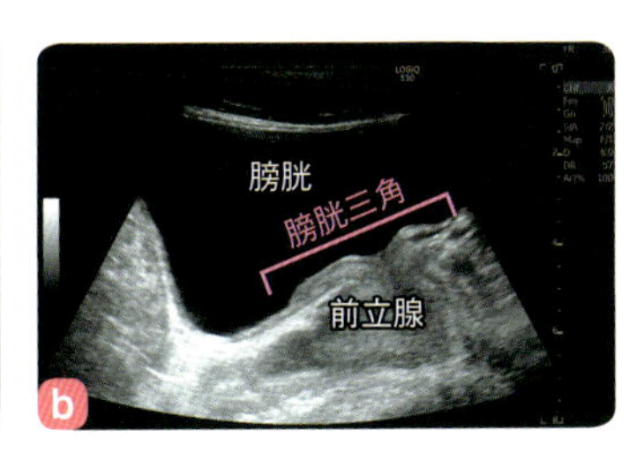

図 22 ● 膀胱三角と尿管開口部
a：正中横走査、b：縦走査（ともに高周波リニアプローブ）

膀胱は、骨盤前下部の腹膜の下で恥骨の背面で直腸の前面に位置し、膀胱底は女性では膣、男性では直腸の前面に接しています（図23、24）。脂肪組織の中にあり自由に動くことが可能ですが、膀胱頸は靭帯によりしっかりと固定されています。腹膜に接する上面、左右の下外側面、膀胱底に分類されます。膀胱壁は伸縮する壁であり粘膜は移行上皮と粘膜固有層、粘膜下層、筋層からなります。膀胱底の左右の上端には腎臓から後腹膜の壁側腹膜に密着して走行する尿管が開口します。左右の尿管口と内尿道口を頂点とする領域は膀胱三角と呼ばれ壁の伸展に乏しい領域となっています。

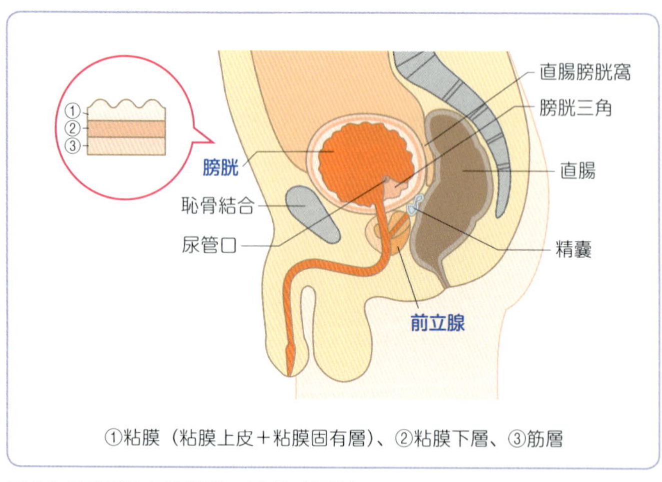

図 23 膀胱と周辺臓器の関係（男性）

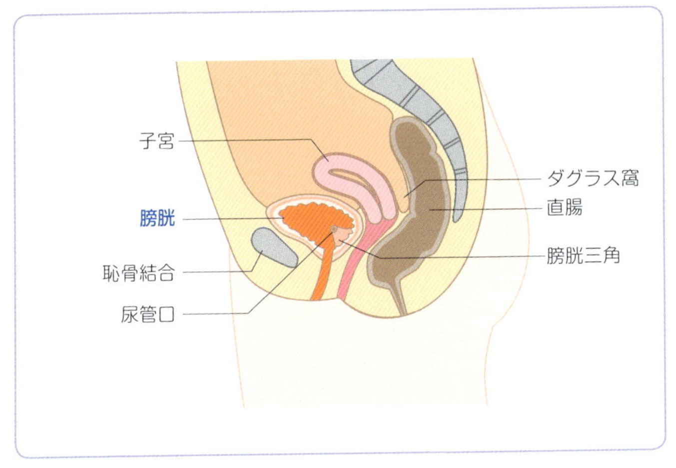

図 24 膀胱と周辺臓器の関係（女性）

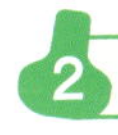

膀胱の観察

膀胱を長く超音波で観察をすると膀胱内に尿が流入するところを観察できることがあり、これを**尿噴流エコー像**（➡p.203）と呼びます。カラードプラを使用するとより明瞭となります（図 25）

膀胱の観察は腹壁からの観察のほかに**経直腸超音波法（TR-US）**（➡p.151）があり、これにより膀胱・前立腺・尿道・精嚢腺など詳細な検査が可能となります。

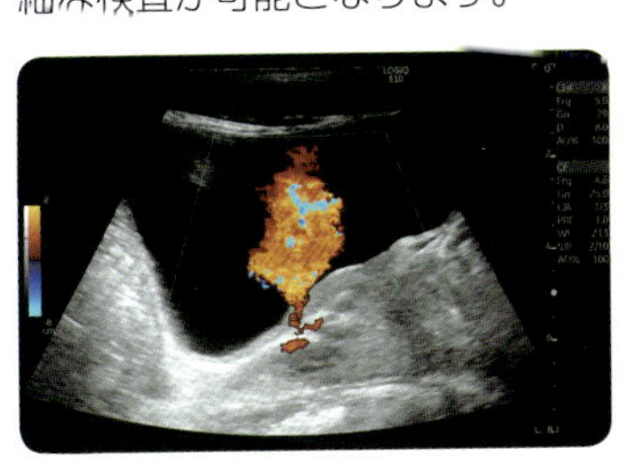

図 25 尿噴流エコー像

膀胱は、通常 300 ～ 700mL の容量で、200 ～ 200mL 尿が貯まると尿意をもよおすといわれます。したがってその状態により観察可能な状況が異なることも認識する必要があります。膀胱内に尿を貯めて検査を行う手法を**膀胱充満法**といいます。ただし尿量が少ない状態では壁の肥厚や不整に観察されることがあるので注意が必要となります（図 26）。また、**膀胱肉柱エコー像**も膀胱腫瘍との鑑別が必要となります。膀胱の観察のポイントとしては、貯められた尿量の計測（排尿後の残尿の計測を含む）や尿の混濁の有無による感染や出血の有無、結石の有無、壁の肥厚や隆起性病変（腫瘍性病変の観察を含む）の有無などの観察となります（図 27）。

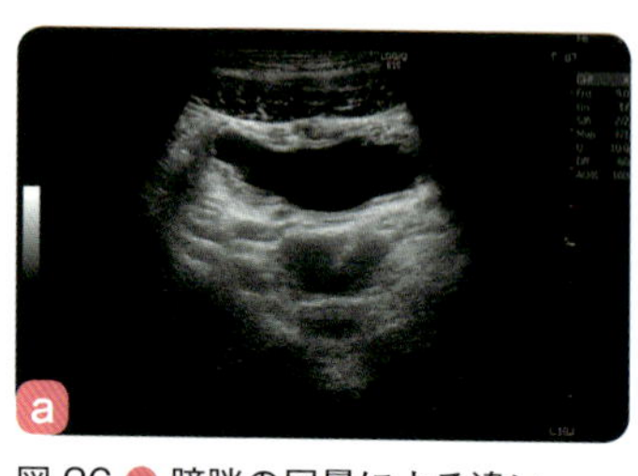

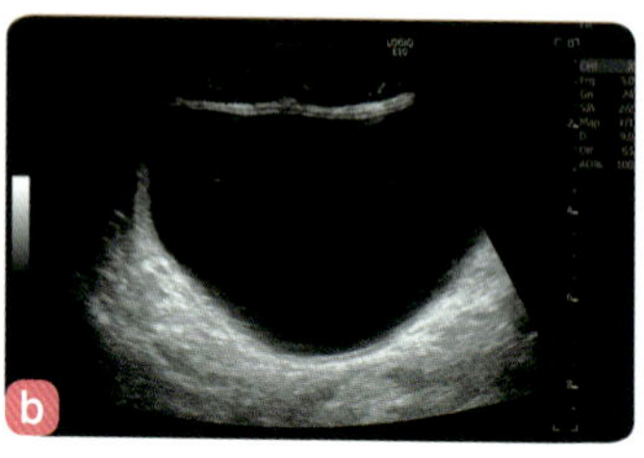

図 26 ● 膀胱の尿量による違い
正中横走査。a：尿が多い、b：尿が少ない

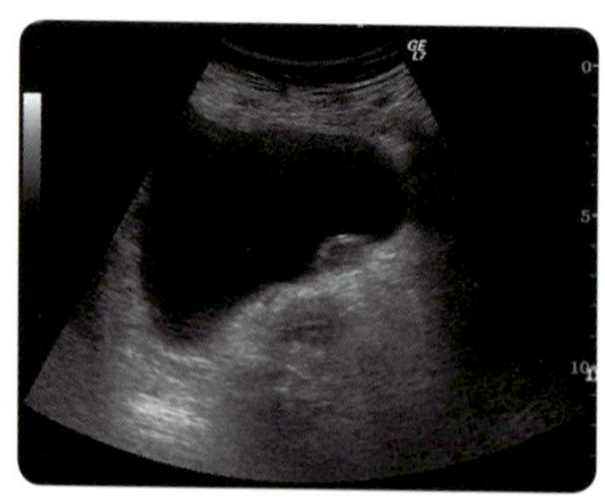

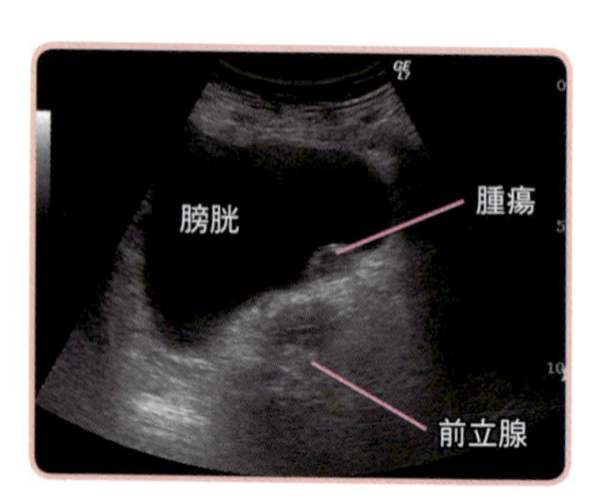

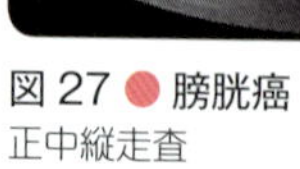
図 27 ● 膀胱癌
正中縦走査

超音波用語をcheck!

●尿噴流エコー像（Echo of jet phenomenon）

尿管口から膀胱内に噴出される尿のエコー像を指す[1)]。これを確認することで尿管の開口部が確認できる。

●膀胱充満法（Full bladder technique）

骨盤内の超音波検査を行なう際に、膀胱を液体で充満させておく方法のこと[1)]。膀胱内の観察はもとより膀胱の背側や周囲にある前立腺、子宮、卵巣の観察に有用。

●膀胱肉柱エコー像（Echo of bladder trabeculation）

膀胱の肉柱形成によるエコー像のこと[1)]。肉柱は膀胱筋の肥厚と筋の間の壁の外側への膨瘤により形成される。膀胱壁の後部から頂部にかけての内壁が不規則に隆起したように描出される。前立腺肥大症や神経因性膀胱などの排尿障害の症例に見られることの多い膀胱壁の変化であり、膀胱腫瘍との鑑別を要する。

3 前立腺

前立腺は、膀胱の下面の膀胱頚部接し直腸の前方に位置し、尿道を取り囲む外分泌腺です。約 15g 程度の尿道を取り囲む粘膜腺や粘膜下腺が存在する内腺と複合管状腺からなる外腺で構成されます。高齢男性においては内腺の増生により肥大し、排尿障害を起こす原因の一つになります。

直腸診が重要な診断法となっているように**経直腸超音波法（TR-US）**（➡p.151）により精密検査が行われますが、前方の膀胱に尿を貯めることで対外式超音波検査でも恥骨を避けやや頭側から膀胱を通して下方を診ることで観察が可能となります。健常者の前立腺では、ややエコー輝度の高い**前立腺外腺エコー像**（➡p.206）とやや輝度の低い**前立腺内腺エコー像**（➡p.206）の二重構造に描出されます（図28）。

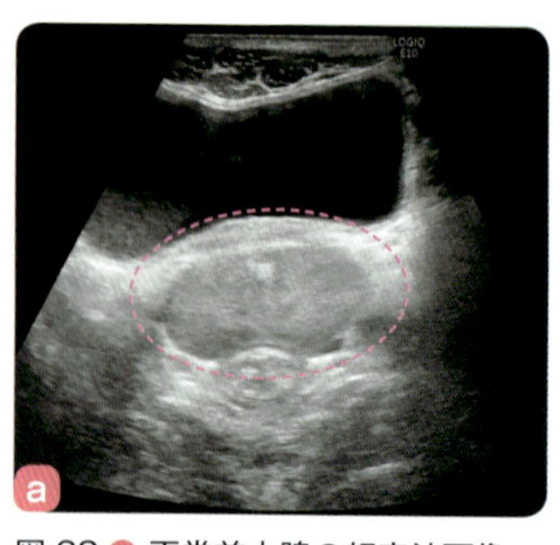

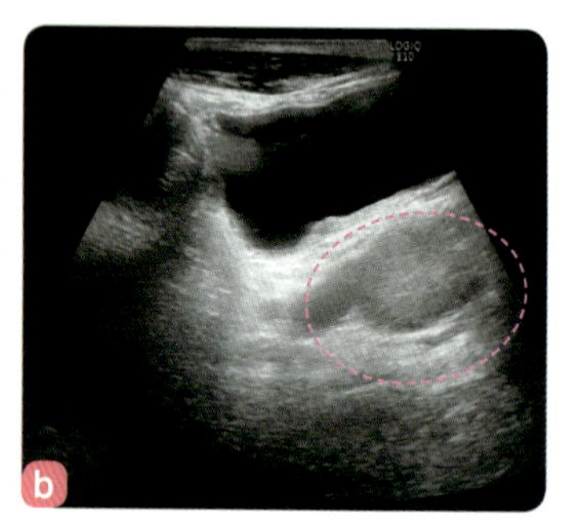

図 28 ● 正常前立腺の超音波画像
a：正中横走査、b：正中縦走査

また外腺には前立腺限局性低エコー域も認める場合もあります。内腺の過形成により前立腺が腫大する前立腺肥大症では、内腺のエコーが腫大の進展に伴いエコー輝度が上昇する特徴があり、ときには**前立腺結石様エコー像**（➡p.206）として輝度の強いエコー像を呈する場合もあります（図 29）。尿道の圧迫による排尿障害の原因となるほか、超音波検査で肥大の判定が投薬に必須となっている薬剤もあり臨床の場において評価が問われる臓器でもあります。前立腺の計測は**仮想円面積比**（➡p.206）や**前立腺横径**（➡p.206）も用いられますが、前立腺を縦と横の二方向から描出して計測する**前立腺体積簡易計測法**（➡p.207）が用いられます（図 30）。最近では装置内に計測ソフトが入っているものも多く、モニターを 2 画面表示に使用し 1 断面を水平断、もう 1 断面を矢状断で表示し、3 か所を計測するのみで体積が表示されます。20mL 以上で腫大とします。

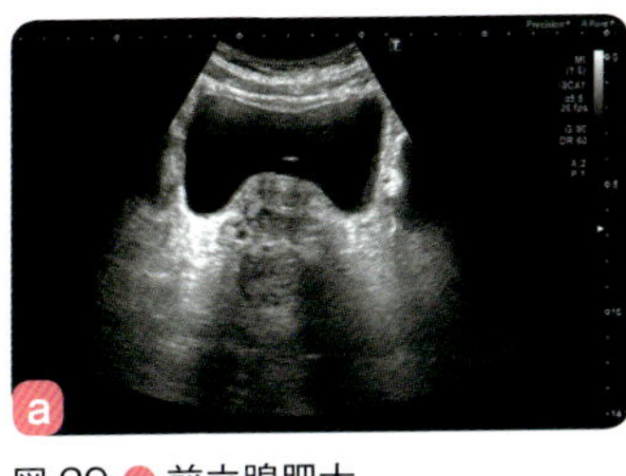

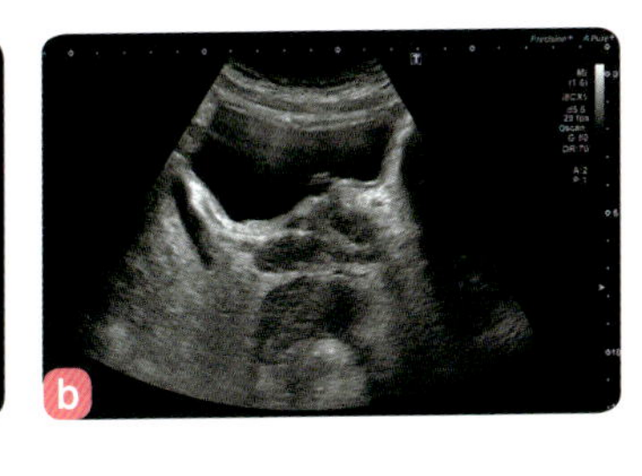

図 29 ● 前立腺肥大
a：横走査、b：縦走査

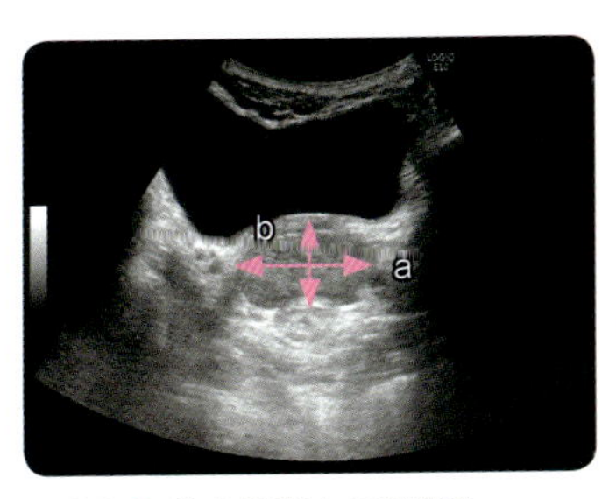

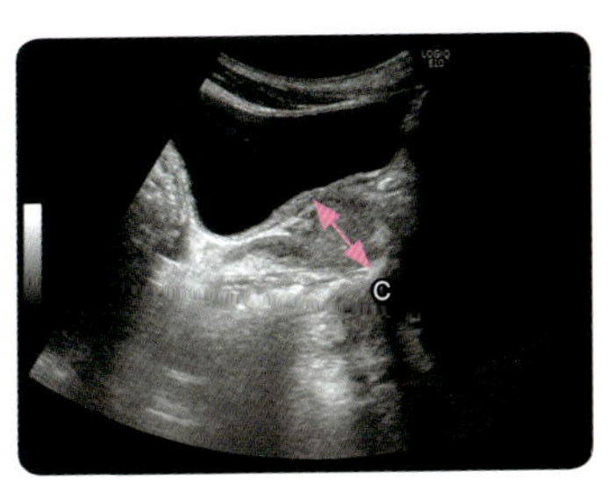

図 30 ● 前立腺肥大の計測法
a：横走査、b：縦走査。前立腺の容積（楕円の式）より、4/3 × π × a × b × c で求めることができる。

超音波用語をcheck!

●前立腺外腺エコー像（Echo of external gland of prostate）

前立腺末梢域エコー像ともよぶ。前立腺外腺（末梢域）からのエコー像で、正常前立腺では移行域に比べ輝度が高い。前立腺肥大症では、腫大の進展に伴い輝度が低下し、低エコーとなる。

●前立腺内腺エコー像（Echo of internal gland of prostate）

前立腺移行域エコー像ともよぶ。前立腺内線（移行域）からのエコー像で、正常前立腺では末梢域に比べ輝度が低い。前立腺肥大症では、腫大の進展に伴い輝度が上昇し、さらにその内部に小結節像を認めることもある。

●前立腺限局性低エコー域（Focal hypoechoic lesion of prostate）

前立腺末梢域に認められる限局した低エコー域のこと。

●前立腺結石様エコー像（Stone-like echo of prostate）

前立腺内外腺境界、すなわち移行域と辺縁域の境界に好発する前立腺結石を示唆する高輝度エコー像のこと。

●仮想円面積比（Presumed circle area ratio）

肥大前立腺の形態を示す指標のこと。最大水平面の面積と、それと同じ周囲長の仮想円の面積との比率。

●前立腺横径（Lateral distance of prostate）

前立腺左右径ともよぶ。前立腺の横断像上で求められる最大左右軸長のこと。

●前立腺体積簡易計測法（Simplified measuring method of prostate volume）

画像情報から前立腺の体積を簡便に推測する方法のこと。たとえば、$\pi/6$ ×前立腺横径×縦径×前後径など、計測に際しては各軸の直交性に注意が必要である。

日本超音波医学会．医用超音波用語集．https://www.jsum.or.jp/terminologies（2019年 4 月閲覧）より引用

第5章

腫瘤性病変にまつわるそうなんだ！

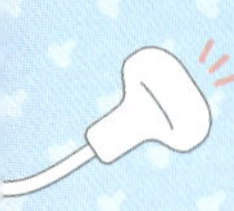

腫瘤性病変の評価のポイント

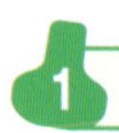

1 腫瘍と腫瘤

ここでは腫瘤性病変に対して超音波検査で評価する場合のポイントを述べます。腫瘤と腫瘍は同義語ではないので注意が必要です。

“腫瘍（tumour，neoplasm）”とは、何らかの原因で異常な細胞が増殖した塊のことを指します。“新生物”とも呼ばれ、発生した臓器や周囲の組織に与える影響により良性腫瘍と悪性腫瘍に分類されます。これに対し“腫瘤（mass）”は原因を問わず限局的に腫脹した状態を指します。つまり炎症性の疾患や偽病変でも塊を作れば腫瘤としてよいことになります。つまり腫瘤性病変の一部が腫瘍ということになります。

超音波検査は画像診断であり、組織的な診断がつくまでは腫瘤性病変とするのが正しいといえます。まずは存在診断で腫瘤性病変を指摘し、形態の評価によって質的診断を高めることになります。また、超音波検査では腫瘤と周囲組織との間に音響学的な差を認めなければ、表示される画面にも差を認めず画像上は指摘できないこともあります。この場合を**腫瘤像非形成性病変**といいます。なお、画像で指摘できるものは、**腫瘤像形成性病変**といいます。

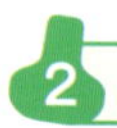

2 腫瘤性病変の評価

画像で指摘できる腫瘤性病変については、存在診断のみで終わることなく、超音波検査の分解能の高さを利用し詳細な評価することが望まれます。そして、その情報が第三者に客観的に伝えることも重要です。そのためにも、共通の認識が得られる正確な用語を使用して記録を行い、画像とともに保存することが大切となります。

腫瘤性病変の評価ポイントとしては、まず形態の評価を行います。腫瘤の組織学的な特徴により、腫瘤周囲との音響特性の差が画像の上変化として現われます。その画像をみて検者が形態を判断し診断します。腫瘤の形態評価法としては、客観的な手法として腫瘤の**縦横比**（➡p.214）で評価する方法もありますが、超音波検査の持つ分解能の高さからは、もう少し詳細な情報を表現することが大切です。**腫瘤の形状**（➡p.214）、境界部の評価、内部の性状、血流情報、などが主な評価項目となります。勿論これらの評価項目完全な独立因子ではなく、それぞれ関連性があると考えられます。例えば境界が明瞭でないと輪郭の評価ができません。また、輪郭の形状が側面エコーの有無にかかわるなど各項目で的確な評価を行うことが正確な診断を行うためには重要となります。

そこで、ここでは腫瘤性病変の評価に用いる各評価項目を超音波用語とともに確認します。

超音波用語をcheck!

●腫瘤像非形成性病変（non-mass image forming lesion）

超音波画像で腫瘤像を形成しない病変のこと。触知しても画像上で腫瘤を認めなければ、この範疇にはいる。

●腫瘤像形成性病変（mass image forming lesion）

超音波画像で腫瘤像を形成する病変体のことを指す。

日本超音波医学会．医用超音波用語集．https://www.jsum.or.jp/terminologies（2019年 4 月閲覧）より引用

❶ 腫瘤の性状

まず、存在診断で指摘された腫瘤の内部の性状について評価を行います。これにより充実性病変なのか囊胞性病変なのかまた両者の混在している腫瘤であるのかの判断を行います。診断・治療に直結する項目とも言えます。この際、囊胞性病変であるにもかかわらず内部の出血や変性により充実性に観察される場合もあり注意が必要となります。内部の性状は充実性パターン、囊胞性パターン、混合性パターンに3つに分類されます（図1）。

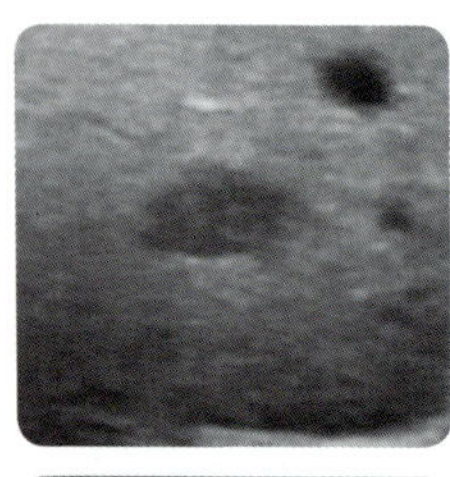

充実性パターン（solid pattern）
腫瘤内部全域に内部エコーを認め、充実性腫瘤を示唆するエコーパターン。

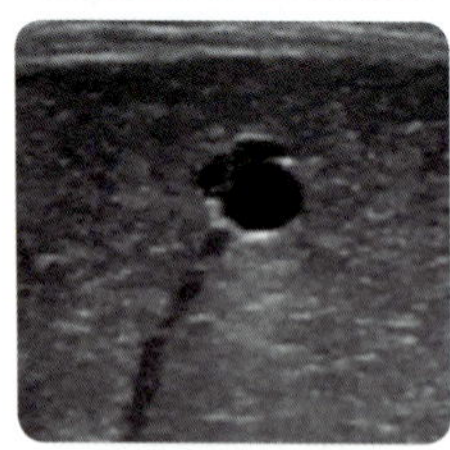

囊胞性パターン（cystic pattern）
腫瘤内部からのエコーが全く、あるいはほとんどみられない囊胞を示唆するエコーパターン。

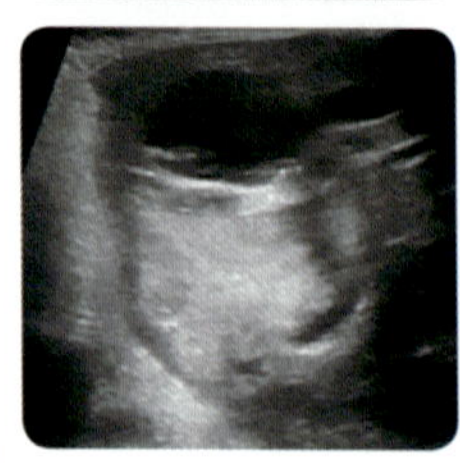

混合パターン（mixed pattern）
腫瘤内部に充実性部分と囊胞性部分（無エコー）とが混在してみられるエコーパターン。高エコーと低エコーの混在した腫瘤像は混合パターンとは表現しないので注意する。

日本超音波医学会．医用超音波用語集．https://www.jsum.or.jp/terminologies（2019年4月閲覧）より引用改変

図1 ● 腫瘤の性状

❷ 腫瘤の形状

腫瘤の形状とは腫瘍の性質により変化が現れる因子となります。円形（球形）、楕円形（楕円体）などの表現をします（図 2）。立体的な表現であると球形・楕円体となりますが、超音波画像を常にボリュームデータ（volume data）で判断するのではなく、一枚の 2 次元画像で評価をくだすことも多く、円形・楕円形などの二次元的な表現も用いています。またどちらにもあてはまらないような形態は、不整形と表現をします。

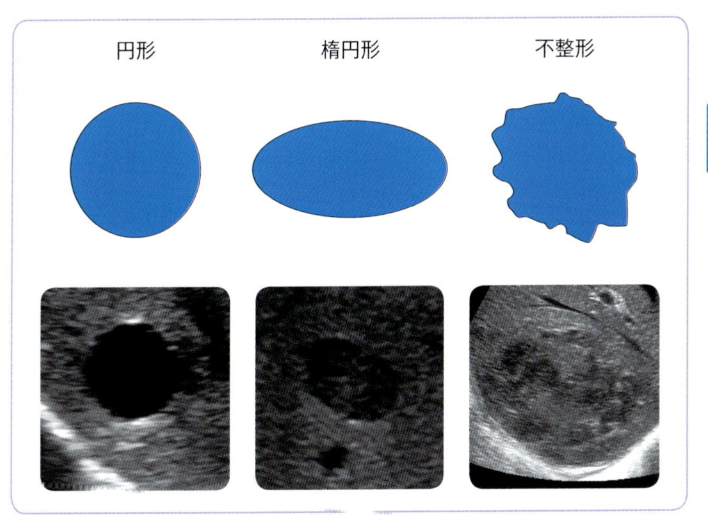

図 2 腫瘤の形状

③ 腫瘤境界部の評価

腫瘍と非腫瘍部の境界部はそれぞれの組織形態や浸潤様式によりさまざまな像を呈します。したがって明瞭か不明瞭かは大切であり、形態や浸潤の様式を推測する根拠ともなります。

腫瘍被膜などが存在する場合には、境界が明瞭となります。境界が明瞭・不明瞭と整・不整は別々に評価する必要があります。

腫瘤の前面エコー・後面エコー・側面エコーを観察します。また、非腫瘍部と腫瘍部の境界を丁寧に観察し腫瘍輪郭および腫瘍辺縁と周囲の評価を行います。輪郭は平滑か不整かも重要な項目となります。

したがって、境界が不明瞭で輪郭が整（平滑）・または不整、境界が明瞭で輪郭が整（平滑）・または不整かに分類されます（図 3）。境界部の評価としては肝細胞癌症例でみられるハローは重要な所見となります。後述のブルズアイパターンと混合しないように注意が必要です。

超音波用語をcheck!

●縦横比（depth width ratio D/W，DW ratio）

腫瘤像の最大面における縦径を横径で割ったもの（縦÷横）[1]。

●腫瘤の形状（shape of tumor）

腫瘤像全体から受ける形の印象を指す。

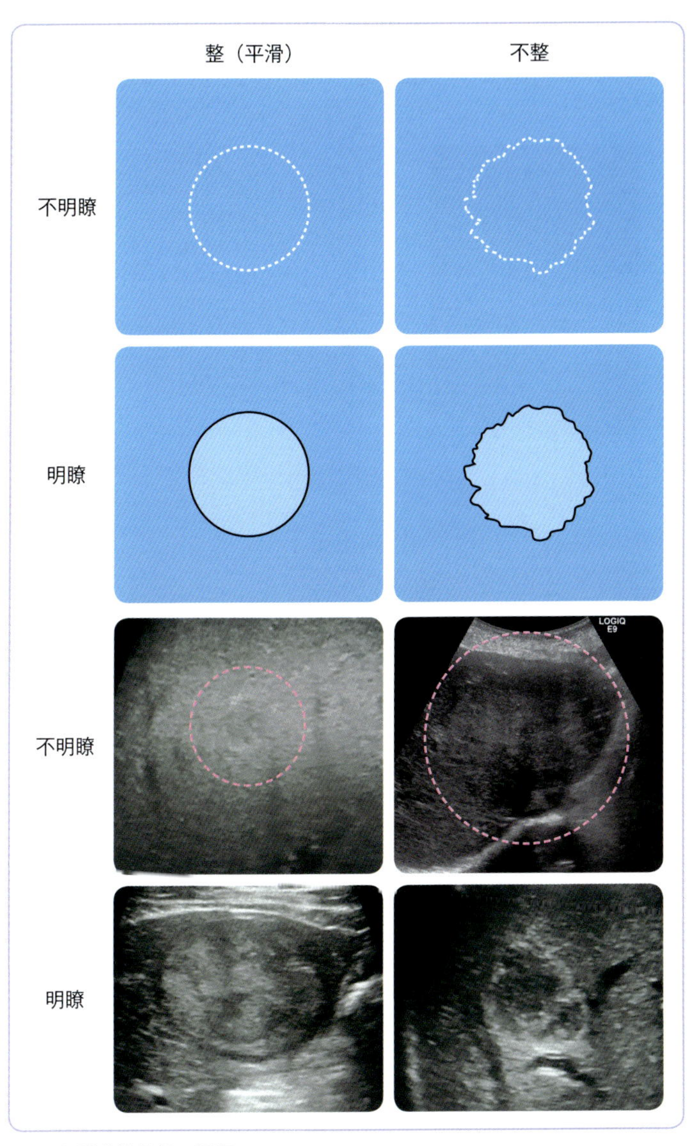

図３ 腫瘤境界部の評価

超音波用語をcheck!

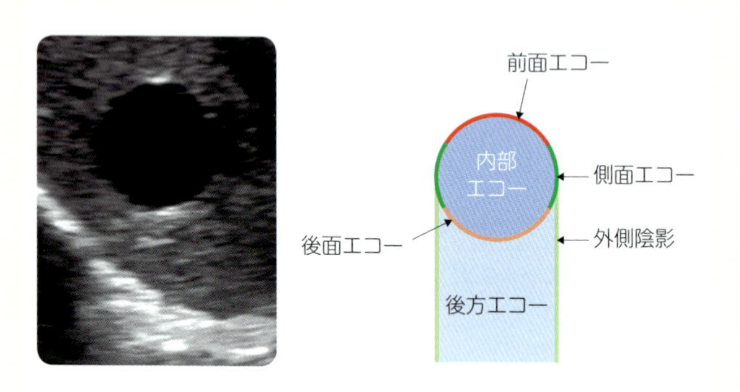

●前面エコー（near side echo）

腫瘤などの前面からのエコー像（赤）。

●後面エコー（far side echo）

底面エコーともよぶ。腫瘤などの後面からのエコー像のこと（橙）。

●後方エコー（posterior echo）

腫瘤などの後方にみられるエコーのことで、腫瘤などの内部の超音波の透過・減衰の程度により増強や減弱を示す（水色）。

●側面エコー（lateral wall echo）

腫瘤などの左右側面からのエコー像のこと（緑）。

●外側陰影（lateral shadow）

腫瘤などの側面より後方に延びる音響陰影のこと（薄緑）。

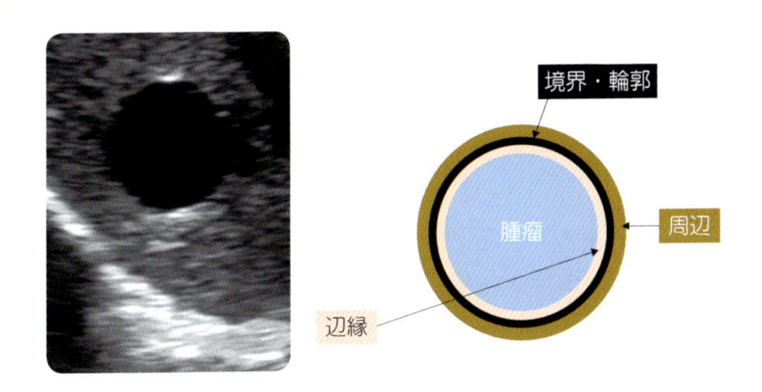

●**境界（margin, border, boundary）**

腫瘤と非腫瘤部または臓器と他臓器などの接面のこと。

●**輪郭（contour）**

臓器や腫瘤などの境界を連ねる線のこと。

●**辺縁（periphery of tumor organ）**

腫瘤や臓器の境界の内側部分のこと。

●**周辺（adjacent zone）**

腫瘤や臓器に隣接する領域のこと。

●**ハロー（halo）**

腫瘤などの辺縁（周辺）環状低エコー帯のこと。乳腺領域では腫瘍の境界部に認められる高エコーの反射量を指す。

日本超音波医学会．医用超音波用語集．https://www.jsum.or.jp/terminologies（2019年 4 月閲覧）より引用

❹ 腫瘤内部の評価

腫瘍内部の評価は性状の評価と似ている部分もありますが、ここでは主に内部の構造変化についての評価項目となるので、充実性病変を念頭に評価を行います。内部の評価は通常**エコーレベル**（図4）と**エコーパターン**の両者の評価を行います。

エコーレベルに関しては組織の脂肪化により上昇することが代表例として挙げられます。また悪性腫瘍では、細胞密度も高くなることにより低エコーとなります。さらに、腫瘍内出血・壊死や内部に複数の組織分化度を有する場合には、内部のエコーパターンは不均質となります。そのほかに、エコーパターンには同心円状のドーナツのような形態を呈する腫瘤を**ブルズアイパターン**、多数の腫瘤が一塊となった形態を**クラスターサイン**と呼び転移性肝癌の際にみられます。

超音波用語をcheck!

●エコーレベル

高エコー（域）（high echo area，hyperechoic area）

周辺部より高いエコーレベルを示す領域

等エコー（域）（isoechoic area）

周辺部とほぼ等しいエコーレベルを示す領域

低エコー（域）（low echo area，hypoechoic area）

周辺部より低いエコーレベルを示す領域

無エコー（域）（anechoic area）

エコーフリースペースともよぶ。エコーがみられない領域のこと。ただし音響陰影を除く。

●エコーパターン

均質→ p.36

不均質→ p.36

モザイクパターン（mosaic pattern）

ノデュールインノデュール（nodule in nodule）ともよぶ。腫瘤内部の小結節がモザイク状に配列して形成されたエコーパターンのこと。原発性肝細胞癌にみられる脱分化の特徴。腫瘍内部がいくつかの小結節からなる腫瘤のエコーパターンを示唆する。

隔壁エコー（septum echo）

腫瘤などの内部にある隔壁からのエコーのこと。

ブルズアイパターン（bull's eye pattern）

標的像ともよぶ。腫瘤などの内部エコーが同心円状のドーナツのような構造を示す。中心が高エコーか低エコーかは問わない。

クラスターサイン（cluster sign）

多数の腫瘤が集簇して一塊になって描出される形状で、転移性肝癌に特徴的。

日本超音波医学会．医用超音波用語集．https://www.jsum.or.jp/terminologies（2019年 4 月閲覧）より引用改変

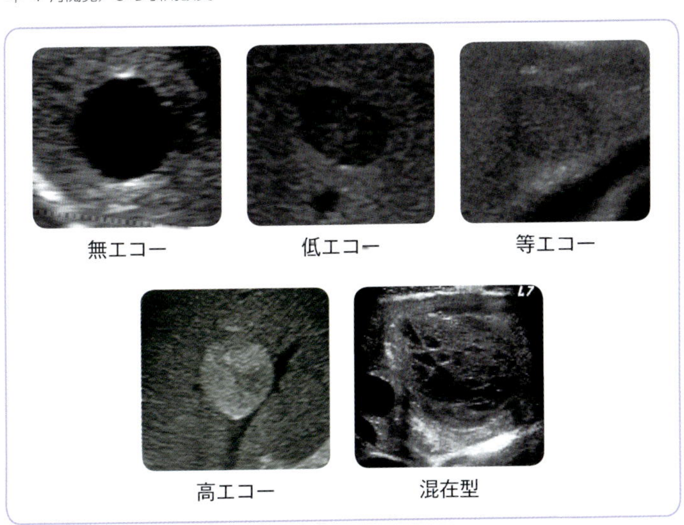

図 4 エコーレベル

⑤ 血流に関する評価

特に悪性腫瘍の場合には、腫瘍内部や周囲の脈管の評価は浸潤範囲を決定するうえでも重要となります。造影超音波検査での評価が望ましいですが、近年の高感度ドプラでも微細血流の有無や血管構築の評価が可能となっています。

また超音波検査の特徴ともいえるドプラ検査は、流速測定により腫瘍内の血流の速度が把握可能で、FFT 解析により動脈血か門脈血かなどの鑑別も可能となります。

肝細胞癌の特徴とされる腫瘍周囲から内側へ向かう**バスケットパターン**が挙げられます。また限局性結節性過形成の特徴とされる中心から放射状に向かう**スポークウィールパターン**、血管腫の造影検査の特徴とされる**辺縁走行動脈**の代表として、周囲から中心に向かって斑状に濃染される **fill-in パターン**、転移性肝癌でみられる**貫通血管**などがありいずれも診断の決め手となる所見です。カラードプラで評価不良の場合には積極的に造影超音波検査を施行し評価を行うことが望まれます。

超音波用語をcheck!

●バスケットパターン（basket pattern）

腫瘤を取り囲み腫瘤内に流入する血流パターン。肝細胞癌に特徴的な所見[1)]。

●スポークウィールパターン（spoke-wheel pattern）

腫瘤の中心部から放射状に広がる血流像のこと[1)]。肝限局性結節性過形成（focal nodular hyperplasia：FNH）の特徴（中心から周囲に広がる方向性も重要）。

● Fill-in パターン

腫瘤辺縁部から中心に向かって徐々に染影が広がる所見。広がる時間はさまざまである。

●辺縁走行動脈（surrounding marginal artery）

腫瘤を取り巻くように走行する動脈。膨張性に発育する腫瘤に認められる[1]。

●貫通血管（penetrating vessel）

腫瘤を貫いて走行する血管[1]。

次ページより、実際の腫瘤性病変の超音波画像から画像を比較することより超音波所見の違いについて解説を行います。（“そうなんだ！”となるように解説をします。）

前著では腫瘤性病変の評価法について記載しましたが、今回は、比較的頻度の高い肝腫瘤性病変を例にとり、もう少し超音波所見の意義について解説をします。つまり見え方が違う理由があることに注意を払うことが重要となります。

この所見の意義については肝腫瘍に限定したものではなく、腫瘤性病変の全般的な超音波診断学上の考え方に通じるので今後の検査の参考にして頂ければ幸いです。

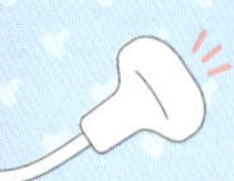

症例 1
肝細胞癌の“そうなんだ!”
―典型例―

70歳代男性

C型肝炎スクリーニング検査目的の超音波検査で指摘された症例

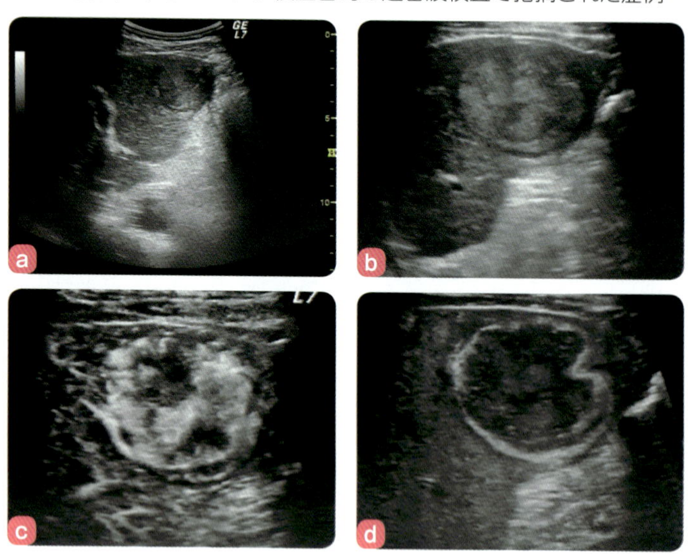

図5● 症例提示

a：bモード（正中横走査　コンベックスプローブ）、b：bモード（正中横走査　高周波リニアプローブ）、c：造影超音波検査（動脈優位相）、d：造影超音波検査（後血管相）。

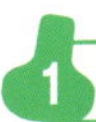

1 腫瘤の評価

①**腫瘤の性状**：充実性パターンの腫瘤

②**腫瘤の形状**：円形（球形）

③**腫瘤境界部の評価**：境界明瞭、ハロー（＋）、後方エコーの増強（＋）、外側陰影（＋）

④**腫瘤内部の評価**：腫瘤内部のエコーは不均質。モザイクパターン（＋）・隔壁エコー（＋）

⑤**血流の評価**：経静脈性超音波造影剤（ソナゾイド®）を用いた造影超音波検査では、辺縁走行動脈がバスケットパターン（図 5c）を呈すると共に周囲の肝臓組織と比較し早く強く濃染される。後血管相では辺縁に造影剤の残存を一部認めるが、明瞭な欠損像として腫瘍部が描出される（図 5d）。

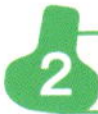

2 解説

本症例は、S3：35mm の典型的な肝細胞癌症例です。切除標本でも非腫瘍部との境界が明瞭で、線維性被膜で覆われた平滑な円形の膨張性に発育した腫瘤像を呈しています（次ページ図 6d）。

肝細胞癌の特徴として、前癌病変→早期の癌→中分化型の典型的な癌へと、時間をかけて細胞が脱分化をして腫瘍が増大します。肝細胞癌は、この膨張性発育が典型像の特徴となり、円形（球形）を呈します。周囲の肝組織に対し境界が明瞭な圧排所見や線維性被膜（偽被膜）の形成により、ハローが出現します。また周囲への浸潤がない状態の腫瘍を示す所見が、境界明瞭、平滑、ハロー、外側陰影となるため陰性所見も重要となります。

肝細胞癌脱分化を反映し、腫瘍内部は複数の異なる分化度の細胞で構成されていることが多く（高分化型・中分化型・低分化型など）、

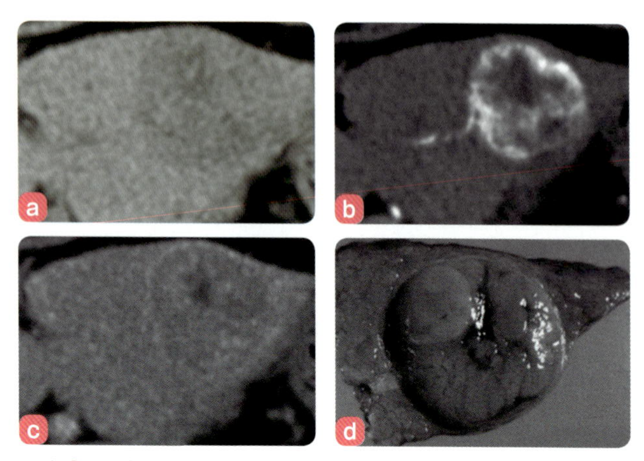

図 6 ● CT および切除標本
a：単純 CT、b：造影 CT（動脈優位相）、c：造影 CT（門脈優位相）、d：切除標本

その間には線維性隔壁も有していることが多く、これによりモザイクパターン（デュールインノデュール）、隔壁エコーを呈します。

肝臓の血流は、門脈と肝動脈の二重支配を受けているのが特徴ですが、癌になると悪性度に伴いこの両者に血流変化が生じることが特徴とされます。前癌病変から早期の癌になると門脈血が低下し、その後典型例に進行すると 100%動脈で栄養されるようになります。

癌を栄養する動脈は正常な動脈とは異なり腫瘍血管となるために、血管の増勢・不整・屈曲・蛇行・断裂などを伴い腫瘍の周囲から栄養されるためバスケットパターンを呈するようになります。したがって造影検査では周囲と比較し強い腫瘍濃染を呈し、癌の周囲にある被膜の存在により持続濃染を示します。また後血管相では、腫瘍内部には健常な肝細胞が存在しないために周囲と比較し欠損像を呈します。造影 CT でもほぼ同様の所見が得られます。腫瘍内の非造影部は腫瘍内の出血・壊死を反映します。ドプラ検査では、この造影動脈像位相のイメージに近い像を出すことが重要となります。

症例 2
HCC の"そうなんだ！"
―単純結節周囲増殖型―

60 歳代男性

肝機能障害（非 B 非 C 型）に対するスクリーニング目的の超音波検査で指摘された症例

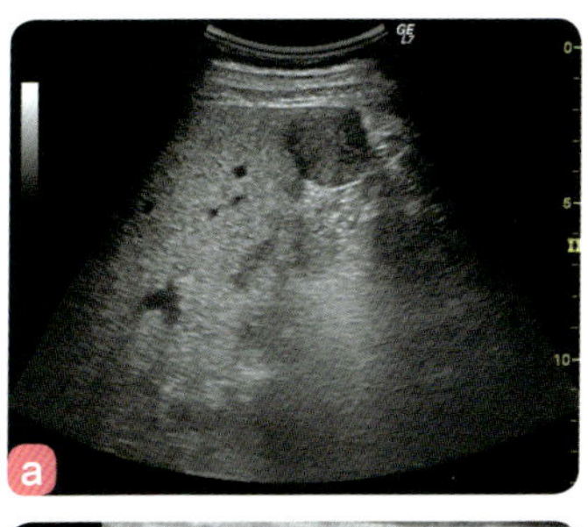

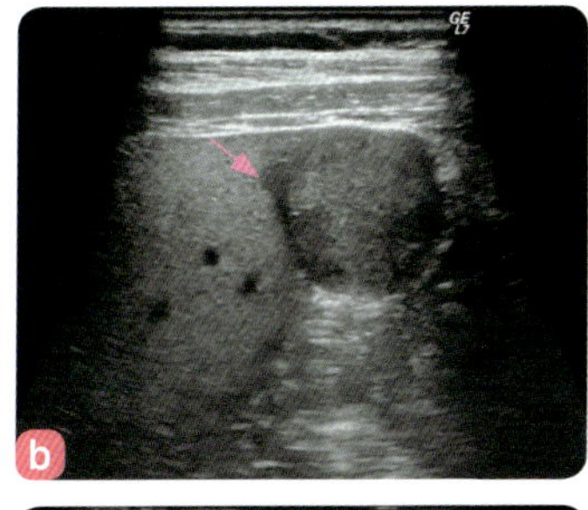

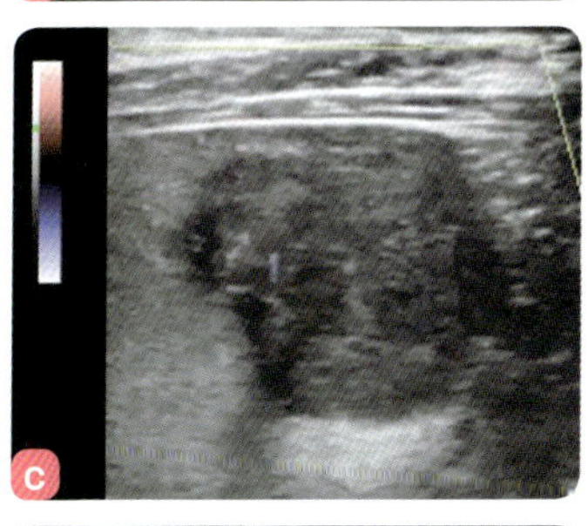

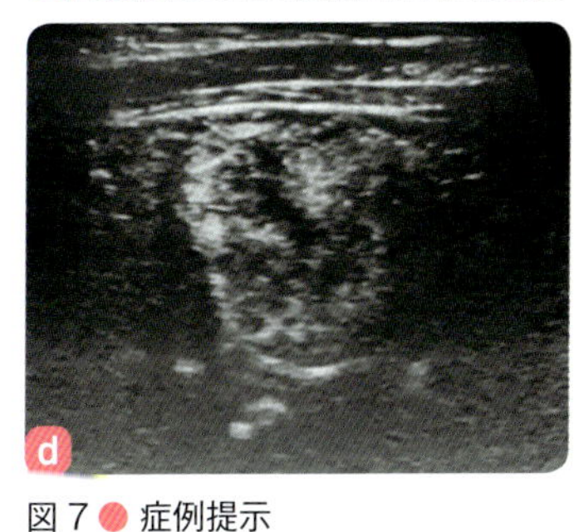

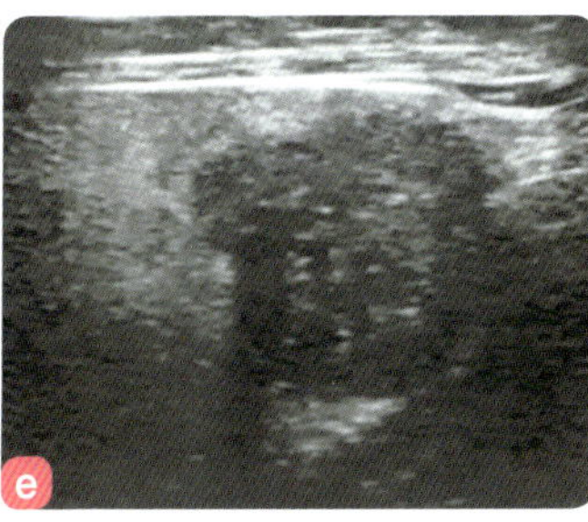

図 7 ● 症例提示

a：b モード（右肋間走査　コンベックスプローブ）、b：b モード（右肋間走査　高周波リニアプローブ）、c：高感度ドプラ検査、d：造影超音波検査（動脈優位相）、e：造影超音波検査（後血管相）。

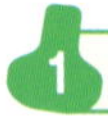

1 腫瘤の評価

①**腫瘤の性状**：充実性パターンの腫瘤

②**腫瘤の形状**：3/4 が円形で 10 時方向（矢印部）の一部が不整形

③**腫瘤境界部の評価**：全体としてはハロー（+）。不整部のハロー（−）、後方エコーの増強（+）、外側陰影（−）

④**腫瘤内部の評価**：腫瘤内部のエコーは不均質。明らかなモザイクパターン（−）・隔壁エコー（−）

⑤**血管の評価**：ドプラおよび経静脈性超音波造影剤（ソナゾイド®）を用いた造影超音波検査では、辺縁走行動脈がバスケットパターンを呈し内部に腫瘍血管が観察できる。

2 解説

症例 1 と同じ肝細胞癌症例であり、一見して同様のハローが大部分に認められます（図 7a）。ただ、矢印の部分を詳細に観察すると、輪郭が不整となり外側に向かい凸状に突出し外側陰影が消失し、ハローも一部欠損していることに気がつきます（図 7b）。これはこの部分のみ、他の部分と形態が異なることを意味しています。この不整部分は、高感度ドプラ検査でも血流シグナルが描出されており（図 7c）、造影超音波検査の動脈優位相（図 7d）では腫瘍濃染が認められ、腫瘍部であることが推測されます。周囲のバスケットパターンの血管も同部では不整となっています。また後血管相（図 7e）では同部は明瞭な欠損像を呈しており、b モードの低エコー部分は非腫瘍部の脂肪化の低下や血流障害による影響ではなく腫瘍部であることが確認できます。

これは、癌の境界部にできた線維性被膜を破って、その外に癌が浸潤した状態を示す重要な所見となります。つまりハローや外側陰影では、癌と非癌部の境界が明瞭であることが示唆されるサインになると

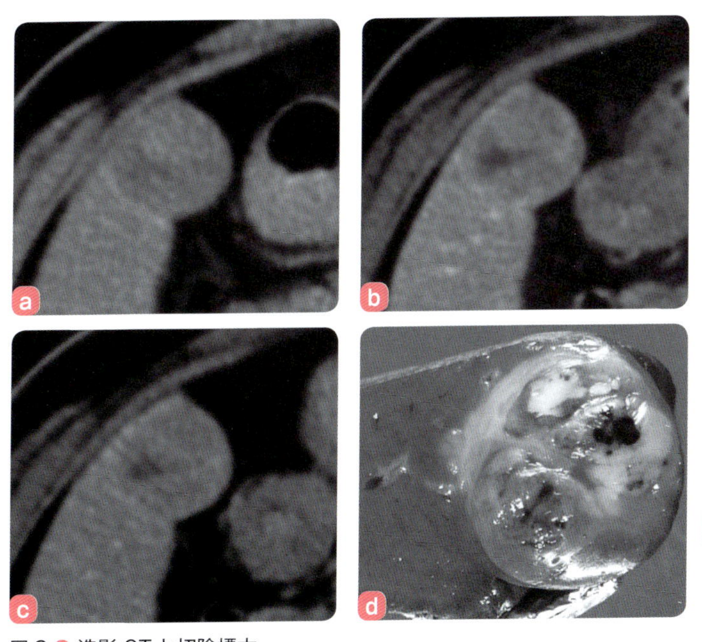

図 8 ● 造影 CT と切除標本

a：造影 CT（単純 CT）、b：造影 CT（動脈優位相）、c：造影 CT（門脈優位相）、d：切除標本

いうことです。肝細胞癌の周辺には圧排された門脈が複数あり、これが腫瘍の排泄静脈となります。したがって本症例のような外側陰影の消失は、腫瘍が被膜外に浸潤した所見となると同時に、顕微鏡的な脈管浸潤の割合が症例 1 と比較して高くなることが推測できます。したがってこれは治療法を選択する際の重要な所見となります。

造影 CT でも腫瘍内に非造影部分が確認でき、腫瘍内の出血・壊死部分が判断できます。造影 CT 動脈優位相では、あまり強い腫瘍濃染像を呈していません。超音波検査は高感度のみではなく時間分解能も高いため、腫瘍濃染のピークを逃すことが無く的確に腫瘍濃染の評価が可能となります。

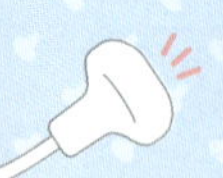

症例 3
HCC の“そうなんだ！”
―多結節癒合型―

70 歳代男性

C 型慢性肝障害経過観察中の超音波スクリーニング検査で異常を指摘された症例

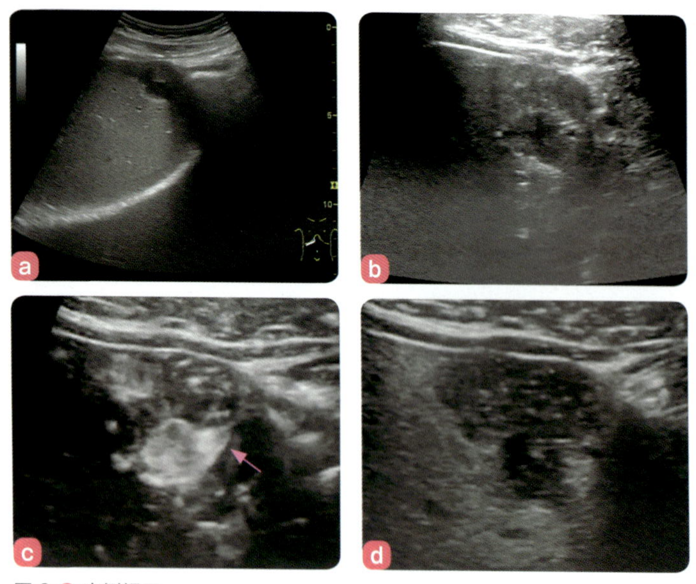

図 9 ● 症例提示

a：b モード（右弓下走査　コンベックスプローブ）、b：b モード（右肋弓下走査　高周波リニアプローブ）、c：造影超音波検査動脈優位相、d：造影超音波検査後血管相。

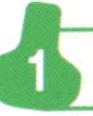

1 腫瘤の評価

①**腫瘤の性状**：充実性パターンの腫瘤

②**腫瘤の形状**：不整形

③**腫瘤境界部の評価**：不整部のハロー（－）、後方エコーの増強（＋）、外側陰影（－）

④**腫瘤内部の評価**：腫瘤内部のエコーは不均質であり、モザイクパターン（－）・隔壁エコー（＋）

⑤**血管の評価**：ドプラおよび経静脈性超音波造影剤（ソナゾイド®）を用いた造影超音波検査では、不整形の腫瘍濃染で辺縁走行動脈が一部屈曲・蛇行し浸潤像を呈している。腫瘍濃染は極めて強い部分と造影効果が低く内部の血管のみが描出される部分に分かれている。後血管相では濃染の程度の差に関係なく欠損像を呈している。

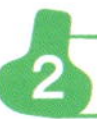

2 解説

本症例も症例 1、2 と同様に肝細胞癌です。本症例は切除標本でも確認できるように複数の結節が癒合した形態であり、腫瘍肉眼分類の多結節癒合型の症例となります（図 9d）。腫瘍輪郭は凹凸不整を呈しており症例 1 と異なり腫瘍周囲に明らかな線維性被膜は無く、内部の各結節間に溝を認めるのみとなります。

このような形態の腫瘍は、超音波検査ではハローも外側陰影も認めません。腫瘍部では音響透過性が異なるため、後方エコーの増強を伴う充実性パターンの腫瘤として描出されます。境界が不明瞭となるため一見して脂肪の非沈着部の“ムラ”として誤認しないように注意が必要となります。

本症例は S4 の描出し難い部分でもあり、フォーカスをあわせ、拡大撮影や高周波プローブを用いた詳細な観察をすることの重要性が示

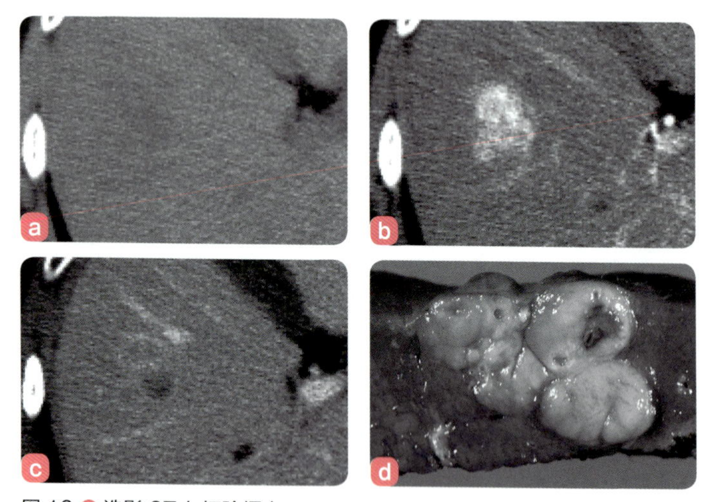

図 10 ● 造影 CT と切除標本
a：造影 CT（単純）、b：造影 CT（動脈優位相）、c：門脈優位相、d：切除標本

唆されます。詳細な観察では腫瘤の内部のエコーは不均質であり一部隔壁を疑うエコー像をも認め、腫瘤性病変であることが認識可能となります。造影 CT 検査でも単純・動脈優位相・門脈優位相（図 10a、b、c）では腫瘤部分の大きさが異なり、腫瘍・非腫瘍部の境界部分が明瞭ではありません。造影超音波検査では、腫瘍濃染は認められるものの濃染の強い部分と濃染は弱く血管のみ描出される部分に分かれ、腫瘤に接した→の部分では脈管の不整も認められます（図 9c）。

肝細胞癌の特徴として高分化型、中分化型、低分化型などの複数の分化度の細胞が腫瘍内部に同時にあることが挙げられます。腫瘍分化度と血流変化はある程度相関があり、本症例でも腫瘍濃染の低い部分が低分化型、腫瘍濃染の強い部分が中分化型の肝細胞癌で矢印の部分に門脈浸潤を認めています。このように腫瘍形態から門脈浸潤などの割合が多いことを認識し、超音波検査でもしっかりと形態評価を行うことが重要です。

症例４
肝内胆管癌の“そうなんだ！”

40 歳代男性

任意型健診の超音波検査で異常を指摘された症例

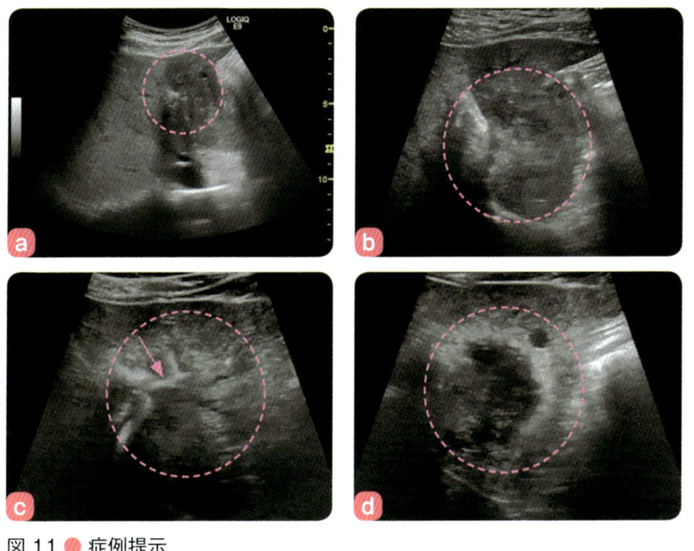

図 11 ● 症例提示

a：b モード（正中横走査　コンベックスプローブ）、b：b モード（正中横走査　高周波リニアプローブ）、c：造影超音波検査動脈優位相、d：造影超音波検査後血管相。

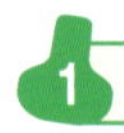

腫瘤の評価

①**腫瘤の性状**：充実性パターンの腫瘤

②**腫瘤の形状**：不整形

③**腫瘤境界部の評価**：不整部のハロー（−）、境界不明瞭、後方エコーの増強（−）、外側陰影（−）

④**腫瘤内部の評価**：腫瘤内部のエコーはやや不均質であり、モザイクパターン（−）・隔壁エコー（−）

⑤**血管の評価**：ドプラおよび経静脈性超音波造影剤（ソナゾイド®）を用いた造影超音波検査では、動脈優位相早期に不整形の周囲とほぼ同等の非常に淡い腫瘍濃染を呈し、内部に矢印の貫通血管の走行も認める。辺縁走行動脈の一部が屈曲・蛇行している血管をわずかに認めるが、HCC のような周囲から中心に向かうバスケットパターンの血管構築は呈していない。門脈相にかけて周囲の淡いリング状の造影効果を認めると共に、早期より腫瘤内部は均質な欠損像を呈している。

2 解説

本症例は肝内胆管癌の症例です。

胆管癌は、切除標本を見てもわかるように多くが浸潤性に発育するため腫瘍と非腫瘍部の境界は不明瞭となります（図 12d）。腫瘍内部は線維成分も伴う硬い腫瘍で内部エコーも粗造であることが特徴です。健常の脈管を巻き込みながら浸潤性に発育するため内部を貫通する血管を認めますが、これらの血管も侵食のために不整像を呈することも多く、腫瘤内部および周囲の脈管の侵食像や圧排・偏移所見を悪性所見としてしっかりと評価することが重要となります。

高周波リニアプローブを用いた観察では（図 11b）、不均質で粗造

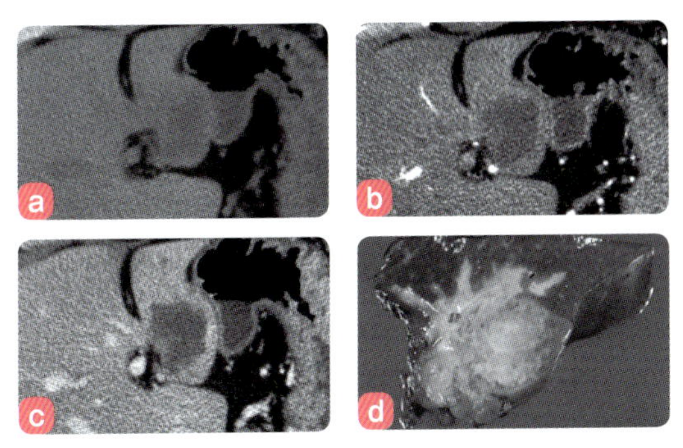

図 12 ● 造影 CT と切除標本
a：単純 CT、b：造影 CT（動脈優位相）、c：造影 CT（門脈優位相）、d：切除標本

な内部エコーとなり、周囲の肝組織との違いが不明瞭で輪郭も不整形の腫瘤性病変として描出されます。超音波検査では、時として“やつ頭”状の形態と評価されます。このような腫瘤ではハロー、外側陰性、後方エコーの増強などの所見は認めません。特に線維成分の強い場合には音響透過性が悪くなるために後方エコーは減弱します。腫瘤内部のエコーは不均質ですが肝細胞癌と異なり、隔壁エコーやモザイクパターンなどのダイナミックな変化がないことも特徴です。本症例も肝実質エコーは比較的均質であり、慢性肝障害の所見は認めていません。腫瘍中枢側の肝内胆管の拡張という間接所見が無い場合、腫瘤が指摘し難い代表的な疾患といえます。

経静脈性超音波造影剤（ソナゾイド®）を用いた造影超音波検査では、早期に周囲とほぼ同程度～やや強い淡い腫瘍濃染を認め、門脈優位相の早期から欠損像を認めます。血管相では、貫通血管（penetrating vessel）も認めることがあります。腫瘍の輪郭の評価には造影超音波検査が最適であり、周囲の浸潤所見や肝内転移巣、肝内胆管の評価にも適しているといえます。

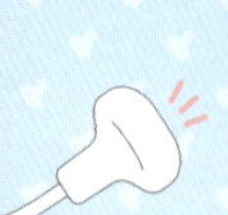

症例 5
転移性肝癌の“そうなんだ！”

70 歳代女性

大腸癌の精査目的の超音波検査で異常を指摘された症例

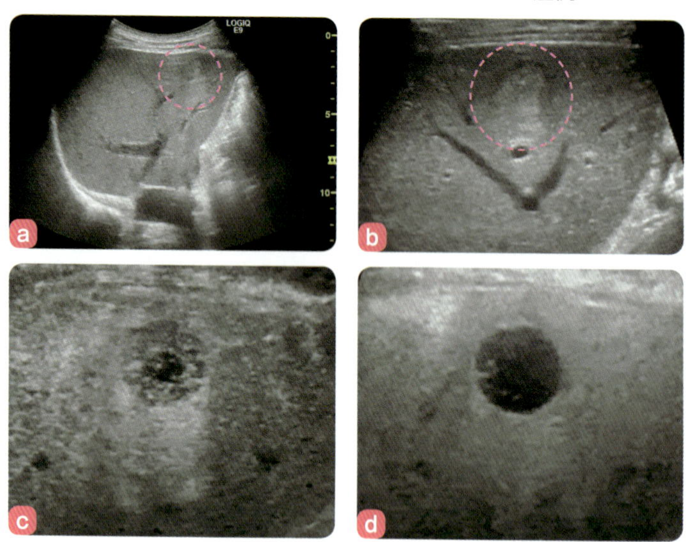

図 13 ● 症例提示
a：b モード（右肋間走査　コンベックスプローブ）、b：b モード（右肋間走査　高周波リニアプローブ）、c：造影超音波検査動脈優位相、d：造影超音波検査後血管相。

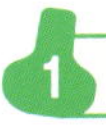

腫瘤の評価

①**腫瘤の性状**：充実性パターンの腫

②**腫瘤の形状**：円形

③**腫瘤境界部の評価**：ブルズアイパターン(+)、ハロー(−)、境界比較的明瞭、後方エコーの増強(+)、外側陰影(−)

④**腫瘤内部の評価**：腫瘤内部のエコーはやや不均質であり、モザイクパターン（−）・隔壁エコー（−）

⑤**血管の評価**：経静脈性超音波造影剤（ソナゾイド®）を用いた造影超音波検査では、早期に不整形の非常に淡い腫瘍濃染とそれに引き続くリング状の濃染効果を伴い動脈優位相〜門脈優位相早期からの欠損像が特徴となる。

解説

本症例は大腸癌の転移性肝癌の症例です。

本画像は、右肋間走査で描出したS6の腫瘤性病変です。コンベックスプローブでは、後方エコーの増強で腫瘍が認識される程度です。小さな腫瘍の場合、週囲の肝組織との境界が不明瞭であり、他の画像診断で指摘されていても気付きにくい場合があります。本症例では輪郭が平滑な円形（球形）の腫瘤性病変を認めます。腫瘤はハロー(−)、ブルズアイパターン・ターゲットパターン（+）、後方エコーの増強（+）、外側陰影（−）を伴う充実性パターンの腫瘤です。腫瘤内部のエコーは、等エコーで均質であるために周囲との境界が不明瞭となります。隔壁エコー（−）でモザイクパターンも（−）です。非腫瘍部は、肝表面の整でと共に肝実質エコーは均質であり慢性変化は認めません。経静脈性超音波造影剤（ソナゾイド®）を用いた造影超音波検査では、早期に周囲とほぼ同程度〜やや強い淡い腫瘍濃染を認め、門脈優位相の早期から欠損像を認めます。血管相では、貫通血

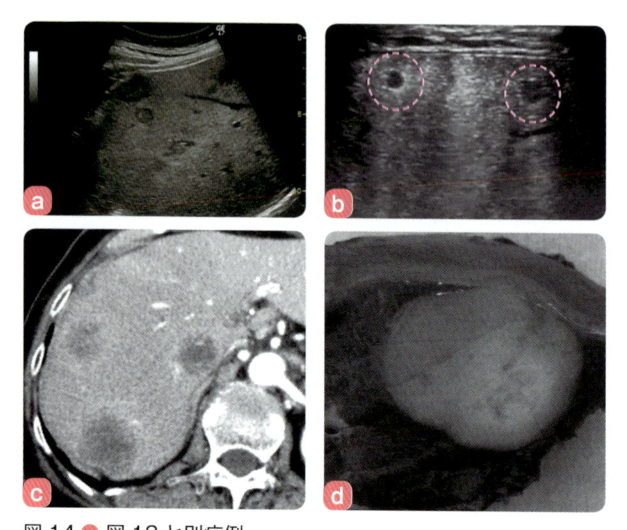

図 14 ● 図 13 と別症例
a：b モード（右肋骨弓下コンベックスプローブ）、b：造影超音波検査門脈優位相右肋間走査（高周波リニアプローブ）、c：造影 CT 動脈優位相、d：切除標本

管（penetrating vessel）も認めることがあります。

別の症例（図 14）となりますが、腫瘍内部の壊死や変性を認める場合にはブルズアイパターンを呈するため比較的描出が容易となります（図 14a）。切除標本（図 14d）にも呈示するように、早期の場合には比較的腫瘍内部も壊死などを伴わず均質であることも多いため、b モードのみでは描出し難い症例が多いようです。造影 CT では、肝内に散在する中心部の低吸収域を伴うリング状の腫瘍濃染が典型的な画像となります（図 14c）。超音波検査で転移性肝癌の存在性診断を的確にする場合には、造影超音波検査が必須といえます。背景に肝硬変症例が少ないこともあり、高い分解能によって 5mm 大の腫瘍を欠損像として描出可能となります（図 14b）。新たな腫瘍が指摘された場合には、造影剤の再静注を行いリング状の濃染効果を確認することも可能となります。

症例 6
肝血管腫の“そうなんだ！”

40 歳代女性

他疾患加療中のスクリーニング検査目的の超音波検査で肝腫瘤を指摘された症例

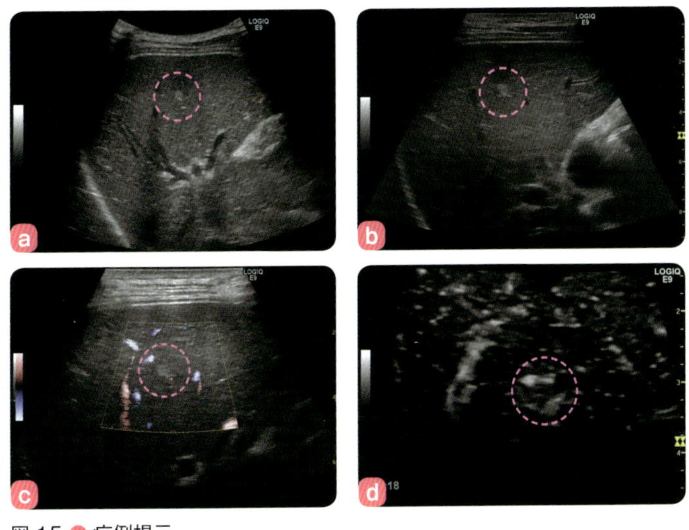

図 15 ● 症例提示
a：b モード（右肋間走査　コンベックスプローブ）、b：b モード（右肋間走査　高周波リニアプローブ）、c：高感度ドプラ検査、d：造影超音波検査動脈優位相

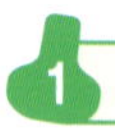

腫瘤の評価

①**腫瘤の性状**：充実性パターンの腫瘤

②**腫瘤の形状**：不整形

③**腫瘤境界部の評価**：不整部のハロー（－）、境界不明瞭、後方エコーの増強（－）、外側陰影（－）

④**腫瘤内部の評価**：腫瘤内部のエコーは高エコーで均質であり、モザイクパターン（－）・隔壁エコー（－）

⑤**血管の評価**：ドプラでは周辺の血管のみ描出。経静脈性超音波造影剤（ソナゾイド®）を用いた造影超音波検査では Fill-in パターンを認める。

解説

血管腫は良性腫瘍の代表的なもので、組織学的にはどの部位にも発生し多くの種類に分類されます。肝良性腫瘍のほとんどは、海綿状血管腫（cavernous hemangioma）となります。内部は、線維性隔壁からなる海綿状の形態を示し、血栓や静脈炎、瘢痕化、石灰化などが存在するために、画像診断でも多彩な像を呈することがあります。確定診断には、腫瘍内部の流速の遅い血流が腫瘍内に停滞していることを証明することがポイントとなるため、造影剤を用いた検査で血行動態を把握することが多くなっています。

本症例は右肋間走査で描出した S5 の 5mm 腫瘤性病変です。近年、装置の発展と共に本症例のような小さな腫瘍が指摘されるようになりました。背景肝に何も病変を認め間に場合には経過観察で良い症例ですが、背景に慢性肝障害などがあれば確定診断が必要となります。このような場合には造影検査で Fill-in パターンを確認することで可能となります。図 16a に MRI 検査 T2 強調画像を呈示しますが、僅かに高信号として描出されています。典型例として別の症例の通常の b

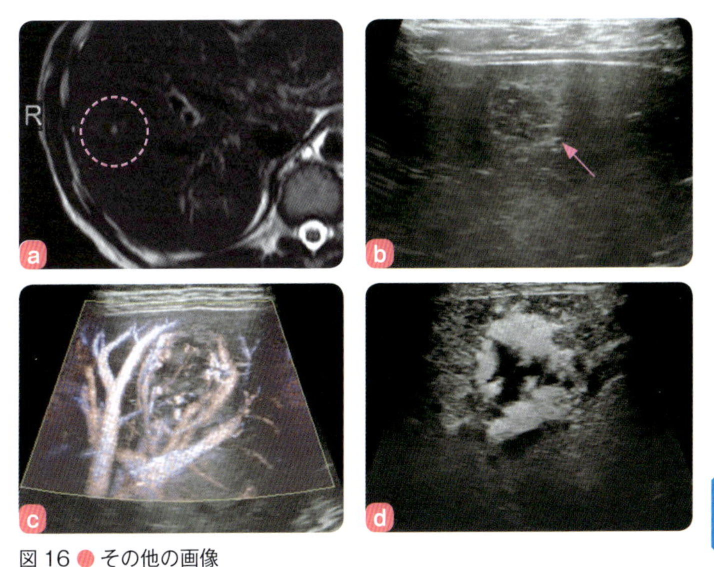

図 16 ● その他の画像

a：MRI T2 強調画像、b：別症例の b モード、c：別症例の高感度ドプラ（加算像）、d：造影超音波検査動脈優位相

モードを図 16b に示します。マージナルストロングエコーが特徴となります。体位変換や経時的な変化で内部エコーが変化するカメレンサインやワックスアンドウェインサインも特徴的な所見といえます。血流も高感度ドプラの加算像（図 16c）での腫瘍境界領域で止まる血管や経静脈性超音波造影剤（ソノゾイド®）を用いた造影超音波検査の動脈優位相早期より辺縁から中央に向かって濃染され始め、辺縁が点状もしくは斑状に濃染され中央へ濃染が進む Fill-in パターン（図 16d）が典型症例の像といえます。

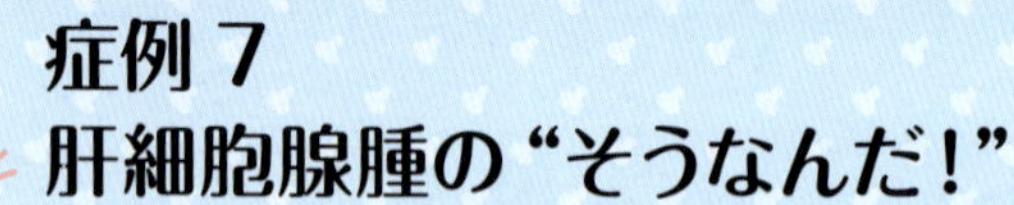

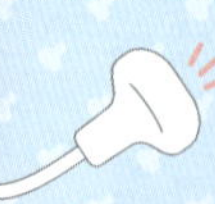

症例 7
肝細胞腺腫の“そうなんだ！”

20歳代女性

他疾患加療中のスクリーニング検査目的の超音波検査で肝腫瘤を指摘された症例

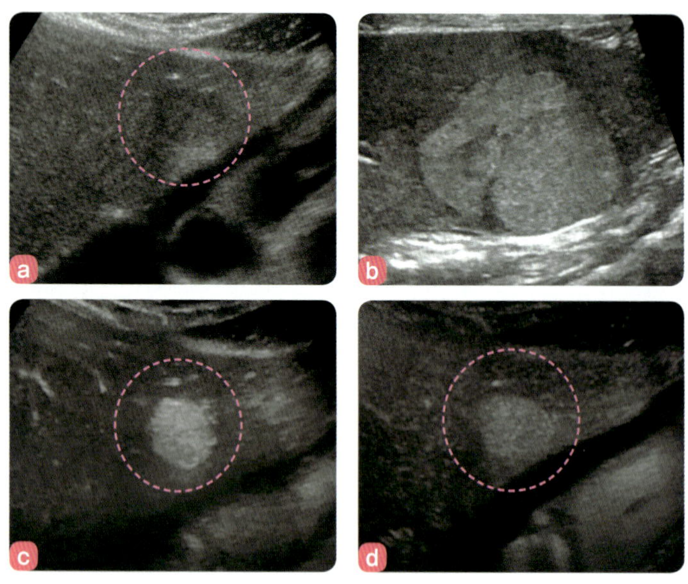

図 17 ● 症例提示
a：b モード（右肋骨弓下走査　コンベックスプローブ）、b：別症例の b モード（正中横走査　高周波リニアプローブ）、c：造影超音波検査（動脈優位相）、d：造影超音波検査（後血管相）

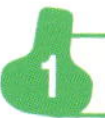

1 腫瘤の評価

①**腫瘤の性状**：充実性パターン

②**腫瘤の形状**：円形

③**腫瘤境界部の評価**：明瞭も低エコー帯（－）、境界不明瞭、後方エコーの増強（＋）、外側陰影（－）　b. 症例では低エコー帯（＋）

④**腫瘤内部の評価**：腫瘤内部のエコーはやや均質であり、モザイクパターン（－）・隔壁エコー（－）。b. 症例ではモザイクパターン（＋）・隔壁エコー（＋）

⑤**血管の評価**：ドプラおよび経静脈性超音波造影剤（ソナゾイド®）を用いた造影超音波検査では、非常に淡い腫瘍濃染像を認め不整な血管像は認めない。後血管相でも周囲と同等の造影効果を認め欠損像を呈さない。

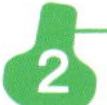

2 解説

肝腺腫は、基本的に正常肝に発生する肝原発の良性の腫瘍性病変です。組織学的には、癌と比較して組織学的に異型性の乏しい肝細胞の増殖からなる腫瘍です。本症例の図 17a、c、d のように組織学的背景を反映して、内部エコーは均質な充実性エコーとして描出されます。症例の図 17b のように腫瘍内出血を起こし増大すると内部エコーも複雑に変化し境界に低エコー帯も出現するために肝細胞癌との鑑別が困難となるので注意が必要です。

肝細胞癌と比較し、淡い腫瘍濃染が特徴で腫瘍血管の不整がないのが悪性疾患との鑑別のポイントとなります。造影 CT 検査でも、動脈優位相で内部が均質な淡い腫瘍濃染像を認め、門脈優位相～後血管相にかけては周囲の造影効果の残存は認められますが明瞭な欠損像は呈しません。

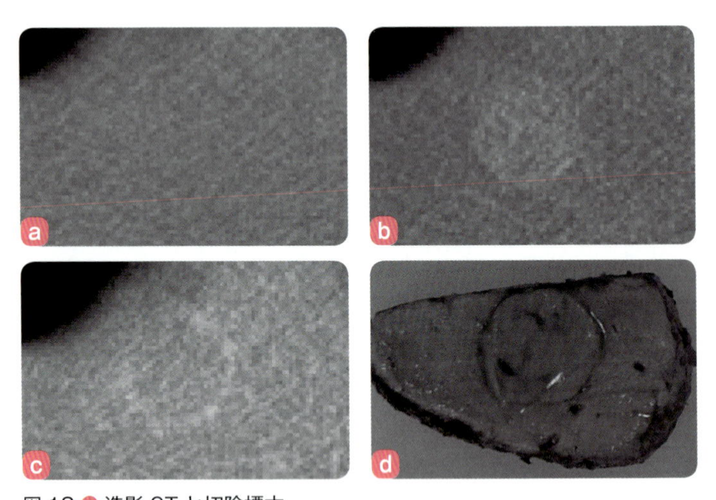

図 18 ● 造影 CT と切除標本
a：造影 CT（単純）、b：造影 CT（動脈優位）、c：門脈優位相、d：切除標本

欧米では若年女性に多く報告されますが、経口避妊薬や蛋白質同化ホルモンの長期服用の既往との関連性も示唆され、本邦ではあまり多くないのも特徴とされます。

2010 年に公表された新 WHO 分類により免疫学的診断法により① Hepatocytenuclearfactor1 α（HNF1 α）不活化型（H-HCA）、② β-catenin 活性化型（b-HCA）、③ InflammatoryHCA（I-HCA）、④分類不能型（u-HCA）の 4 つの亜型に分類されるようになりました[18,19]。本疾患は腫瘍内出血により増大傾向を示す例があり、破裂症例もあることから少数ながら治療適応症例がある疾患のため経過観察にも十分な注意が必要とされます。

症例 8
血管筋脂肪腫の“そうなんだ!”

60 歳代女性

他疾患加療中のスクリーニング検査目的の超音波検査で肝腫瘤を指摘された症例

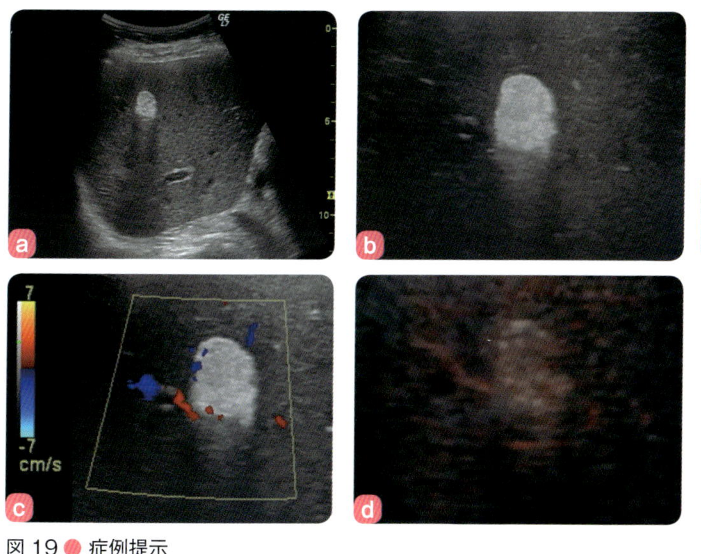

図 19 症例提示
a：b モード（右肋間走査　コンベックスプローブ）、b：b モード（右肋間走査　高周波リニアプローブ）、c：カラードプラ、d：造影超音波検査動脈優位相

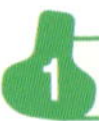

1 腫瘤の評価

①**腫瘤の性状**：充実性パターン

②**腫瘤の形状**：円形

③**腫瘤境界部の評価**：境界明瞭もハロー（－）、境界不明瞭、コメットエコー（＋）、外側陰影（＋）

④**腫瘤内部の評価**：腫瘤内部のエコー著名な高エコーで均質であり、モザイクパターン（－）・隔壁エコー（－）

⑤**血管の評価**：ドプラおよび経静脈性超音波造影剤（ソナゾイド®）を用いた造影超音波検査では、強い腫瘍濃染はなく非常に淡い腫瘍濃染像を認め不整な血管像は認めない。

2 解説

本疾患は、血管、平滑筋、脂肪の 3 成分がさまざまな割合で混在する成人男女に見られる良性腫瘍です。血管周囲に存在する多分化能をもつ perivascular epithelioid cell（PEC）由来の腫瘍とされ、PEComa とも呼称されます。背景因子に特徴的な疾患が無いため人間ドックや検診で偶発的に発見されることが多い疾患で、肝悪性腫瘍との的確な鑑別が求められます。

本症例のように脂肪成分が強い場合には、超音波検査で強い高エコーとして描出されます。図 20a に示すように CT では著明な造影効果の乏しい低吸収域として描出され、MRI 検査で T1、T2 強調画像共に高信号と脂肪を反映した典型的な所見を各画像診断で呈すため、比較的容易に診断されます。しかし必ず脂肪成分が主となるわけではなく、平滑筋や血管成分が主となる場合には高エコーを呈さない腫瘍もあるため、診断に苦慮する場合もしばしば出現します。基本的に良性疾患で経過観察となりますが、まれに悪性化や急速増大の報告もあり的確な経過観察が必要となります。

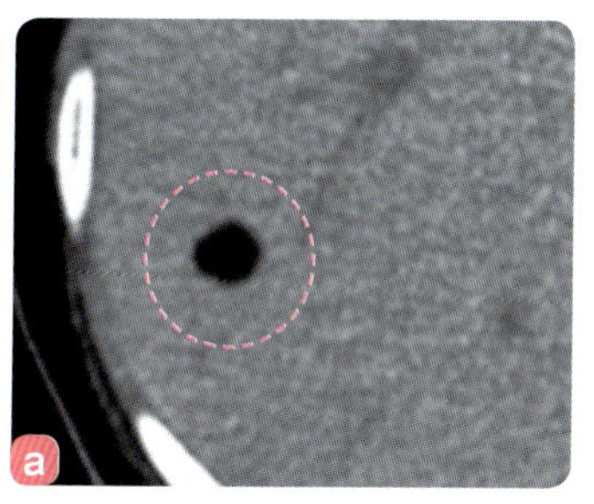

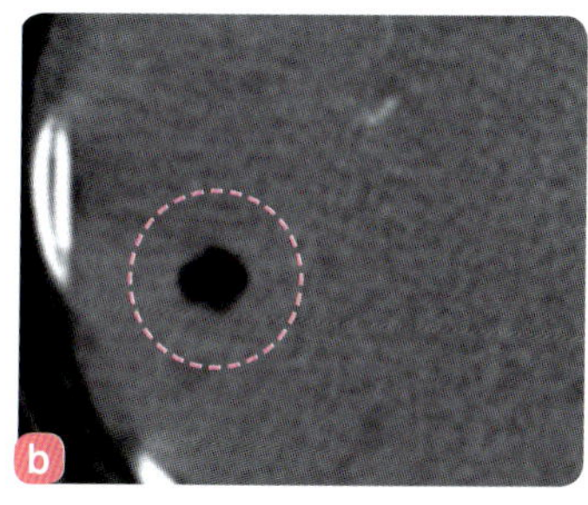

図 20 単純 CT と造影 CT（動脈優位相）
a：単純 CT では脂肪を反映した強い低吸収域の境界明瞭の腫瘤性病変として描出される。b：造影 CT（動脈優位相）では腫瘤内に造影剤の流入は認めず、血管成分は少ないと考えられる。

造影検査では、血管成分により濃染程度はさまざまですが、早期より腫瘍から肝静脈へ造影剤が排泄されるのが特徴とされます。

腫瘍生検などで免疫染色によりメラノサイトを染色する HMB-45 で陽性が特徴で診断されます。

MEMO

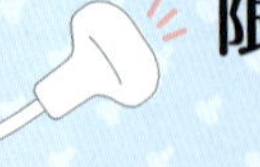

症例 9
限局性結節性過形成の“そうなんだ！”

20 歳代女性

スクリーニング目的の超音波検査で異常を指摘された症例

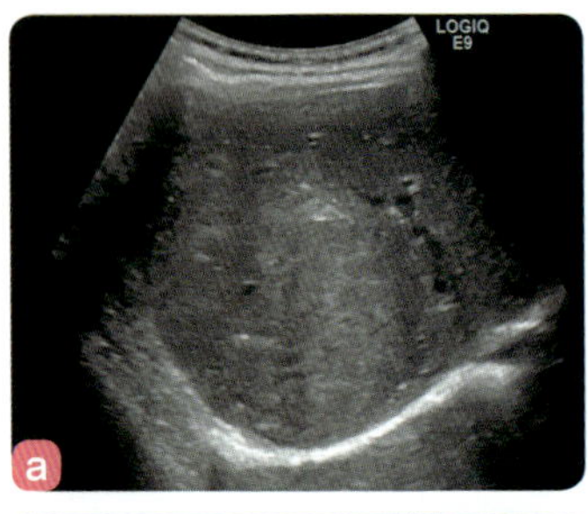

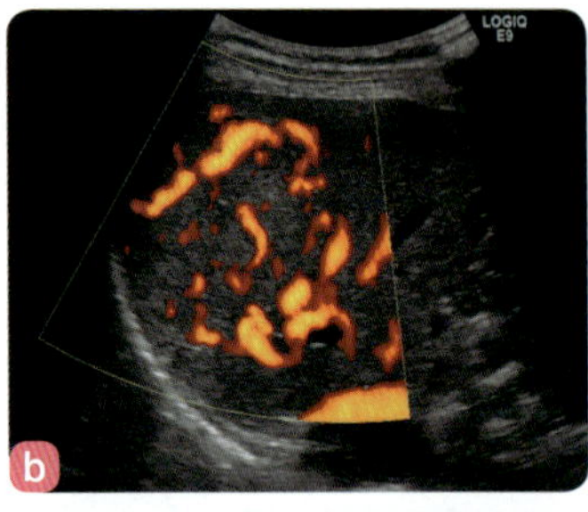

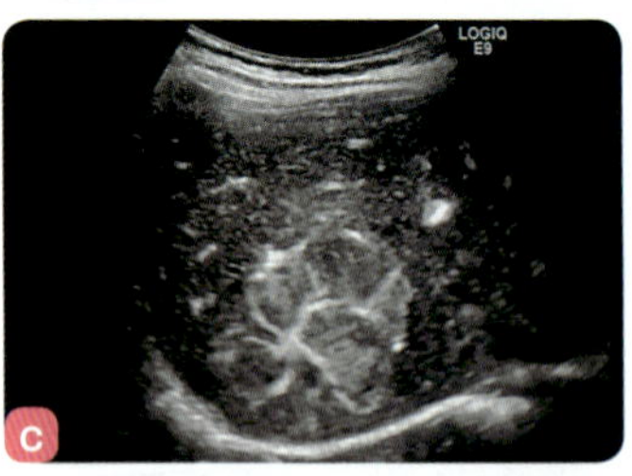

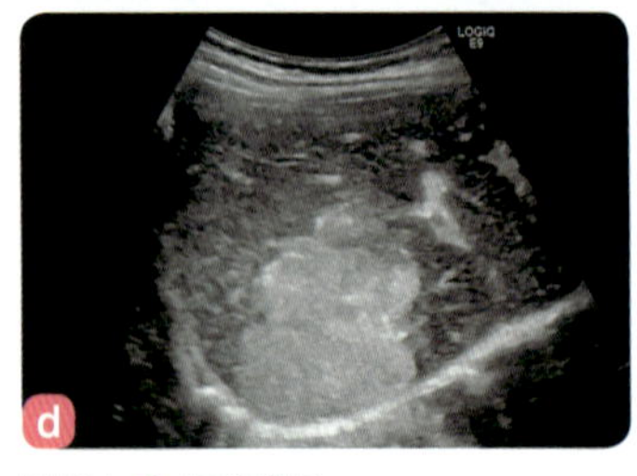

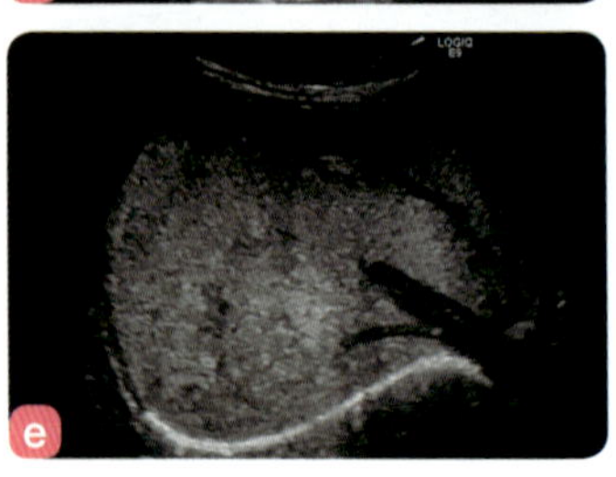

図 21 ● 症例提示

a:b モード（右肋骨弓下走査　コンベックスプローブ）、b:カラードプラ（PDI）（右肋間走査）、c：造影超音波検査動脈優位相（早期）、d. 造影超音波検査動脈優位相（肝実質相）、e：造影超音波検査後血管相

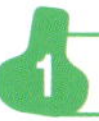

腫瘤の評価

①**腫瘤の性状**：充実性パターンの腫瘤もコントラストの差が無く占拠性病変として指摘し難い。

②**腫瘤の形状**：不整形

③**腫瘤境界部の評価**：不整形の腫瘤で境界は不明瞭である。被膜などの存在は無くハロー（－）、後方エコーの増強（－）、外側陰影（－）

④**腫瘤内部の評価**：腫瘤内部のエコー像は非腫瘤部と比較するとやや不均質であり、これにより占拠性病変として指摘可能となる。モザイクパターン（－）・隔壁エコー（－）

⑤**血管の評価**：ドプラおよび経静脈性超音波造影剤（ソナゾイド®）を用いた造影超音波検査では、スポークウィールパターンと共に強い腫瘍濃染像を認める。

2 解説

本疾患は本来腫瘍ではなく、WHO 肝腫瘍組織学的分類における腫瘍類似性疾患に分類される疾患で、非肝硬変症に合併する限局性の過形成疾患です。非常に動脈血流が豊富な疾患であり、各種画像診断において多血性を示すため、肝細胞癌との鑑別が重要となる疾患です。造影早期に認められる腫瘍濃染像のみでは肝細胞癌との鑑別が困難となるため、腫瘤の中心から周囲に広がる腫瘍濃染像とスポークウィールパターンを呈する血管構築が診断に際しての重要な所見となります。

本疾患は中心瘢痕（central scar）と呼ばれる瘢痕内に動脈が走行し周囲に広がる構造が特徴的な疾患ですが、必ず中心に１つのみと限ったわけではなく、複数存在する場合もあるために時として診断

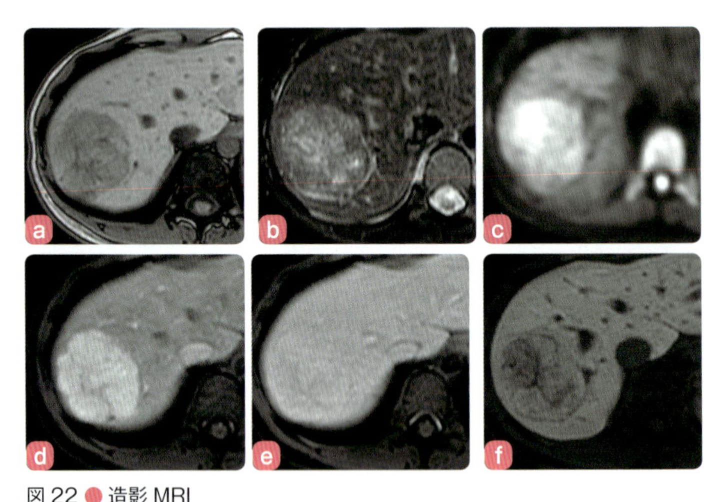

図 22 ● 造影 MRI
a：T1 強調画像、b：T2 強調画像、c：拡散強調画像、d：造影動脈優位相、e：造影門脈優位相、f：肝細胞造影相

が困難となります。1 方向からではなく多方向から観察を行い、立体的なイメージを広げながら血流情報も加味して観察を行うことが重要となります。近年は高感度ドプラの発展による血流感度の上昇もあり、血管構築を正確に評価することが可能となっています。本疾患の診断には血管構築と腫瘍濃染のみではなく中心から周囲に広がる濃染パターンも重要となるため超音波検査の高感度かつ高い時間分解能を有する動画像が極めて有用な所見となる疾患です。また、後血管相で健常部と同等に造影剤が貯留するため、欠損像を呈さないことも特徴となります。

図 22（EOB プリモビスト造影 MRI 検査）では、強い腫瘍濃染像と肝細胞相で描出される中心瘢痕を示唆する低吸収域が特徴で、腫瘤内部では造影効果が持続し健常の肝細胞が残存していることが示唆されます。

症例 10
肝嚢胞の“そうなんだ！”

症例　a：70 歳代男性、b：60 歳代女性、c：80 歳代女性、
　　　d e：50 歳代女性

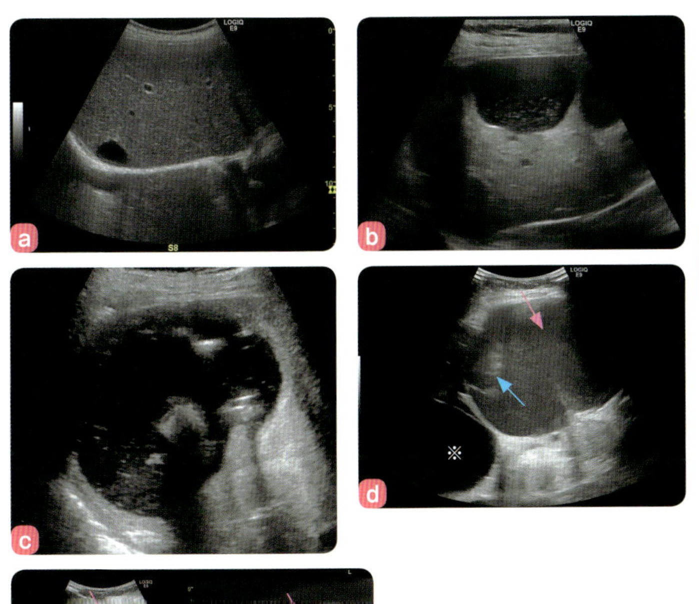

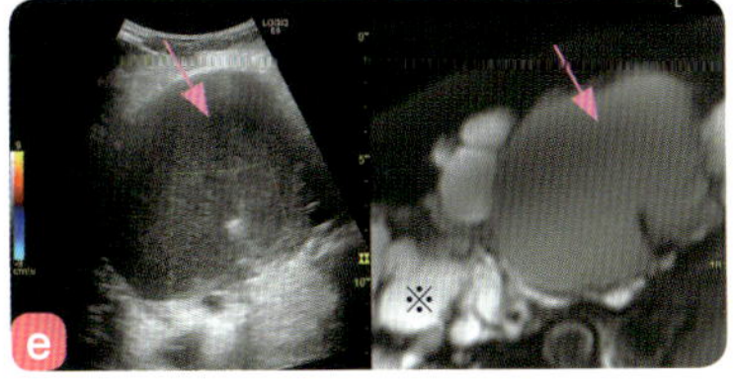

※部は、肝嚢胞典型例

図 23 ● 症例提示
a：b モード（右肋骨弓下走査　コンベックスプローブ）、b：b モード（右肋間走査　高周波リニアプローブ）、c：b モード（正中横走査　コンベックスプローブ）、d：b モード（正中横走査）、e：超音波と MRI T2 強調画像の統合画像

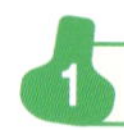

1 腫瘤の評価

①**腫瘤の性状**：a、b、c は嚢胞パターンの腫瘤、d は充実性パターン
②**腫瘤の形状**：円形（球形）
③**腫瘤境界部の評価**：境界明瞭、ハロー（－）、後方エコーの増強（＋）、外側陰影（＋）
④**腫瘤内部の評価**：腫瘤内部のエコーは a は無エコー、b は内部に点状エコー、d では⇒の腫瘤は比較的均質な内部エコーを伴っている。いずれもモザイクパターン（－）・隔壁エコー（－）。
MRI 検査で T2 強調画像では内部が均質な高信号を呈し、液体であることが分かる。しかし内部エコーを伴う嚢胞は他の嚢胞（※）と異なり内部の信号強度が低く内部の変性が確認できる。
⑤**血流の評価**：ドプラ検査では内部に血流シグナルを認めず、造影超音波検査においても内部に造影剤の流入は認めなかった。

2 解説

本症例は、単発の肝嚢胞症例と多発肝嚢胞症例です。典型例では、内部が無エコーであり診断は超音波検査のみでも容易です。

図 23a の典型像では、周囲の肝組織と境界明瞭で輪郭が平滑な円形（球形）の腫瘤性病変として描出されています。腫瘤にはハローは呈さず、内部が液体であるために音響透過性が高く、それを反映した後方エコーの増強を認めます。また境界が平滑・明瞭であることから外側陰影も伴っています。

図 23b、c は大きな肝嚢胞症例です。肝嚢胞が大きくなると、内部エコーを伴う場合が多くなります。この場合、出血・感染のほか、嚢胞腺腫や嚢胞腺癌などの腫瘍性嚢胞と鑑別する必要が出てきます。

図 23b の症例のような点状のエコーは内部の出血の影響を考えますが、この程度では CT・MRI 画像では変化は出現しないことも多いので注意が必要です。図 23b 症例も同じですが体位変換や呼吸性の移動によって内部エコーの変化が生じることで充実性病変との鑑別が可能となることがあります。超音波検査は動きの評価も重要な検査であることを再認識しましょう。

出血ではなく内部が感染したものが肝膿瘍となります（図 23c）。肝膿瘍の場合は発熱・疼痛など感染症状を伴うために臨床症状と合わせて考えれば診断は容易となります。

腫瘍性病変（充実部分）や内部の活動性出血の有無の診断はカラードプラが有用となりますが、さらに造影超音波検査を行うことで確実に鑑別が可能となります。図 23d のように内部が変性している場合は、一見すると充実性病に観察されます。MRI でも他の嚢胞と内容液が異なることが分かります。

また、嚢胞内では内部に出現するクモ状エコーなどのアーチファクトの存在にも注意が必要です。嚢胞内に認める無エコー以外の部分が全て腫瘍や出血となるのではないので注意が必要となります。

超音波 用語をcheck!

●クモ状エコー

嚢胞内に観察される限局した範囲に出現し、ある拡がりをもつような淡いエコーの集合体を指し、長沼裕子らにより報告された[20)]。視野深度より深部にある心臓などの構造物からの反射の累積多重によるアーチファクトとされ、胆嚢内や肝実質でも確認されている。

引用・参考文献

1）日本超音波医学会．医用超音波用語集．https://www.jsum.or.jp/terminologies（2019年４月閲覧）.
2）石田秀明ほか．肝硬変の超音波像にみられる縞状所見 -flag Sign- について．日超医講演論文集，51，829-830, 1988.
3）若杉聡ほか．肝硬変に出現する「櫛状エコー」病理的検討とその意義．超音波医学，26（12），1999，1185-95.
4）神山直久ほか．脂肪肝実質に出現する“簾状エコー”の発生機序に関する考察．日本超音波医学会誌．43（5），2016，655-62.
5）中村滋ほか．上腹部スクリーニングにおける肝 Accessory fissure の描出　描出頻度と局在部位分類の試み．Journal of Medical Ultrasonics．24（10），1997，1623-32.
6）高山忠利ほか. 肝尾状葉単独切除術. 最新外科手術手技 No.21, 大日本住友製薬株式会社，2016，2-23.
7）超音波検査学会標準化委員．超音波検査用語集　標準化（案）（消化器・泌尿器領域）．超音波検査技術．28（1），2003，88-111.
8）日本超音波医学会用語・診断基準委員会ほか．腹部超音波検診判定マニュアル．Journal of Medical Ultrasonics．42（2），2015，201-24.
9）長沼裕子ほか. Ring-down artifact と comet-tail artifact に関する検討. 超音波医学．39（Supplement），2012.
10) Avruch L., et al. The ring-down artifact. Journal of Medical Ultrasonics. 4, 1985, 21-8.
11) Marchal, G.J.F., et al. Gallbladder wall sonolucency in acute cholecys titis. Radiology, 133, 1979, 429-33.
12) V Raptopoulos , et, al. Dynamiccholecystosonography of the contracted gallbladder: the double-arcshadowsign. American Journal of Roentgenology, 138（2），1982，275-8.
13) 日本膵臓学会膵癌診療ガイドライン改訂委員会編．膵癌診療ガイドライン 2016 年．金原出版，2016 年．257p.
14) 井岡達也ほか．膵臓癌．綜合臨牀．55，2006，1086-90.
15) 田中幸子ほか．膵腫瘍を見逃さない抽出法．Medical Technology．33（3），2005，285-92.
16) 田沼久美子ほか．馬蹄腎とその形成についての考察．日本医科大学雑誌．49（1），1982，123-9.
17) 日本循環器学会．大動脈瘤・大動脈解離診療ガイドライン（2011 年改訂版）．http://www.j-circ.or.jp/guideline/pdf/JCS2011_takamoto_h.pdf（2019 年４月閲覧）
18) 近藤福雄ほか．良性肝細胞性結節の病理診断：新 WHO 分類をふまえて．肝臓．54(12)，2013，807-18.
19) Bioulac-Sage P, et al. Focal nodular hyperplasia and hepatocellular adenoma, in: WHO classification of tumours of the digestive system　4 th ed, WHO, 2010, 198-204.
20) 長沼裕子ほか．「温故知新」の超音波所見　Flag sign，櫛状エコー，簾状エコーについて．超音波医学第 80 回学術集会プログラム講演抄録集，34．2007，S429.

数字・欧文

あ

か

さ

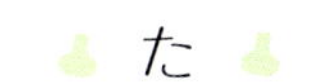

た

な

は

ま

ら

著者紹介

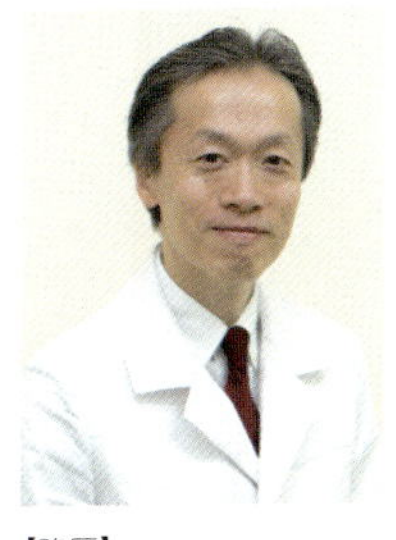

日本大学医学部内科学系消化器肝臓内科分野 准教授
日本大学病院 消化器内科／超音波室 室長

小川 眞広

【略歴】
1988年日本大学医学部卒業。2014年10月日本大学病院消化器内科科長、超音波室室長就任。2015年２月日本大学医学部内科学系消化器肝臓内科分野研究所准教授就任、現在に至る。専門領域は、消化器領域、超音波診断学を中心とした総合画像診断、肝細胞癌の診断・治療。

【所属学会】
公益社団法人日本超音波医学会：専門医、指導医、代議員、理事、教育委員長／一般財団法人日本消化器病学会：専門医／一般社団法人日本消化器内視鏡学会：認定医／一般社団法人日本消化器がん検診学会：認定医、評議員、幹事、超音波部会／特定非営利活動法人日本がん検診・診断学会：専門医、評議員、理事、専門医委員長／一般社団法人日本内科学会：認定医／一般社団法人日本肝臓学会：専門医／がん治療認定医／日本医師会認定産業医

【著書】
『初心者のための腹部エコーの撮り方と読み方』（共著／新興医学出版社，2000年）
『腹部エコーを視て・診る』（共著／永井書店，2003年）
『Dr.小川のアグレッシブ腹部エコー　肝臓編』【DVD-ROM】（ケアネット社，2015年）
『腹部超音波ハンドブック』１，２，３（GE ヘルスケア・ジャパン）

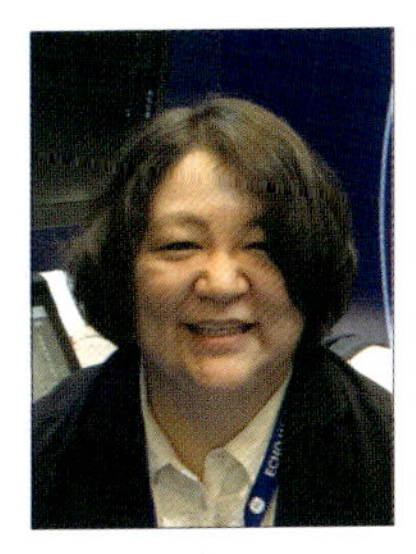

日本大学医学部附属 板橋病院 臨床検査部 超音波室

韮澤 澄恵

【略歴】
1993年北里衛生科学専門学院卒業。同年、日本大学医学部附属練馬光が丘病院勤務。2012年駿河台日本大学病院（現日本大学病院）。2018年日本大学医学部附属板橋病院。

【所属学会】
公益社団法人日本超音波医学会・一般社団法人日本超音波検査学会：超音波検査士／一般社団法人日本脈管学会・一般社団法人日本動脈硬化学会：血管診療技師

US Lab シリーズ7
腹部超音波検査の
へぇ〜!! これそうなんだ！
一用語・現象の原理を知って、検査にいかす！

2019年5月15日発行 第1版第1刷

著 者 小川 眞広・韮澤 澄恵

発行者 長谷川 素美

発行所 株式会社メディカ出版
〒532-8588
大阪市淀川区宮原3-4-30
ニッセイ新大阪ビル16F
https://www.medica.co.jp/

編集担当 中島亜衣
装 幀 藤田修三（有限会社フェイス）
本文イラスト クニメディア株式会社／八代映子
印刷・製本 日本ハイコム株式会社

ISBN978-4-8404-6561-8 Printed and bound in Japan

当社出版物に関する各種お問い合わせ先（受付時間：平日9：00〜17：00）
●編集内容については、編集局 06-6398-5048
●ご注文・不良品（乱丁・落丁）については、お客様センター 0120-276-591
●付属の CD-ROM、DVD、ダウンロードの動作不具合などについては、
デジタル助っ人サービス 0120-276-592